わかりやすい 物理薬剤学

［第6版］

前北陸大学学長 河島 進 編集

東京 廣川書店 発行

―――― 執筆者一覧（五十音順）――――

大塚　　誠	武蔵野大学薬学部教授
岡田　弘晃	東京薬科大学名誉教授
荻原　琢男	高崎健康福祉大学薬学部教授
掛見　正郎	大阪薬科大学名誉教授
河島　　進	前北陸大学学長
古閑健二郎	前北陸大学薬学部教授
佐藤　重一	北海道薬科大学名誉教授
竹下　光弘	東北薬科大学名誉教授
寺崎　哲也	東北大学大学院薬学研究科教授
細谷　健一	富山大学大学院医学薬学研究部教授
松下　　良	金沢大学医薬保健研究域薬学系教授
三宅　康夫	元オリファーム・ジャパン主宰
森本　一洋	日本薬科大学教授

わかりやすい物理薬剤学 ［第6版］

編者　河島　進　　平成27年1月20日　第6版発行Ⓒ

発行所　株式会社　廣川書店

〒113-0033　東京都文京区本郷3丁目27番14号
電話 03(3815)3651　FAX 03(3815)3650

第6版発行に際して

　平成4年の医療法改正で医療人たる薬剤師が明記され，平成8年の薬剤師法改正で情報提供が義務化され，平成18年4月から6年制薬剤師教育が開始されて今年（平成26年3月）には第3期生が卒業した．その人たちは「処方設計に参加できる高度の医学的・薬学的知識と医療に直接貢献できる技術を身に付け，個々の患者に対し有効で安全なテーラーメード薬物療法を実行できる薬剤師」として臨床の現場に出てきたはずである．

　他方，一部の薬学部に併設された，世界では例を見ない6年間薬学部教育（4年制薬学教育に2年間の大学院教育を付加した教育）では創薬研究者を養成するための薬学と生命科学に関する高度の専門学問を身に付けて卒業した人たちが，製薬企業を中心とする医療現場で活躍するはずである．

　平成23年度の国民医療費は過去最高の38兆5850億円（3.1％増），その内薬局調剤は6兆6288億円（7.9％増）であった．この膨大な額の薬物治療を推進している製剤を生み出す学問は薬剤学である．あらゆる学問体系中で薬学部にのみ存在する学問は薬剤学と生薬学である．薬剤学は調剤学，生物薬剤学，物理薬剤学から構成されるが，その基幹となる物理薬剤学の本書は平成14年に初版が刊行された．薬学教育モデル・コアカリキュラムでは「C16 製剤化のサイエンス」（1）製剤材料の性質，（2）剤形をつくる，（3）DDS として組まれており，「物理薬剤学」，「製剤学」が一つの新たな学問として学べるように組まれている．本書はこれを受けて第1章から第8章は物理薬剤学を，第9章は製剤学を収載して理解しやすい書とした．薬学生が，調剤や服薬指導など医薬品を用いる医療現場で活躍できる薬剤師，製薬企業などで創薬・創剤に携わる薬剤師となるために，姉妹書「わかりやすい調剤学」，「わかりやすい生物薬剤学」と共に薬剤学の教科書として用いられ，薬学教育にいささかでも貢献してきたことは，編者，執筆者一同の喜びとするところである．これらの教科書は，日本薬局方や関連薬事法の改正などに対応して改訂版を発行してきたが，本書「わかりやすい物理薬剤学」は基礎理論が中心の内容であるため大幅な内容の変更の少ない学問領域であるので，平成23年3月に「第十六改正日本薬局方」が発行されたが，それに対応する改訂版の発行は見送った．

　本書第6版の発行にご理解をいただいた執筆者の先生方と協力いただいた廣川書店編集部の諸氏に深甚なる感謝の意を表する．

平成26年9月

編集　河島　進

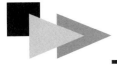

目　次

第1章　総　論 ……………………………………………………1

1.1　医薬品の定義と条件　*1*
1.2　医薬品の開発　*2*
1.3　医薬品の投与経路と剤形開発　*3*
1.4　医薬品の品質保証　*6*
1.5　薬剤学の学問領域　*7*
1.6　演習問題　*8*

第2章　基礎理論 ……………………………………………………*11*

2.1　熱力学の基礎　*12*
　2.1.1　可逆反応とGibbsの自由エネルギー　*12*
　2.1.2　平衡定数と標準自由エネルギー変化　*13*
　2.1.3　平衡定数の温度変化　*13*
2.2　分子間相互作用　*15*
　2.2.1　イオン結合およびイオン関与の相互作用　*15*
　2.2.2　ファンデルワールス力　*15*
　2.2.3　水素結合　*16*
　2.2.4　電荷移動型結合　*17*
　2.2.5　疎水結合　*18*
　2.2.6　分子間に働くポテンシャルエネルギー　*18*
2.3　溶液の束一性と浸透圧　*19*
　2.3.1　溶液濃度の表現法　*19*
　2.3.2　理想溶液とラウールの法則　*19*
　2.3.3　非電解質の希薄水溶液と束一性　*20*
　2.3.4　電解質水溶液と束一性　*22*
　2.3.5　電解質溶液とイオン平衡　*23*

2.4 相平衡　25
  2.4.1 相平衡と相図　25
  2.4.2 2液相間における溶質の分配平衡　32
 2.5 演習問題　33

第3章　粉体の科学 …… 37

 3.1 粒子径と比表面積　37
  3.1.1 粒子径　37
  3.1.2 比表面積測定法　42
 3.2 粒子内での分子配列　44
  3.2.1 粒子　44
  3.2.2 結晶多形　45
  3.2.3 水和物・溶媒和物　46
  3.2.4 非晶質　47
  3.2.5 相転移　48
  3.2.6 結晶多形，溶媒和物，非晶質の確認方法　49
 3.3 粉体の性質　54
  3.3.1 粒度分布　54
  3.3.2 粒子の形状　56
  3.3.3 粒子の密度　56
  3.3.4 流動性　56
  3.3.5 充てん性　58
  3.3.6 混合性　59
  3.3.7 ぬれ　60
  3.3.8 吸湿性　61
 3.4 演習問題　63

第4章　溶解度と溶解速度 …… 67

 4.1 固体の溶解度　67
  4.1.1 溶解度を示す用語　67
  4.1.2 溶解度に及ぼす温度の影響　68
  4.1.3 溶解度に及ぼすpHの影響　69

4.2　溶解速度　*71*
　　　4.2.1　Noyes-Whitney 式　*71*
　　　4.2.2　Nernst-Noyes-Whitney 式　*72*
　　　4.2.3　Hixson-Crowell 式　*74*
　　　4.2.4　Higuchi 式　*76*
　　4.3　溶解性の改善（複合体，固体分散体）　*77*
　　　4.3.1　溶解補助剤　*77*
　　　4.3.2　界面活性剤による可溶化　*78*
　　　4.3.3　その他の方法　*79*
　　4.4　演習問題　*79*

第5章　界面現象　*83*

　　5.1　界面張力（表面張力）とその測定　*83*
　　　5.1.1　表面張力　*83*
　　　5.1.2　溶液の表面張力　*85*
　　　5.1.3　界面張力　*86*
　　　5.1.4　表面張力の測定法　*87*
　　5.2　界面活性剤　*88*
　　　5.2.1　界面活性剤の分類　*88*
　　　5.2.2　界面活性剤の性質　*91*
　　　5.2.3　界面活性剤の用途　*96*
　　5.3　分散系　*96*
　　　5.3.1　分散系の分類　*96*
　　　5.3.2　コロイドの種類　*98*
　　　5.3.3　分散系の安定性　*98*
　　　5.3.4　乳　剤　*101*
　　　5.3.5　懸濁剤　*104*
　　　5.3.6　ゲ　ル　*105*
　　5.4　演習問題　*105*

第6章　レオロジー　*111*

　　6.1　弾性変形　*111*
　　　6.1.1　Hooke の法則　*112*

6.2 粘性流動　*113*
　6.2.1 ニュートンの粘性の法則　*113*
　6.2.2 ニュートン流動と非ニュートン流動　*114*
　6.2.3 せん断応力と粘性　*116*
　6.2.4 チキソトロピー　*117*
　6.2.5 構造粘性　*117*
6.3 粘弾性　*118*
　6.3.1 Maxwell モデル　*118*
　6.3.2 Voigt モデル　*119*
6.4 レオロジー的性質の評価　*120*
6.5 高分子の物性　*124*
　6.5.1 高分子溶液　*124*
　6.5.2 高分子の分類　*124*
　6.5.3 高分子鎖の構造　*124*
　6.5.4 高分子の平均分子量　*125*
　6.5.5 高分子溶液と相分離　*126*
　6.5.6 高分子溶液の性質　*127*
6.6 演習問題　*128*

第 7 章　医薬品の安定性と安定化 ……………………………*135*

7.1 医薬品の品質と安定性試験　*135*
7.2 医薬品が分解する速度と残存医薬品濃度-時間の関係　*137*
　7.2.1 0 次反応速度式　*137*
　7.2.2 1 次反応速度式　*138*
　7.2.3 2 次反応速度式　*138*
　7.2.4 懸濁剤の安定性における擬 0 次反応速度　*140*
　7.2.5 逐次反応　*141*
　7.2.6 併発反応　*142*
7.3 医薬品の安定性に対する pH の影響　*144*
　7.3.1 特殊酸塩基触媒反応　*144*
　7.3.2 弱電解質の解離平衡　*146*
7.4 医薬品の安定性に対する温度の影響　*148*
7.5 医薬の安定化　*150*
　7.5.1 温　度　*150*

  7.5.2　湿　度　*150*
  7.5.3　光　*151*
  7.5.4　酸　素　*151*
  7.5.5　複合体　*151*
  7.5.6　複合体の安定度定数　*153*
  7.5.7　剤形からみた安定化　*154*
 7.6　演習問題　*155*

第8章　製剤化のための医薬品修飾　……………………**161**

 8.1　活性代謝物とプロドラッグの概念　*161*
 8.2　プロドラッグ化の目的　*162*
 8.3　代謝活性化に関与する酵素とエステル型プロドラッグ　*166*
 8.4　プロドラッグの例　*169*
  8.4.1　溶解性の改善　*169*
  8.4.2　安定性の改善　*170*
  8.4.3　消化管吸収性の改善　*171*
  8.4.4　作用の持続化　*174*
  8.4.5　組織ターゲティング　*175*
  8.4.6　副作用の軽減　*176*
  8.4.7　苦味の改良（矯味）　*177*
 8.5　プロドラッグ研究の今後の展望　*178*
 8.6　アンテドラッグ　*179*
 8.7　演習問題　*180*

第9章　各種剤形と物理薬剤学　……………………**181**

 9.1　製剤の種類　*181*
 9.2　経口投与する製剤　*186*
  9.2.1　カプセル剤　*186*
  9.2.2　顆粒剤　*188*
  9.2.3　散　剤　*191*
  9.2.4　錠　剤　*194*
  9.2.5　固形製剤用添加剤　*199*
  9.2.6　経口液剤　*200*

- 9.2.7 シロップ剤　*201*
- 9.2.8 経口ゼリー剤　*202*

9.3　口腔内に適用する製剤　*202*
- 9.3.1 口腔用錠剤　*202*
- 9.3.2 口腔内スプレー剤　*203*
- 9.3.3 口腔用半固形剤　*204*
- 9.3.4 含嗽剤　*204*

9.4　注射により投与する製剤　*204*
- 9.4.1 緩衝液　*205*
- 9.4.2 等張化剤　*207*
- 9.4.3 滅菌法および無菌操作法ならびに超ろ過法　*212*
- 9.4.4 注射剤　*215*
- 9.4.5 輸液剤　*223*
- 9.4.6 埋め込み注射剤　*224*
- 9.4.7 持続性注射剤　*224*

9.5　透析に用いる製剤　*225*
- 9.5.1 透析用剤　*225*
- 9.5.2 腹膜透析用剤　*225*
- 9.5.3 血液透析用剤　*226*

9.6　気管支・肺に適用する製剤　*226*
- 9.6.1 吸入剤　*227*

9.7　目，耳あるいは鼻に投与する製剤　*229*
- 9.7.1 点眼剤　*229*
- 9.7.2 眼軟膏剤　*233*
- 9.7.3 点耳剤　*234*
- 9.7.4 点鼻剤　*235*

9.8　直腸あるいは腟に適用する製剤　*236*
- 9.8.1 坐剤　*238*
- 9.8.2 直腸用半固形剤　*238*
- 9.8.3 注腸剤　*239*
- 9.8.4 腟錠　*239*
- 9.8.5 腟用坐剤　*239*

9.9　皮膚などに適用する製剤　*240*
- 9.9.1 軟膏剤　*240*
- 9.9.2 クリーム剤　*241*

9.9.3　ゲル剤　*241*
9.9.4　貼付剤　*243*
9.9.5　外用液剤　*244*
9.9.6　スプレー剤　*246*
9.9.7　その他の皮膚に適用する製剤　*247*

9.10　生薬関連製剤　*247*
9.10.1　エキス剤　*248*
9.10.2　丸剤　*248*
9.10.3　酒精剤　*249*
9.10.4　浸剤・煎剤　*249*
9.10.5　茶剤　*250*
9.10.6　チンキ剤　*250*
9.10.7　芳香水剤　*250*
9.10.8　流エキス剤　*251*

9.11　ドラッグデリバリーシステム　*251*
9.11.1　DDS の概念　*251*
9.11.2　薬物放出技術　*254*
9.11.3　薬物標的化（ターゲティング）技術　*269*
9.11.4　薬物吸収制御技術　*274*
9.11.5　DDS に利用される素材　*277*

9.12　製剤の品質管理と製剤試験　*278*
9.13　医薬品包装　*302*
9.13.1　容器と医薬品包装　*303*
9.13.2　医薬品包装と表示　*310*
9.13.3　医薬品包装の安全対策　*311*
9.14　演習問題　*311*

演習問題の正解と解説 ……………………………… *317*

索　引 ……………………………… *335*

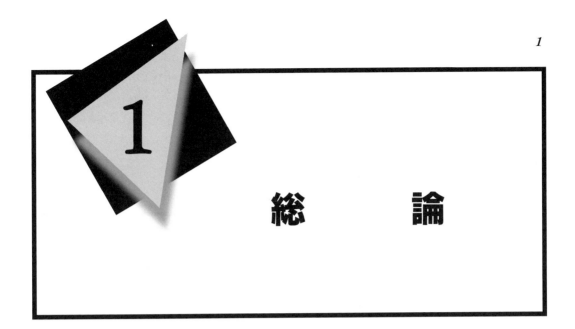

総　　　論

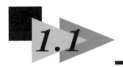 **医薬品の定義と条件**

わが国では，医薬品 medicine, drugs は次のように定義されている（薬事法第二条）．
1) 日本薬局方に収められている品目．
2) 人又は動物の疾病の診断，治療又は予防に使用されることが目的とされる物であって，器具機械でないもの．
3) 人又は動物の身体の構造又は機能に影響を及ぼすことが目的とされる物であって，器具機械でないもの．

わが国の局方には無機もしくは有機医薬品の原末，製剤 pharmaceutical preparation, pharmaceutics（原末からつくられた錠剤カプセル剤，注射剤などの剤形 dosage form）のほかに製剤添加物（賦形剤，安定剤など）も収載されている．諸外国では原末は医薬品ではなく化学薬品として取り扱われている場合が多い．その理由は薬物と医薬品が区別されているからであろう．医療現場での治療に原末のままで用いられることはごくまれで通常製剤が用いられている．

一般に医薬品として人体に適用されるためには次の条件が必須である．
1) 生理的に無理のない仕方で適用できること
2) 使用形態において薬効が十分に発揮されること
3) 作用のパターン（速効性，持効性など）が使用目的にかなったものであること
4) 有害又は危険な副作用を伴うことなく安全に使用できること
5) 必要とする用量を正確かつ手軽に採取し適用できること
6) 安定性，臭味，外観，物理的強度，製剤の品質の均一性など実際の使用面で支障がないこと

（渡辺善照，芳賀信（2007）標準薬剤学，p.2，南江堂より引用）

など，有効性 efficacy，安全性 safety，有用性 usefulness および実用性 practicability をすべて具備している必要がある．

ここに関わる学問領域が薬剤学 pharmaceutics，pharmacy である．

1.2 医薬品の開発

医薬品開発には時間と経費がかかるといわれている．表 1.1 に最も多くの期間と経費を必要とする新医薬品の一般的な研究開発プロセスを示した．

2010 年，医療用医薬品 ethical drugs 開発の実態調査が日本製薬工業協会により行われた（表 1.2）．

表 1.1　新医薬品の研究開発プロセス

プロセス		内　容	期　間	
新物質の発見，化学修飾		多数の新しい化学物質をつくる	2〜3年	10〜16年
新薬候補物質の選別（スクリーニング）		動物実験または試験管内実験で有効なものを選別する		
非臨床試験	物理化学的性質安定性の検討	性状，構造，安定性などの研究	3〜5年	
	有効性の検討	投与量と効果，投与経路と効果（薬理試験）		
	安全性および一般薬理の検討	急性，亜急性，慢性毒性		
	薬物動態の検討	吸収，分布，代謝，排泄の程度と機構 組織蓄積性		
臨床試験	第I相試験	健常人での耐薬性，服用性，バイオアベイラビリティー，体内動態の検討，投与量設定	3〜5年	
	第II相試験	患者での耐薬性，服用性，バイオアベイラビリティー，投与量設定		
	第III相試験	患者での既存標準薬と被験薬との比較対照試験		
追加試験，申請，発売			2〜3年	
市販後追跡調査	第IV相試験	臨床試験で検出できなかった効果，副作用調査	4年または6年	
再　審　査				

表 1.2 医療用医薬品開発の実態調査

国内開発	自社品目	導入品目
成功確率　前臨床試験→承認	0.18	0.66
開発期間　　　　同上中央値	9.2 年	9.4 年
開発コスト	88 億円	51 億円
被験者数	1,191 名	883 名
1 新薬を上市するに必要な開発コスト	484 億円	107 億円
海外開発		
成功確率　前臨床試験→承認	0.10	0.52
開発期間　　　　同上中央値	12.2 年	
開発コスト　phase 1 → phase 3	206 億円（国内　55 億円）	
被験者数	4,569 名	
1 新薬を上市するに必要な開発コスト	1,764 億円	

（日本製薬工業協会，2010 年）

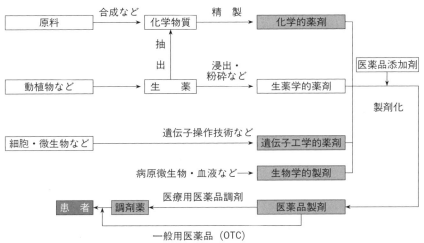

図 1.1　医療用医薬品と一般用医薬品の開発
（渡辺善照，芳賀信（2007）標準薬剤学，p.7，南江堂より引用）

　医療用医薬品は医師もしくは歯科医師の処方せんもしくは指示によって使用される医薬品であり，このような長い年月と多額の費用がかかる．一方，一般用医薬品 nonprescription drug, over the counter drugs(OTC)といって，一定の用法・用量の範囲内で適正に使用すれば作用が緩和で安全性も高く，大衆が直接購入し，使用できる医薬品は開発年数と費用は格段に短く安価である．これらの関係を図 1.1 に示す．

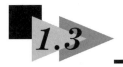

医薬品の投与経路と剤形開発

　人体に投与された医薬品製剤の投与経路と医薬品の吸収経路，および吸収後の医薬品の生体内

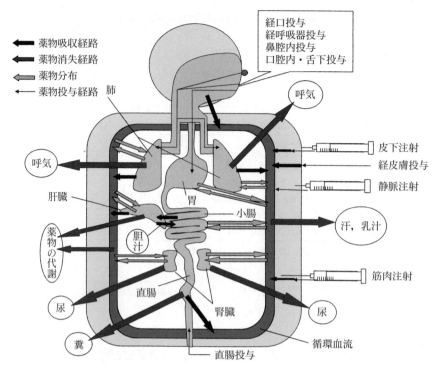

図1.2 適用された各製剤の吸収，分布，代謝，排泄
(赤池敏宏（2005）生体機能材料学，p.149，コロナ社より引用)

表1.3 薬物の投与経路と投与剤形

投与経路	吸収部位または作用部位	剤　形
注射投与	血管（静脈，動脈）内腔，皮下組織，皮内組織，筋肉，脊髄腔，関節腔，結膜下，前眼房，水晶体，球後	注射剤，植込錠
経粘膜投与		
経　口	消化管粘膜	散剤，顆粒剤，錠剤（内服錠），カプセル剤，丸剤 液剤，エキス剤，エリキシル剤，懸濁剤・乳剤，（内用）酒精剤，シロップ剤，浸剤・煎剤，（内用）チンキ剤，リモナーデ剤，流エキス剤
口　腔	口腔・咽頭粘膜 舌下・頬腔	錠剤（バッカル錠，舌下錠），トローチ剤，含そう剤，スプレー剤
気道呼吸器	気管支・肺胞粘膜	吸入剤，エアゾール剤，スプレー剤
鼻　腔	鼻粘膜	点鼻液
眼	眼粘膜	点眼剤，眼軟膏剤
肛　門	肛門・直腸粘膜	坐剤・浣腸剤
経皮膚投与	皮膚	軟膏剤，経皮吸収型製剤，貼付剤，パスタ剤，パップ剤，リニメント剤，ローション剤，（外用）チンキ剤，（外用）酒精剤（外用），テープ（貼付）剤

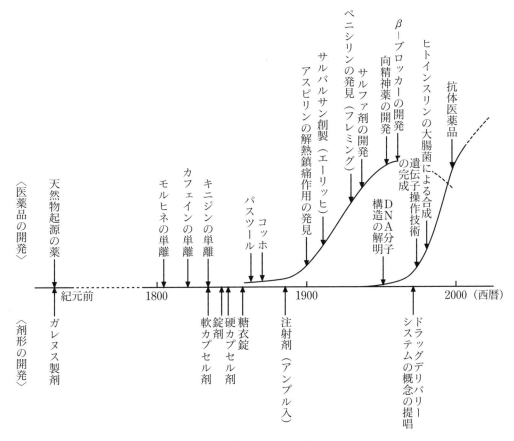

図1.3 医薬品と剤形の開発経緯
(瀬﨑 仁 (1986) ドラッグデリバリーシステム, p.7, 南江堂より引用, 一部改変)

挙動は図1.2のように表される．これらの投与経路は生体の組織上からは経粘膜投与，経皮膚投与および注射投与に区分され，各投与経路に応じて表1.3に示す局方収載の剤形が用いられる．

医薬品と剤形の開発の歴史は図1.3のように示されている．剤形の歴史はローマ時代のガレヌス製剤に始まる．ガレヌスは薬の作用を3種に分類して薬の配合理論をうち立て，これにより多数の生薬を配合した複雑な処方を用いて治療にあたった．今日では粗製の生薬製剤一般にこの名称が用いられる．散剤を飲みやすくするためにカプセル剤が19世紀前半にフランスで開発され，それ以後現在の種々の剤形が開発された．注射剤は19世紀後半にフランスの医師プラバにより開発されて今日に至っている．これらの製剤が21世紀の今日まで医療現場の薬物治療を支えてきた．

医療の目的は，疾病の治療のみではなく予防，延命そして生活の質 quality of life (QOL) の向上にある．また，がん，エイズなどを始めとする難治性疾患が多数存在し，これらを治療できる新薬の創製が期待されている．近年，ゲノム創薬などの革新的な創薬技術が開発され展開されている．その一分野が，高度な機能をもつ製剤，薬物送達システム drug delivery system

> 薬物送達システム
> drug delivery system（DDS）

"必要な時に，必要な量の薬物を，必要な場所に"

〈DDS の目的〉 "QOL の向上"
・有効性の増強
・副作用の低減
・"患者にやさしい製剤 patient-friendly medicine"
　優しい kind，易しい easy（利便性）製剤

〈DDS 技術〉
・放出制御 controlled release
・粘膜吸収促進 absorption enhancement
・標的化 targeting

〈新しい DDS の領域〉
・遺伝子製剤 gene medicine（gene therapy）
・細胞製剤 cell medicine（cell therapy）

図 1.4　DDS の概念
（寺田勝英（2008）物理薬剤学・製剤学，p.136，朝倉書店より引用）

表 1.4　開発が期待される医薬品

1．生活習慣病薬 　　高血圧症，高脂血症，2 型糖尿病，肥満症，糖尿病性合併症
2．生活改善薬（ライフスタイル病薬） 　　性不全症，脱毛，禁煙補助，避妊，睡眠誘発，アトピー性皮膚炎
3．老人病治療薬 　　アルツハイマー型認知症，褥瘡，尿失禁，慢性閉塞性肺疾患（COPD），前立腺肥大
4．精神障害治療薬 　　うつ病，統合失調症，強迫性障害（OCD），注意欠陥多動性障害（ADHD），パニック障害，社会不安障害
5．分子標的抗癌剤

（寺田勝英（2008）物理薬剤学・製剤学，p.136，朝倉書店より引用）

(DDS) である．この製剤については第 9 章に詳細に記述しているが，概念を示すと図 1.4 のようになる．

　難治性疾患や致死的ではないが，著しく QOL を低下させる疾病の治療薬として，今後の開発が期待される医薬品は表 1.4 のように示されている．

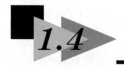

医薬品の品質保証

　医薬品はその専門家である医師および薬剤師により患者に投与されるものであり，直接人の生命に関わること，厚生労働省等の行政当局の承認・許可がなければ製造販売できないことで，一般の商品とは根本的に異なるものである．したがって，その品質は，図 1.5 に表されるように研究開発，製造，流通，販売，使用の各段階で厳しく検査され保証されなければならない．

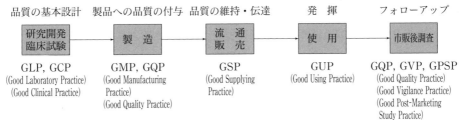

図1.5　医薬品の品質の流れ
GLP，GCP，GMP，GQP，GVP，GPSPは薬事法の関連規定として国（厚生労働省）の基準が定められている．
（四ツ柳智久，檀上和美，山本　昌（2007）製剤学，p.189，南江堂より引用）

　ここでGMPは混同，手違いなどによる作業ミスや汚染・品質変化などを防止する管理方法を定めている．わが国では1974年から厚生労働省の行政指導の形式で実施された．GLPは医薬品の安全性試験の実施について，GSPは医薬品の供給と品質保証について，GCPは新薬開発段階の臨床試験について，GUPは医薬品の使用について品質保証を保証する規制である．

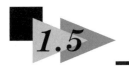

薬剤学の学問領域

　上述のように，ある薬理作用をもつ化合物を，人の疾病の治療に用いるために，必要な投与経路で，確実な効果を発揮できる剤形とし，高い有効性，安全性，有用性，実用性をもった医薬品

表1.5　薬剤学の学問領域

学問領域	内　容
物理薬剤学	薬物の製剤化過程に遭遇する諸問題や製剤の性質に関する諸問題を解析するため，さまざまな物理化学的手法を用いて研究する分野．具体的には，剤形の物理化学的性質，製法，試験，安定性，配合変化などの総論的なことと，各種製剤の種類ならびにその特性やバイオアベイラビリティーに影響を与える物理化学的要因に関する各論的なことを対象とする．
生物薬剤学	薬物および医薬品を生体に投与した場合の生体内動態，すなわち，吸収，分布，代謝，排泄の機構を明らかにして投与形態や投与方法の確立に必要な情報を得る分野．また，製剤のバイオアベイラビリティーに影響を与える生体側要因の解析と対策を取り扱う．このうち体内動態を速度論的に解析し，制御の方法を検討する部門を薬動学（薬物動態学，薬物速度論）pharmacokineticsという．
製剤学 製剤工学	粉体科学，溶液論，界面科学，レオロジーなどの研究手法の製剤への応用，製剤工程での単位操作の検討およびその理論を研究する分野
調剤学	薬局で処方せんに基づいて調剤や製剤を行うための技術，理論および製剤検査や品質管理を扱う分野．
臨床薬剤学 臨床薬学 病院薬学	患者への医薬品の投与計画を設定するなど，臨床における医療チームのメンバーとして医師と協力する分野．

製剤として完成させる総合的学問が薬剤学である．したがって，表1.5に示すような広範囲の学問領域をもっており，各領域が相互に関連して目的を達成できるように関わっている．さらに，薬学の他の分野（薬化学，生化学，薬理学，生薬学など）や医学，工学などの学問との共同で新しい薬物治療システムの開発と新製剤の提供に取り組んでいる．

1.6 演習問題

問 1.1 次の医薬品開発に関する記述の正誤について，正しい組合せはどれか．

a 医薬品開発における試験は，非臨床試験と臨床試験に分けられ，製造承認申請前の臨床試験には第Ⅰ相から第Ⅳ相までの試験がある．

b 臨床試験は，GCP（Good Clinical Practice）の遵守のもとに行われる．

c 第Ⅱ相以降の臨床試験は，被験薬の適応対象となる患者によって行われる．

d 非臨床試験は，GMP（Good Manufacturing Practice）の遵守のもとに行われる．

	a	b	c	d
1	正	誤	正	誤
2	誤	誤	正	誤
3	誤	正	正	誤
4	正	誤	誤	正
5	誤	正	誤	正

(83回国試)

問 1.2 医薬品の開発に関する次の記述の正誤について，正しい組合せはどれか．

a 特殊毒性試験の一つである催奇形性に関する試験は，向精神薬の場合のみ必要である．

b 健常人を対象とする第Ⅰ相臨床試験においては，開発品の内容を充分に説明すれば被験者の同意は必ずしも必要ではない．

c 臨床試験に用いられる活性プラセボ（active placebo）とは，開発品の比較薬として用いられる薬剤のうち，代謝されてはじめて活性を現すものをいう．

d 二重盲検法（double blind test）とは，被験者である患者も担当医師も現在適用している薬が，開発品か比較薬かわからないようにして効果や副作用を評価する方法をいう．

	a	b	c	d
1	正	正	誤	誤
2	正	誤	正	誤
3	誤	正	誤	正
4	誤	誤	誤	正
5	正	正	正	誤

(77回国試)

問 1.3

臨床試験（治験）に関する次の記述の正誤について，正しい組合せはどれか．

a 治験審査委員会は5人以上の委員で構成され，必ずその中に医療機関と利害関係を有しない者を1名以上加えなければならない．

b 治験においては，被験者の人権，安全，福祉が科学的，社会的利益に優先する．

c 治験薬の効果と副作用を口頭で説明し，被験者の同意を得た場合には治験を行い得る．

d 治験の被験者となることに同意した入院患者が，途中で治験の継続を拒否した場合，直ちに当該被験者の治験を中止しなければならない．

e 治験の途中，患者から治験薬の投与量を減らして欲しいという要望があった場合，担当医師は投与量を変更して治験を続けることができる．

	a	b	c	d	e
1	正	正	誤	正	誤
2	誤	正	正	誤	誤
3	正	誤	正	誤	正
4	誤	正	正	正	誤
5	正	誤	誤	誤	正

(84回国試)

問 1.4

次の用語・英訳・その略語に関する対応のうち，正しいものの組合せはどれか．

a 治験コーディネーター ── Clinical Report Coordinator ── CRC
b 終末医療 ── Evidence-based Medicine ── EBM
c 治験審査委員会 ── Institutional Review Board ── IRB
d 医薬品の臨床試験の実施の基準 ── Good Clinical Practice ── GCP
e 医薬情報担当者 ── Medical Reporter ── MR

1 (a, c)　　2 (a, d)　　3 (a, e)　　4 (b, c)
5 (b, d)　　6 (b, e)　　7 (c, d)　　8 (d, e)

(85回国試)

（河島　進）

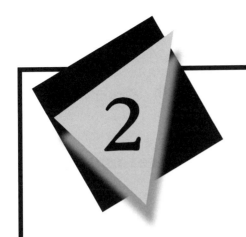

基礎理論

　沸点，融点，粘性，表面張力，溶解性そして安定性など，薬物の物理化学的性質は医薬品調製や製剤化の過程ばかりでなく，生体内における薬物の挙動にも関連するため，これを理解しておくことは薬剤学を学ぶ上で必要不可欠である．本章では，熱力学，分子間相互作用，溶液の性質，相平衡など，物理薬剤学分野の中でも特に基礎となる事柄について概説する．

到達目標 ▶▶▶
1. 自由エネルギーについて説明できる．
2. 自由エネルギーの圧力と温度による変化を，式を用いて説明できる．
3. 自由エネルギーと平衡定数の温度依存性（van't Hoff の式）について説明できる．
4. 静電相互作用について例をあげて説明できる．
5. ファンデルワールス力について例をあげて説明できる．
6. 双極子相互作用について例をあげて説明できる．
7. 分散力について例をあげて説明できる．
8. 水素結合について例をあげて説明できる．
9. 電荷移動について例をあげて説明できる．
10. 疎水性相互作用について例をあげて説明できる．
11. 溶液の束一的性質（浸透圧，沸点上昇，凝固点降下など）について説明できる．
12. 活量と活量係数について説明できる．
13. イオン強度について説明できる．
14. 電解質の活量係数の濃度依存性（Debye-Hückel の式）について説明できる．

15. 酸塩基平衡を説明できる．
16. 化学物質の pH による非イオン形（分子形），イオン形の変化を説明できる．
17. 相平衡と相律について説明できる．
18. 代表的な状態図（一成分系，二成分系，三成分系相図）について説明できる．
19. 分配平衡について説明できる．

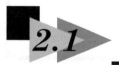 熱力学の基礎

2.1.1 ▶▶▶ 可逆反応と Gibbs の自由エネルギー

　熱力学は，系におけるある変化が進行する傾向にあるかどうかを教えてくれる．ある変化が自然に起こるかどうかは，系のエネルギーをできるだけ小さくするという方向と，系の乱雑さを増す方向の2つの因子によって左右される．すなわち定圧条件下では，この2つの因子により決まる Gibbs 自由エネルギー Gibbs' free energy, G（以下，単に自由エネルギーという）の変化が，問題となる系の変化の方向を決定する．自由エネルギーは次式のように表される．

$$G = H - TS \tag{2.1}$$

ここで，H はエンタルピー enthalpy，S はエントロピー entropy，T は絶対温度である．エンタルピーは，系の内部エネルギー，圧力および体積をそれぞれ E，P および V とするとき，次式で示される．

$$H = E + PV \tag{2.2}$$

　定温，定圧条件下における系の自由エネルギー変化は式 (2.3) によって表され，これが負となる方向への変化が自発的に起こる．

$$\varDelta G = \varDelta H - T \varDelta S \tag{2.3}$$

たとえば，平衡時においては次式で示されるような溶液中での可逆反応を例に考えてみる．

$$A + B \rightleftharpoons C + D \tag{2.4}$$

いま，この系がある任意の状態にあり，仮に反応が $A + B \longrightarrow C + D$ という方向に起こるときに，系の自由エネルギーが減少（$\varDelta G < 0$）するならば，反応はこの方向に自発的に進行する．

　一方，系が平衡状態にあるとき，その系の自由エネルギーは与えられた条件下で取り得る最小値となる．また，平衡時においては $\varDelta G = 0$ であるから次式が成立する．

$$\Delta H = T\Delta S \tag{2.5}$$

ΔH は反応熱であり，後述する平衡定数の温度変化から求めることができる．また，式 (2.5) から得られる ΔS は反応のモルエントロピーである．

2.1.2 ▶▶▶ 平衡定数と標準自由エネルギー変化

化学ポテンシャル chemical potential, μ は，物質 1 モル当たりの自由エネルギー（部分モル自由エネルギー）のことであり，式 (2.4) に示したような反応系における自由エネルギーは各成分（溶媒成分は L で表す）の化学ポテンシャル（μ_A, μ_B, μ_C, μ_D, μ_L）とモル数（n_A, n_B, n_C, n_D, n_L）から次式で与えられる．

$$G = \mu_A n_A + \mu_B n_B + \mu_C n_C + \mu_D n_D + \mu_L n_L \tag{2.6}$$

いま，A と B の dn モルが反応して dn モルの C と D になったとするとき，系の自由エネルギー変化 ΔG は次式のようになる．

$$\Delta G = \mu_C + \mu_D - (\mu_A + \mu_B) \tag{2.7}$$

また，理想溶液と仮定すれば，各成分の化学ポテンシャルと質量モル濃度（モル濃度）との間に次のような関係が成り立つ．

$$\begin{aligned}
\mu_A &= \mu_A^\circ + RT \ln[A] \\
\mu_B &= \mu_B^\circ + RT \ln[B] \\
\mu_C &= \mu_C^\circ + RT \ln[C] \\
\mu_D &= \mu_D^\circ + RT \ln[D]
\end{aligned} \tag{2.8}$$

ここで，μ_A°, μ_B°, μ_C°, μ_D° は各成分の濃度を 1 とした標準状態での化学ポテンシャルである．したがって式 (2.7) は，

$$\Delta G = [\mu_C^\circ + \mu_D^\circ - (\mu_A^\circ + \mu_B^\circ)] + RT \ln \frac{[C][D]}{[A][B]} = \Delta G^\circ + RT \ln \frac{[C][D]}{[A][B]} \tag{2.9}$$

と書ける．また平衡状態では $\Delta G = 0$ であるから，式 (2.9) は次式のようになる．

$$\Delta G^\circ = -RT \ln \frac{[C]_{eq}[D]_{eq}}{[A]_{eq}[B]_{eq}} = -RT \ln K \tag{2.10}$$

ここで，K は平衡定数，$[A]_{eq}$, $[B]_{eq}$, $[C]_{eq}$ および $[D]_{eq}$ は平衡時における各成分の濃度である．また，ΔG° は標準自由エネルギー変化と呼ばれ，平衡定数から計算によって求めることができる値である．この値が負で大きいほど反応が起きやすいので，ΔG° は反応の推進力の尺度となる．

2.1.3 ▶▶▶ 平衡定数の温度変化

式 (2.10) より，平衡定数と標準自由エネルギー変化との間には次のような関係がある．

$$\ln K = -\frac{\Delta G°}{RT} \tag{2.11}$$

式 (2.11) を温度について微分すると次式のようになる．

$$\frac{d \ln K}{dT} = -\frac{1}{R}\left[\frac{T\{d(\Delta G°)/dT\} - \Delta G°}{T^2}\right] \tag{2.12}$$

ここで，$d(\Delta G°)/dT = -\Delta S°$ であるから，

$$\frac{d \ln K}{dT} = -\frac{1}{R}\left[\frac{-T\Delta S° - \Delta G°}{T^2}\right] \tag{2.13}$$

また，標準状態で式 (2.3) は $\Delta G° = \Delta H° - T\Delta S°$ となるから，

$$\frac{d \ln K}{dT} = \frac{\Delta H°}{RT^2} \tag{2.14}$$

が得られる．

$\Delta H°$ が一定とみなせる温度範囲で式 (2.14) を積分すると次式のようになる．

$$\ln \frac{K_2}{K_1} = -\frac{\Delta H°}{R}\left(\frac{1}{T_2} - \frac{1}{T_1}\right) \tag{2.15}$$

一般に，反応の混合物の組成が変化しても式 (2.5) に示した反応熱は大きく変わらないことから，式 (2.15) の $\Delta H°$ を組成の条件を厳密に規定せずに測定した ΔH に置き換え，次式のように表すことができる．

$$\ln \frac{K_2}{K_1} = -\frac{\Delta H}{R}\left(\frac{1}{T_2} - \frac{1}{T_1}\right) \tag{2.16}$$

ここで，式 (2.16) に基づき，温度の逆数 ($1/T$) に対し平衡定数の対数 ($\ln K$) をプロットすると図 2.1 のようになる．吸熱反応 ($\Delta H > 0$) では勾配 ($-\Delta H/R$) は負となり，発熱反応 ($\Delta H < 0$) では正となることがわかる．なお，式 (2.16) は平衡の研究とか，反応熱の計算においてきわめて重要な式である．なお，エネルギーの単位としては，現在 SI 単位であるジュール (J) が繁用されているが，これと従来より使われているカロリー (cal) との間には 1 cal = 4.184 J なる関係がある．

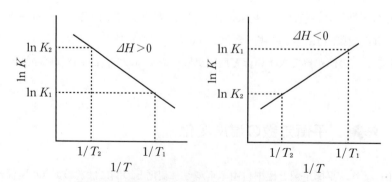

図 2.1　平衡定数の温度変化と反応熱との関係

2.2 分子間相互作用 intermolecular interaction

分子間に働く力には種々のものがある．窒素などの気体は温度を下げると液化するが，これは凝集力 cohesion と呼ばれる同一分子間引力が働く結果である．また，異なった2つの物質が接触する際には付着力 adhesion が働くが，これらはいずれも分子間力 intermolecular force である．分子間力は物質の沸点，融点をはじめ，溶解性，安定性，界面現象，粘性など種々の物性に影響を与える．また，分子間における相互作用は医薬品の体内動態（吸収・分布・代謝・排泄）とも密接に関連するため，薬剤学の分野においてきわめて重要なものである．

2.2.1 イオン結合およびイオン関与の相互作用

イオン間の結合力*は，固体状態では420〜840 kJ/mol と，共有結合のそれと同程度あるいはそれ以上に強いものであるが，水溶液中では水分子が水和（イオン-双極子間相互作用）するため著しく弱くなる．

また，双極子とイオン間（図2.2），あるいは誘起双極子とイオン間にも相互作用が存在する．

2.2.2 ファンデルワールス力

水（H_2O）やアンモニア（NH_3）などの非対称分子では，分子内の正電荷と負電荷の中心が一致しないことから，永久双極子能率 permanent dipole moment をもっており，これらは（有）極性分子 polar molecule と呼ばれる．永久双極子を有する分子間では，図2.2に示すように，分子は正負の静電気的な中心が互いに結ばれるような方向に配位して会合する（配向効果 orientation effect, Keesom 力）．永久双極子は，他の極性分子や無極性分子 nonpolar molecule に電気双極子を誘起することができ，双極子-誘起双極子間相互作用を起こす（誘起効果 induction effect, Debye 力）．また，無極性分子においても，正電荷の中心と負電荷の中心とが常に一致しているわけではなく，電子が核のまわりを運動していることによって，瞬間的な電気双極子を生じている．したがって，これらの分子同士が近づいたとき，互いに相手の分子に分極を誘起することができ，誘起双極子間における分子間力を生じる（分散力 dispersion force, London 力）．ファンデルワールス力 van der Waals' forces は，一般的にはこれら3つの効果の総和として表される．双極子能率の特に大きな分子間においては配向効果の寄与が大きいが，そ

---

* 正負イオン間のクーロン力 Coulomb's force, F によるもので，正負イオンの電荷 q, q' の積に比例し，距離 r の2乗に反比例する．$F \propto qq'/r^2$

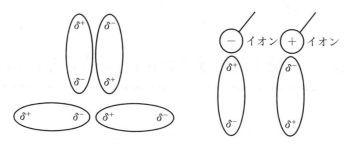

図 2.2 双極子間,双極子‐イオン間の相互作用

の他の分子間では分散力が最も大きな役割を果たしている.

2.2.3 水素結合

本質的にはファンデルワールス力によるものと考えられるが,水酸基やアミノ基などの水素原子を挟んで,電気陰性度の大きいフッ素,酸素あるいは窒素原子などとの間に起こる静電気的な結合を,特に水素結合と呼ぶ(図 2.3).水素結合の強さは,プロトン供与体 proton donor およびプロトン受容体 proton accepter の電気陰性度の大小に関係し,その結合エネルギーは表 2.1 に示すように 4〜30 kJ/mol(1〜7 kcal/mol)程度である.

水分子は電気陰性度の大きい酸素原子を中心に,2 個の水素原子が結合角 104.5°で結合した構造であり,連続的でかつ立体的な水素結合をつくりやすい.液体の水は,単分子のみの集合体ではなく,一部は水分子の数個〜数十個が水素結合により可逆的な会合状態(クラスター cluster)を形成している(図 2.4).水の溶媒としての特性,すなわち,沸点が高い,表面張力が大

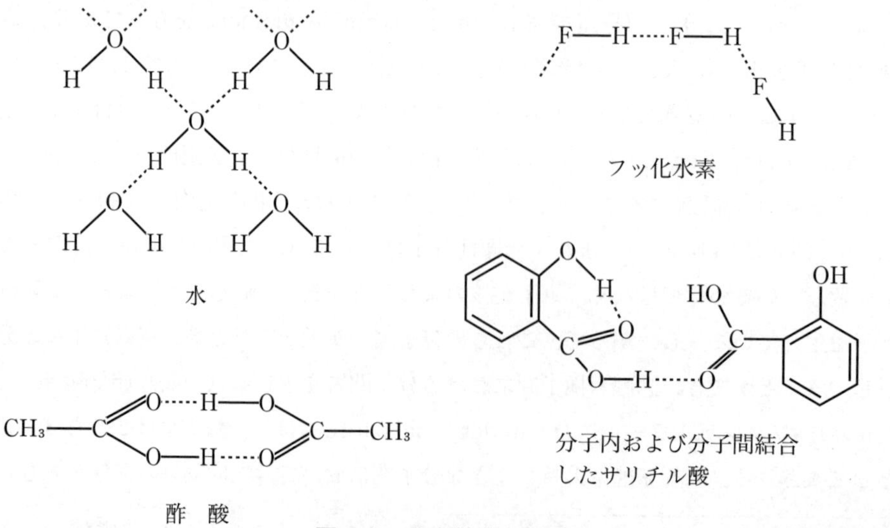

図 2.3 水素結合の様式　　……… 水素結合

第2章 基礎理論

表2.1 水素結合エネルギー

水素結合の型	結合エネルギー(kJ/mol)
F−H⋯F	30
O−H⋯O	21〜30
O−H⋯N	17〜30
N−H⋯O	8〜13
C−H⋯O[1]	8〜13
N−H⋯N	4〜13

1) CHに関しては，HCCl$_3$，HCN，HC≡CH のような例に限られる．

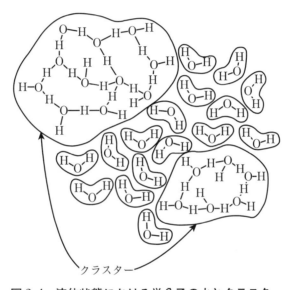

図2.4 液体状態における単分子の水とクラスター
(G. Nemethy, H.A. Scheraga(1962) *J. Chem. Phys.* **36**, 3382)

きい，多くの物質を溶解するなどの性質は，水の誘電率*dielectric constant が大きいことに加えて水素結合能の大きいことによりもたらされる．

2.2.4 ▶▶ 電荷移動型結合

電子を放出しやすい分子（電子供与体 electron donor, D）から電子を受け取りやすい分子（電子受容体 electron accepter, A）への部分的な電子の移動によって系を安定化する結合力をいい，これによってできる結合物を電荷移動錯体 charge transfer complex と呼ぶ．この場合，

---

* 誘電率 ε は物質の極性の総合的な指標となるもので，次式により表される．
$$\varepsilon = \frac{C_x}{C_0}$$
C_0：コンデンサーの内部が真空のときの電気容量
C_x：ある物質で満たされたコンデンサーの電気容量

電子が完全に移動した状態と移動が起こらない状態の間に $D^+A^-\longleftrightarrow D^{\delta+}A^{\delta-}$ のような共鳴が起こり安定化するが，これによって D，A いずれにもない新しい吸収帯が近紫外部に出現する．

2.2.5 ▶▶ 疎水結合

水に疎水性分子または疎水性基をもつ分子を溶かすと，疎水性分子または疎水性基は水の水素結合構造とはなじまないため，疎水部分が水から押し出され互いに会合しようとする．これは疎水部分が水分子との接触を避けるために起こるもので，疎水結合 hydrophobic bond と呼ばれている．この場合，疎水部分が会合して規則性は増大するようにみえるが，初め疎水部分の周囲で規則的に配列していた水分子は逆に不規則な配列となるため（自由水の増加），系全体としてはエントロピーは増大することになる．疎水結合はこのエントロピーの増大が推進力となって起こるとされており，界面活性剤分子のミセル形成や薬物のタンパク結合，あるいはタンパク質の立体配置などに重要な役割を果たしている．

2.2.6 ▶▶ 分子間に働くポテンシャルエネルギー

分子同士が相互作用するとき，引力と斥力（反発力）が働く．図 2.5 に示すように，分子間引力によって 2 つの分子間の距離 r がある程度より小さくなると，分子の電子雲が互いに接触し合うことによる斥力が生じる．この場合，分子間に働くポテンシャルエネルギー E は引力と斥力の和として表され（式 2.17），これが極小となる距離（3〜4 Å）において系は最も安定した状態となる（図 2.5）．通常，引力をマイナス記号，斥力をプラス記号で表す．

$$E = -\frac{A}{r^6} + \frac{B}{r^{12}} \tag{2.17}$$

A, B：分子に特有な定数

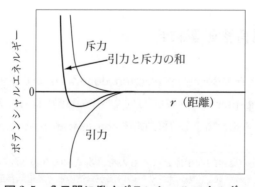

図 2.5 分子間に働くポテンシャルエネルギー

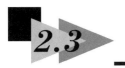 ## 溶液の束一性と浸透圧

 溶質の種類に関係なく，溶液中の溶質分子あるいはイオンのモル数のみに依存する性質を束一性 colligative property という．束一性は，溶液の蒸気圧降下，沸点上昇，凝固点降下，浸透圧などに認められ，水溶液製剤の等張化と関連して薬剤学的にも重要な性質である．

2.3.1 溶液濃度の表現法

 溶液濃度の表し方には種々の方法があるが，その代表的なものを表2.2に示す．なお，日局では濃度の単位が特別に規定されているので注意する必要がある．

2.3.2 理想溶液とラウールの法則

 混合の際に熱の発生吸収や体積変化がなく，エントロピーの増加のみによって均一な溶液が形成されるとき，この溶液を理想溶液 ideal solution という．理想溶液では，図2.6に実線で示すような組成（モル分率）-蒸気圧状態図が得られ，次式で示されるラウールの法則 Raoult's law が成り立つ．

表 2.2　溶液濃度の表現方法

表現方法	記号（単位）	定　義
モル濃度 molarity	C（mol/L）	溶液1L中の溶質のモル数 $C = 1000 \rho n_B / (n_A M_A + n_B M_B)$
質量モル濃度 molality	m（mol/kg）	溶媒1kg中の溶質のモル数 $m = 1000 W_B / M_B W_A = 1000 n_B / W_A$
規定度 normality	N（Eq/L）	溶液1L中の溶質のグラム当量数
モル分率 mole fraction	x	各成分の総モル数に対するある成分のモル数
モル百分率	mol %	モル分率 × 100
質量-容量百分率	w/v %	溶液100 mL中の溶質のg数
質量百分率	w/w %	溶液100 g中の溶質のg数
容量百分率	v/v %	溶液100 mL中の溶質のmL数

ρ は溶液の密度，n_A, M_A, W_A は溶媒の，n_B, M_B, W_B は溶質のそれぞれモル数，分子量，質量を示す．

$$p_A = x_A p_A° = (1 - x_B)p_A° \tag{2.18}$$
$$p_B = x_B p_B° \tag{2.19}$$

すなわち，理想溶液を形成する2成分A, Bそれぞれを x_A, x_B のモル分率で混合するとき，気相における各成分の分圧 p_A, p_B は各成分のモル分率に比例し，すべての混合割合において成分の分圧は直線性を示す．なお，$p_A°$ および $p_B°$ は純粋なAおよびBの蒸気圧である．

しかしながら，実在の溶液では図2.6に点線で示すように，混合に際しラウールの法則からのずれを示すものがほとんどである．これはA—AおよびB—B間の分子間親和力とA—B間のそれが異なることによる．たとえば，クロロホルムとアセトンでは負のずれが，一方，ベンゼンとエチルアルコールでは正のずれが生じる．

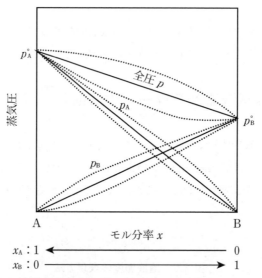

図2.6 理想溶液における各成分の分圧（p_A, p_B）
および全圧（$p = p_A + p_B$）
実線は理想溶液，点線は実在の溶液を示す．

2.3.3 ▶▶ 非電解質の希薄水溶液と束一性

1）溶液の蒸気圧降下

実在の溶液の場合でも，溶質Bの濃度が十分に希薄なときは，溶媒Aに対しラウールの法則が適用できる．また溶質が不揮発性なら，式（2.18）の p_A は溶液の全蒸気圧 p に等しいとおけるから，溶液の蒸気圧降下 vapor pressure lowering，Δp は，式（2.18）より

$$p_A° - p_A = \Delta p = p_A° x_B \tag{2.20}$$

となる．

希薄溶液では，モル数は $n_A \gg n_B$ とみなせるので，式 (2.20) は次式のようになる．

$$\Delta p = p_A° \cdot \frac{n_B}{n_A} = p_A° \cdot \frac{M_A W_B}{M_B W_A} \tag{2.21}$$

ここで，M は分子量，W は質量である．

また溶質を質量モル濃度 m_B で表すならば，

$$\Delta p = \frac{p_A° M_A}{1000} \cdot m_B \tag{2.22}$$

となり，溶液の蒸気圧降下は溶質の質量モル濃度に比例するという関係式が得られる．

不揮発性物質の理想希薄溶液では，沸点上昇 boiling point elevation, ΔT_b と Δp との間には次の関係がある．

$$\Delta T_b = \frac{RT_b^2}{\Delta H_v} \cdot \frac{\Delta p}{p_A°} \tag{2.23}$$

ここで，T_b は純溶媒の沸点，ΔH_v は溶媒のモル蒸発熱である．式 (2.22) と式 (2.23) より次式が得られる．

$$\Delta T_b = \frac{RT_b^2}{\Delta H_v} \cdot \frac{M_A}{1000} \cdot m_B = K_b m_B \tag{2.24}$$

K_b はモル沸点上昇定数と呼ばれ，溶媒に特有な値で，水の場合は 0.51 K·kg/mol である．

同様に，凝固点降下 freezing point depression, ΔT_f についても次式が成り立つ．

$$\Delta T_f = \frac{RT_f^2}{\Delta H_f} \cdot \frac{M_A}{1000} \cdot m_B = K_f m_B \tag{2.25}$$

T_f は純溶媒の凝固点，ΔH_f は溶媒のモル融解熱である．K_f はモル凝固点（氷点）降下定数で，水の場合は 1.86 K·kg/mol である．

2）浸透圧

図 2.7 (a) に示すような溶媒と溶液が溶媒分子のみが透過できる半透膜で仕切られた系において，初め溶媒側と溶液側の液面を同一の高さにしておく．この場合，溶媒分子は半透膜を透過し均一な溶液になろうとするため，溶液側の液面は時間の経過とともに次第に上昇する．この現象を浸透 osmosis といい，液面の上昇が停止したときの両側の液面の高低差 h に相当する圧力差が浸透圧 osmotic pressure である．図 2.7 (b) に示すように液面の高さを同じに保つためには，溶液側の圧力を溶媒側のそれより浸透圧（π）分だけ大きくしなければならない．

ファントホッフ van't Hoff は理想希薄溶液の浸透圧について，式 (2.26) を導いた．なお，厳密には式 (2.27) で示されるモース Morse の式が実験結果とよく一致するが，実用上，希薄溶液については $m_B = C_B$ として取扱って差し支えなく，本章では特に区別する必要のない限り実用的な C_B で表示する．

$$\pi = RTC_B \tag{2.26}$$

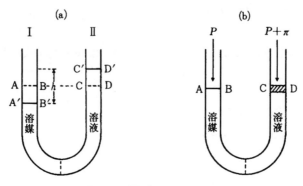

図 2.7　浸透圧の説明図
（大塚昭信，近藤　保編（1992）薬学生のための物理化学，p.133，廣川書店より引用）

$$\pi = RTm_B \tag{2.27}$$

C_B：モル濃度　　　m_B：質量モル濃度

式（2.25），（2.27）より，浸透圧と凝固点降下度との間に次式の関係が成り立つことがわかる．

$$\pi = \frac{RT}{K_f} \cdot \varDelta T_f \tag{2.28}$$

したがって，薬物水溶液を血清や涙液などの体液（氷点：-0.52 ℃）と等張とするためには，その氷点降下度を 0.52 ℃にすればよいことになる．

日局 15 の浸透圧測定法（オスモル濃度測定法）では，凝固点降下を測定する装置を用いて，オスモル濃度（osmol/L：Osm）を測定する．本法は，厳密には凝固点降下度と質量オスモル濃度との間に比例関係があることを利用し，凝固点降下度から質量オスモル濃度を求める方法である．しかしながら，希薄濃度領域では数値的にこの値を容量オスモル濃度と等しいとみなすことができるため，単位として実用的な容量オスモル濃度を採用している．すなわち本法では，「1 Osm は，溶液 1 L 中にアボガドロ数（6.022×10^{23}/mol）に等しい個数の粒子が存在する濃度を表し，1 Osm の 1000 分の 1 を 1 mOsm とする．」と規定している．

2.3.4　▶▶　電解質水溶液と束一性

強電解質の水溶液では溶質がイオン解離するため，溶液の束一性は非電解質溶液の i 倍となり，溶質のモル濃度と氷点降下度および浸透圧との関係は次式で示される．

$$\varDelta T_f = iRTC_B \tag{2.29}$$
$$\pi = iRTC_B \tag{2.30}$$

i はファントホッフ係数 van't Hoff's i-factor と呼ばれ，無限希釈時においては解離で生じるイオンの数 n に一致する．また，i と n との間には次式の関係があり，ϕ は浸透係数と呼ばれる．

$$\phi = \frac{i}{n} \tag{2.31}$$

弱電解質水溶液におけるi値は解離度αに関係し，次式が成り立つ．

$$i = (1-\alpha) + n\alpha = 1 + (n-1)\alpha \tag{2.32}$$

また，非電解質の濃厚水溶液についても式（2.29）～（2.31）を適用できるが，この場合は$n=1$であるから，i値は溶質の会合などによる理想溶液からのずれを示すことになる．

なお，注射剤や点眼剤の等張化計算法に関しては第9章を参照のこと．

2.3.5 ▶▶ 電解質溶液とイオン平衡

1) 強電解質溶液

強電解質水溶液では多数の反対荷電のイオンがイオン間引力によって影響しあっているが，希薄溶液においてはこの影響は無視できる．しかしながら，濃度が高くなると反対荷電のイオン雰囲気によってイオンの活動がさまたげられるだけでなく，会合してイオンペアなどを生成するため，イオンの有効濃度は実際の濃度よりも小さくなる．この有効濃度を活量 activity と呼び a で表すが，この場合，濃度 C と活量の関係は次式のようになる．

$$\frac{a}{C} = \gamma \tag{2.33}$$

ここで，γは活量係数 activity coefficient と呼ばれ，無限希釈時においてはその値は1であるが，溶質の濃度が増加するにつれてγは1からへだたった値となる．また，濃度Cはモル濃度または質量モル濃度で表されるので，このことによってγの値が異なることがある．

強電解質溶液や緩衝液のように，塩や他の電解質が共存する弱電解質溶液では，濃度よりも活量のほうが重要となる．

イオン強度 ionic strength，Iは電解質溶液の活量係数とイオン間の相互作用を関係づけるための概念であり，式（2.34）により表される．

$$I = \frac{1}{2}(C_1 z_1^2 + C_2 z_2^2 + \cdots\cdots + C_n z_n^2) \tag{2.34}$$

C：各イオンのモル濃度（mol/L）　　　z：イオンの価数

また，イオン強度と平均イオン活量係数$\gamma_\pm$*との間には，$I < 0.02$のとき，式（2.35）の関係が成立する．この式はデバイ-ヒュッケル Debye-Hückel の極限式と呼ばれている．

$$\log \gamma_\pm = -A z_+ z_- \sqrt{I} \tag{2.35}$$

ここで，z_+，z_-はイオンの価数（絶対値）を示す．Aは温度や溶媒の誘電率に依存する定数であり，25℃の水溶液における値はおよそ0.51となる．

---

* 強電解質水溶液中における陽イオンと陰イオンの活量係数の幾何学的平均値をいう．たとえば，NaCl ならば $\gamma_\pm = (\gamma_{Na^+} \cdot \gamma_{Cl^-})^{1/2}$，$CaCl_2$ ならば $\gamma_\pm = (\gamma_{Ca^{2+}} \cdot \gamma^2_{Cl^-})^{1/3}$ となる．

なお，イオン強度が0.1程度までの溶液に対しては次式が用いられる．

$$\log \gamma_{\pm} = \frac{-Az_+z_-\sqrt{I}}{1+\sqrt{I}} \tag{2.36}$$

2) 弱電解質の解離平衡

　医薬品の多くは弱酸や弱塩基であり，水溶液中においては非イオン形（分子形）とイオン形（解離形）との間に解離平衡が成立する．

　弱酸性薬物 HA の水溶液では，水が塩基として作用し次のような解離平衡が成り立つ．

$$HA + H_2O \rightleftharpoons H_3O^+ + A^-$$

活量係数はいずれも1であるとして，平衡定数 K は質量作用の法則より次のようになる．

$$K = \frac{[H_3O^+][A^-]}{[HA][H_2O]} \tag{2.37}$$

また，希薄溶液では水は十分過剰にあり，濃度は一定（55.6 mol/L）とみなせるので，

$$K_a = 55.6 \times K = \frac{[H_3O^+][A^-]}{[HA]} \tag{2.38}$$

なる関係式が導かれる．ここに，K_a は酸解離定数 acid dissociation constant である．

　塩基性薬物 B の水溶液では，水は酸として作用し解離平衡は次のようになる．

$$B + H_2O \rightleftharpoons BH^+ + OH^-$$

よって，塩基解離定数 base dissociation constant, K_b は

$$K_b = \frac{[BH^+][OH^-]}{[B]} \tag{2.39}$$

となる．

　また，$K_a \cdot K_b = [H_3O^+][OH^-] = K_w$ なる関係があるから，式 (2.39) は次のようにも表すことができる．

$$K_a = \frac{[B][H_3O^+]}{[BH^+]} \tag{2.40}$$

ここで，式 (2.40) は B の共役酸 BH^+ の酸解離定数である．なお，K_w は水のイオン積と呼ばれ，温度により変化するが，25℃ではその値は 1.0×10^{-14} (mol/L)^2 である．

　pH の定義の場合と同様に，$-\log K_a = pK_a$ であるから，式 (2.38) の両辺の対数をとり整理すると，次式のようになる．

$$pH = pK_a + \log \frac{[A^-]}{[HA]} \tag{2.41}$$

式 (2.40) についても同様に整理すると，

$$pH = pK_a + \log \frac{[B]}{[BH^+]} \tag{2.42}$$

となる．これらはヘンダーソン-ハッセルバルヒ Henderson-Hasselbalch の式と呼ばれているが，式 (2.41)，(2.42) から，pH = pK_a のときイオン形と非イオン形の濃度は等しくなること

表 2.3 水溶液中における弱電解質のイオン形分率および非イオン形分率

	イオン形分率（解離度 α）	非イオン形分率（$1-\alpha$）
弱酸性物質	$\dfrac{[A^-]}{[HA]+[A^-]} = \dfrac{1}{1+10^{pK_a-pH}}$	$\dfrac{[HA]}{[HA]+[A^-]} = \dfrac{1}{1+10^{pH-pK_a}}$
弱塩基性物質	$\dfrac{[BH^+]}{[B]+[BH^+]} = \dfrac{1}{1+10^{pH-pK_a}}$	$\dfrac{[B]}{[B]+[BH^+]} = \dfrac{1}{1+10^{pK_a-pH}}$

がわかる．また，これらの式から誘導されるイオン形および非イオン形分率の関係式を表 2.3 に示す．

アスピリン（解熱鎮痛薬）は pK_a 3.5 の弱酸である．したがって種々の pH でのイオン形および非イオン形分率は図 2.8 のように変化する．また，表 2.3 の関係式から明らかなように，弱塩基では pH 変化とイオン形，非イオン形分率との関係が弱酸の場合とちょうど逆になる．

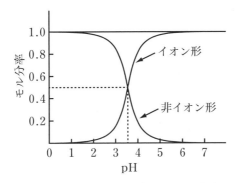

図 2.8 アスピリンのイオン形および非イオン形分率と pH との関係

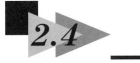 相 平 衡

2.4.1 ▶▶▶ 相平衡と相図

1）相 律

物質は，ある温度，圧力の条件下で気体，液体または固体のいずれかの状態で存在したり，ときにはこれらが 2 つ以上共存し平衡状態で存在したりする．2 相以上が共存して存在する状態を相平衡といい，物質の状態が変化する様子は状態図（相図 phase diagram）によって表すことができる．相律 phase rule は相の間の平衡状態に関する法則であり，式（2.43）で示される．

$$F = C + 2 - P \tag{2.43}$$

ここで F は自由度 degree of freedom といい，相の数を変えずに独立して変えることができる状態変数（温度，圧力，組成）の数であり，C は成分数，P は平衡時における相の数である．

2) 1 成分系

図 2.9 に水の状態図を示す．成分は H_2O のみであるから，F の最大数は 2 で，存在状態は温度と圧力の 2 変数により変化する．領域 AOB，AOC および BOC では，それぞれ水蒸気（気相），水（液相）および氷（固相）の 1 相のみで存在する（$F = 2$，温度と圧力を任意に変えることができる）．また，境界線 AO，BO および CO 上では気-液，気-固および固-液の 2 相が存在する（$F = 1$，温度または圧力の一方が決まれば他方は自動的に決まる）．O は 3 重点 triple point と呼ばれ，気-液-固の 3 相が共存している状態となる．3 重点では $F = 0$ であり，温度，圧力のいずれも任意に変えることはできない．

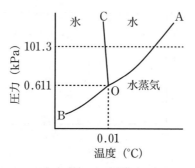

図 2.9　水の状態図

同一物質でありながら，異なる結晶構造を有するため，固体の性質が相互に異なる場合があり，このような結晶または現象を多形 polymorph（結晶多形 polymorphism）という．物質に 2 種の多形が存在する場合の相互の関係を相図に示したものが図 2.10 である．実線は安定形の，また点線は不安定形（準安定形）の挙動を表している．(a) の互変二形では，α 形結晶と β 形結晶が，ある温度（転移点 transition point，T_t）を境にして，それぞれ熱力学的に安定な領域をもち，温度の変化により結晶構造は可逆的に変化することが可能である．これに対し，(b) の単変二形では，転移点が融点よりも高温側にあるため，不安定形である β 形から α 形への転移は起こるが，逆方向への転移は通常では起こらない．なお，不安定形は準安定状態で存在できることがあり，また，その溶解度および溶解速度は安定形より大きいので，難溶性薬物において有用性が高い．たとえば，パルミチン酸クロラムフェニコールでは，B 形結晶（準安定形）のほうが A 形結晶（安定形）に比較して溶解性が高く，経口投与後の消化管吸収も良好である．このことから，医薬品製剤にはもっぱら B 形結晶が使用されている．

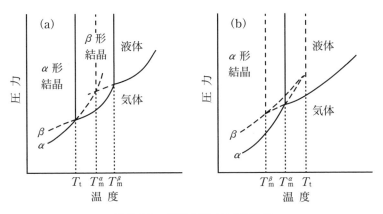

図 2.10 多形の融点と転移点
(a) 互変二形，(b) 単変二形
T_t：転移点，T_m^α：α 形融点，T_m^β：β 形融点

3) 2 成分系

a) 気相-液相平衡

図 2.11 (a) は温度一定で，横軸に組成（モル分率または質量分率），縦軸に圧力をとったもの，また，(b) は圧力一定で，横軸に組成，縦軸に温度をとったもので，これは沸点図と呼ばれる．両図にはそれぞれ気相線，液相線が描かれており，ある温度または圧力において平衡状態にある気相および液相の組成を表している．たとえば図 2.11 (b) において，組成 x_1 の溶液は温度 T_1 で沸騰するが，その時，この溶液と平衡にある気相の組成は x_2 であり，より蒸発しやすい成分である A に富んだものとなる．この組成 x_2 の気相を冷却し溶液としたのち再び加熱すると，さらに A に富んだ気体が得られる．これがいわゆる分留の原理である．

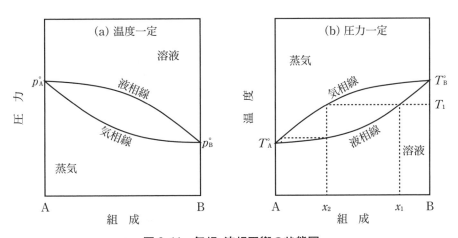

図 2.11 気相-液相平衡の状態図
(a) 圧力-組成図，(b) 温度-組成図（沸点図）

b）液相-液相平衡

ある条件下で，互いに部分的に混和する液体2成分系における代表的な相図を図2.12に示す．

図2.12 (a) に示す水-フェノール系においては，曲線の内側の領域では水とフェノールは完全には混和せず，それぞれの液体成分がもう一方を互いに飽和溶解した溶液（共役溶液）の2相に分離する．たとえば，フェノールの質量分率 x で調製したものは，相互溶解平衡時，温度 T_1（点P）では，フェノールの質量分率が x_1（点Q）と x_2（点R）の組成をもつ溶液の2相に分離し，それぞれの質量比は式 (2.44) となる．

$$\frac{\text{組成 } x_1 \text{の液相の質量}}{\text{組成 } x_2 \text{の液相の質量}} = \frac{(x_2 - x)}{(x - x_1)} = \frac{\overline{\text{PR}}}{\overline{\text{PQ}}} \tag{2.44}$$

また，AQC は水に対するフェノールの溶解度曲線，BRC はフェノールに対する水の溶解度曲線であり，点Cでは両者は一致し，これ以上の温度では両成分はいかなる割合でも自由に混合溶解する．なお，このような温度を臨界溶解温度と呼ぶが，水-フェノール系のようにこれが上部にある場合，図2.12 (b) に示す水-トリエチルアミン系のように下部にある場合，図2.12 (c)

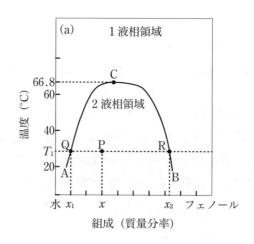

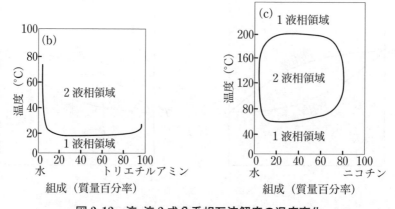

図 2.12　液-液2成分系相互溶解度の温度変化
(a) 水-フェノール系，(b) 水-トリエチルアミン系，(c) 水-ニコチン系

の水-ニコチン系のように上部と下部の両方にある場合がある．

c）固相-液相平衡

2成分が液体，固体いずれの状態においても完全に混和して均一相（固溶体）を形成する場合の相図を図 2.13 に示す．点 P の組成の溶液を冷却していくと，点 L_1 で組成 S_1 の固溶体を析出する．さらに冷却を続けると，溶液の組成は凝固曲線に沿って，また固相の組成は融解曲線に沿って変化し，これは固相の組成が初めの組成 P と等しい S_2 になるまで続くことになる．固溶体の例としては，銅-ニッケル系などの合金，鉄-炭素系のフェライト，塩化カリウム-臭化カリウム系などが知られている．

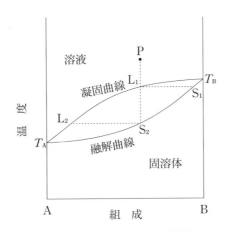

図 2.13　固相-液相平衡の状態図（固溶体生成系）

2成分が液体状態では完全に混和するが，固体状態では全く混和せず，純結晶が混合物として存在する場合の状態図を図 2.14 に示す．点 O の組成の溶液を冷却していくと，点 P で固相 A が析出し始め，点 Q においては固相 A と点 T の組成をもつ溶液とが質量比 $\overline{QT}:\overline{QS}$ で存在するようになる．温度が T_E（点 R）に達すると，固相 A と点 E の組成をもつ溶液と組成 E に相

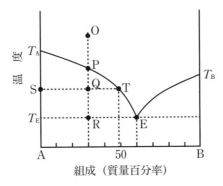

図 2.14　固相-液相平衡の状態図（共融混合物生成系：融点図）

当する量の A および B の微細結晶の混合物が共存する状態となる．この点 E の組成をもつ微細結晶の混合物を共融混合物 eutectic mixture または共晶といい，このときの温度を共融点 eutectic point という．チモール-サリチル酸フェニル系などで共融混合物を形成することが知られている．共融混合物は微粉化や凍結乾燥など，医薬品製剤調製の際に利用される．

水-ヨウ化カリウム系の状態図を図2.15に示す．この系では共融点は$-23℃$であり，この温度で点 E の組成をもつ溶液と同一組成の水-塩の結晶からなる共融混合物が共存する．この共融混合物は氷の結晶を含むことから特に氷晶とも呼ばれる．また，この状態をつくることで容易に低温条件を維持できるため，氷，塩およびその水溶液が共存する系を寒剤として用いることがある．水-ヨウ化カリウム系のほかに，水-塩化ナトリウム系（$-21.2℃$，氷 + $NaCl \cdot 2H_2O$），塩化カルシウム-水系（$-54.9℃$，氷 + $CaCl_2 \cdot 6H_2O$）などがある．

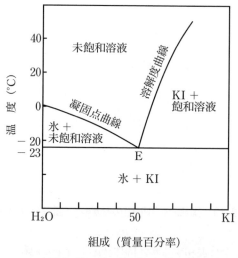

図2.15　塩（KI）-水系の状態図

2成分が一定のモル比で固体の分子化合物を生成するときには，図2.16のような状態図となる．分子化合物の融点は初めの2成分とは異なる固有の値となるため，この場合の相図は分子化合物の融点（点 C）を境にして，共融混合物を形成するときの相図（図2.14）を2つ合わせた形となる．点 C の左側は成分 A と A—B 分子化合物系，右側は成分 B と A—B 分子化合物系を示している．点 E_1，E_2 で生ずる固相は，それぞれ A と分子化合物，B と分子化合物の共融混合物である．分子化合物を生成する例としては，スルファミン-スルファチアゾール系，ベンゾフェノン-ジフェニルアミン系などがある．

4) 3成分系

3成分系の相図は，圧力と温度を一定として，図2.17のような三角座標（三角図）で示す．三角形の各頂点は，それぞれ1つの成分（A，B，C）の質量で100%を表す．三角形の内側の領域は3成分系を構成する A，B，C のあらゆる可能な組成を示す．たとえば，点 D における3

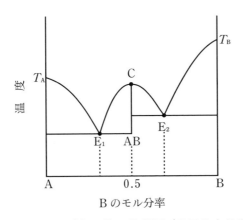

図 2.16　固相-液相平衡の状態図（分子化合物生成系）
A ＋ B → AB（固体状態でモル比 1：1 の分子化合物を生成）

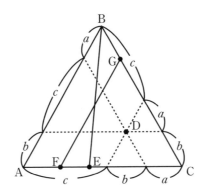

図 2.17　3 成分系（三角座標：三角図）

成分 A，B，C の組成を a，b，c とすると，その関係は図に示すようになる．また，頂点から対辺に引いた直線（たとえば BE）上の点で表されるすべての系は，2 成分（この例では A と C）を一定の割合で含む 3 成分系であり，三角形の一辺に平行に引いた直線（たとえば FG）上のすべての系は，1 成分（この例では C）が一定である 3 成分系を表す．

3 成分のうちの 2 成分が一部しか混和しない場合，図 2.18 に示すような相図になる．この例は，B は A，C いずれともいかなる割合でも混和するが，A と C は一部しか混和しない場合を示している．たとえば，A，B，C がそれぞれ水，イソプロパノール，ベンゼンの場合には，この図と似たような相図となる．線 AC は 2 成分 A，C の混合物を示すが，線上の点 D および E は，それぞれ A に対する C の溶解度および C に対する A の溶解度の限界である．曲線 DQHRE は双節曲線（ビノダール）と呼ばれ，曲線の内側は 2 液相領域，外側は 1 液相領域となる．連結線 QR に沿って調製された系（点 P）は点 Q と点 R で示される組成をもつ 2 液相を与える．その質量比は，組成 Q：組成 R ＝ $\overline{PR}$：$\overline{PQ}$ となる．なお，点 G で示される A と C の混合系に成分 B を加えていくと，点 H で 2 液相から 1 液相への相変化を起こす．

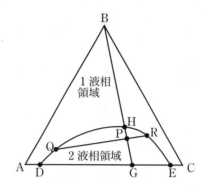

図 2.18　3 成分のうちの 1 組（A と C）が一部混和する場合の状態図

2.4.2 ▶▶▶ 2 液相間における溶質の分配平衡

　共存する互いに混じり合わない溶媒に，両相に溶ける溶質を加えると，溶質は両相に分配溶解し平衡に達する．平衡時における各相の溶質濃度を C_1，C_2 とすれば，式（2.45）が成立する．

$$P = \frac{C_2}{C_1} \tag{2.45}$$

ここで，P は分配係数 partition coefficient といい，一定温度で一定の値となる．ただし，この法則が成立するのは，両相における溶質分子が同一である場合に限られるので，溶質分子が一方の相で会合したり，解離したりすると成立しない．会合する場合には，会合数を n とするとき次式が成立する．

$$P = \frac{C_2^{1/n}}{C_1} \tag{2.46}$$

たとえば，安息香酸はベンゼン中では 2 分子会合し，ベンゼン/水間における安息香酸の分配では $n = 2$ として式（2.46）が適用できる．

　溶質が弱電解質で 2 液相の一方が水の場合，水相での溶質の解離が分配に影響を与える．たとえば，弱酸性物質 HA の油/水間における分配では図 2.19 に示すような平衡が成立している．

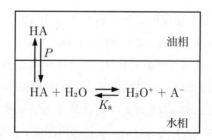

図 2.19　弱酸性物質の油/水間における分配平衡

油相および水相中の HA 濃度を [HA]$_o$ および [HA]$_w$ とすると，

$$P = \frac{[HA]_o}{[HA]_w} \tag{2.47}$$

が成り立つ．P は真の分配係数で，pH には無関係な定数である．

一方，みかけの分配係数 P_{obs} は次式で表され，これは pH で変化する．

$$P_{obs} = \frac{[HA]_o}{[HA]_w + [A^-]_w} \tag{2.48}$$

式 (2.47)，(2.48) および K_a から，式 (2.49) が得られる．

$$P_{obs} = P \cdot \frac{[H_3O^+]}{[H_3O^+] + K_a} = P \cdot \frac{1}{1 + 10^{pH-pK_a}} \tag{2.49}$$

また，弱塩基性薬物の場合には次式のようになり，

$$P_{obs} = P \cdot \frac{K_a}{[H_3O^+] + K_a} = P \cdot \frac{1}{1 + 10^{pK_a-pH}} \tag{2.50}$$

これらの式から，みかけの分配係数は弱電解質の非イオン形分率に比例することが，また pH = pK_a のとき $P_{obs} = P/2$ となることがわかる．

水と有機溶媒間における分配係数は，物質の脂溶性の尺度となり，医薬品の消化管からの吸収や薬効とも密接に関連する．

2.5 演習問題

問 2.1 熱力学的パラメータに関する記述の正誤について，正しい組合せはどれか．

a　絶対温度 T において状態 A と B が平衡にあるとき，その平衡定数 K は，両状態の標準自由エネルギー差 $\Delta G°$ によって決まる．ただし，$\Delta G° = -RT \ln K$ の関係がある．R は気体定数である．

b　いくつかの温度で測定した平衡定数から，反応の標準エンタルピー変化を求めることができる．

c　X から Y が生成するときの反応速度定数 k は，exp$(-E_a/RT)$ に比例する．ただし，厳密には測定温度範囲が狭いときに限られる．E_a は一般に活性化エネルギーといわれる．

d　自由エネルギーはエントロピーとエンタルピーの関数であり，温度には依存しない．

	a	b	c	d
1	正	誤	正	誤
2	誤	正	誤	正
3	正	正	正	誤
4	誤	正	誤	誤
5	誤	誤	正	正

(86 回国試)

問 2.2 次の記述について，正しい組合せはどれか．

a 疎水性相互作用は，疎水性分子（又は疎水性基）間会合により，それを取りまく水構造が崩壊する結果，エントロピーが増大することに起因する．
b 水中におけるイオン間の相互作用力は，アルコールなどを添加して溶媒の誘電率が減少すると減少する．
c 電荷移動による分子間相互作用は，電子を放出しやすい分子と電子を受け取りやすい分子との間で起こり，会合によってそれぞれの分子自体にはない新しい吸収帯が出現することを特徴とする．
d 水素結合は，水酸基，アミノ基などの水素原子を挟んで，電気陰性度の大きいフッ素，酸素又は窒素原子との間に起こる静電気的な結合である．

	a	b	c	d
1	誤	正	正	正
2	正	誤	正	誤
3	誤	正	誤	正
4	正	正	正	誤
5	正	誤	正	正

(89回国試　一部改変)

問 2.3 希薄溶液の性質に関する記述の正誤について，正しい組合せはどれか．

a 希薄溶液の蒸気圧降下，沸点上昇，凝固点降下，浸透圧は束一的性質を示す．
b モル凝固点降下定数は溶媒が異なっても同じである．
c 0.01 mol/Lのグルコース水溶液と0.01 mol/LのNaCl水溶液の凝固点は同じである．
d 血液の浸透圧は0.9％の食塩水の浸透圧とほぼ等しい．

	a	b	c	d
1	正	誤	正	誤
2	誤	正	正	誤
3	誤	誤	正	正
4	正	正	誤	誤
5	正	誤	誤	正

(90回国試)

問 2.4 図は三塩基酸（H_3Y）の各分子種のモル分率とpHの関係を示したものである．次の記述の正誤について，正しい組合せはどれか．

a 曲線の交点Aでは，H_3YとH_2Y^-のモル比は1：1である．
b 点DのpHでは，ほとんどがH_2Y^-として存在し，点EのpHではほとんどがHY^{2-}として存在している．
c 曲線の交点BのpH値は，H_2Y^-のpK_a値である．
d pH 14では，ほとんどがY^{3-}であり，HY^{2-}は10％以下である．
e 三種の化学種，H_2Y^-，HY^{2-}，Y^{3-}が同量存在するのはpH 7のときである．

	a	b	c	d	e
1	正	正	誤	誤	誤
2	正	誤	正	誤	正
3	正	正	正	正	誤
4	誤	正	正	正	正
5	誤	正	誤	誤	正

(90回国試)

第2章 基礎理論　　35

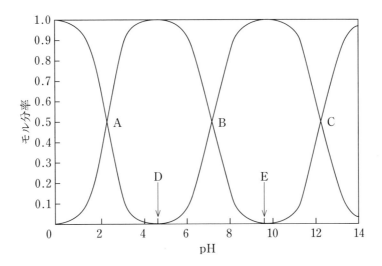

問 2.5　図に示されたフェノールと水の二成分系の液相－液相平衡に関する記述の正誤について，正しい組合せはどれか．

a　曲線 ABC の外側では，両成分は溶け合い均一溶液であり，内側では二相に分離する．点 B の温度 T_B を臨界溶解温度という．

b　高温で一相になる系では，一般的に混合熱は発熱である．

c　w_F は，温度 T_1 におけるフェノールの飽和溶解度である．

d　点 H では，点 E と点 F の組成の二相に分離する．その重量比 w_E/w_F は L_1/L_2 である．

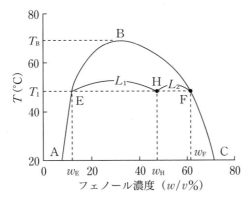

	a	b	c	d
1	正	誤	正	正
2	誤	正	誤	正
3	正	正	誤	誤
4	誤	誤	正	誤
5	正	誤	誤	誤

(88回国試)

問 2.6　弱電解質 A の pK_a を推定する目的で，種々の pH で A の水溶液（10 mg/mL）を調製し，その 5 mL ずつに，それぞれ，クロロホルム 5 mL を加えてよく振り混ぜ，分配平衡に達した後，水層中の A の濃度を測定した．結果は表に示してある．また，相互作用はないものとする．

水層のpH	1	2	3	4	5	6	7	8
水層中のAの濃度（mg/mL）	10.0	10.0	9.2	5.5	1.8	1.1	1.0	1.0

次の記述のうち，正しいものはどれか．

1. Aは pK_a 約3の酸である．
2. Aは pK_a 約4の酸である．
3. Aは pK_a 約5の酸である．
4. Aは pK_a 約4の塩基である．
5. Aは pK_a 約5の塩基である．
6. Aは pK_a 約6の塩基である．

(76回国試)

参 考 図 書

1) 大塚昭信，近藤　保編（1992）薬学生のための物理化学　第3版，廣川書店
2) 後藤　茂，青山敏信編（1997）薬学生のための物理薬剤学　第3版，廣川書店
3) 砂田久一，寺田勝英，山本恵司編（1999）マーチン物理薬剤学　第4版，廣川書店
4) 川島嘉明，米谷芳枝，山本いずみ（2005）コアカリ対応　薬剤学，丸善
5) 嶋林三郎編（2006）製剤への物理化学，廣川書店

(佐藤　重一)

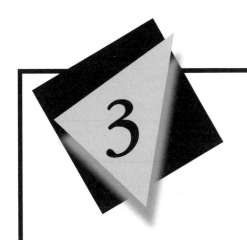

粉体の科学

　医薬品の原料の大部分が粉末であること，また，医薬品に占める固形製剤の割合は，非常に高いことから固形医薬品を構成する粉末の性質を把握することは医薬品製造管理を行うために重要である．これらの粉末の性質は，化合物によらず，東一的に粒子径に依存する性質を有するが，一次粒子，二次粒子を含み粒子径自体を定義することは容易ではない．一次粒子には，ただ一つの単結晶からなる一次粒子と多くの結晶が粒界面を介して形成されている多結晶体一次粒子がある．これらの一次粒子がさらに集合体を形成して二次粒子をつくるが，その凝集力が強い場合をAgglomerate，弱い場合をFlucといい，区別される．これらの二次粒子の凝集機構を左右する因子として，粉体の一次粒子の粒子径，粒子形態，表面エネルギーなどがある．ここでは，特に粉体を取り扱う上で最も基本的な性質である粒子径の定義と比表面積の関係について学ぶ．

 ## 粒子径と比表面積

　粉体の集合体としての性質は，粉体の粒子径に依存し，製剤特性に影響を与えることから医薬品原料としての粉体の粒子径の計測管理は，調製される製剤の品質を保つために必須の要素である．また，粉体粒子径の制御は直接に粉体の比表面積を変動させることから，表面積に依存する現象，すなわち，溶解現象や分解反応を変動させる．しかしながら，粒子径の測定は図3.1に示したようにさまざまな原理により測定され，その測定範囲もその測定原理に依存していることから，その測定方法に依存した特長を有する．このことから，これらの測定法により表される粉体粒子径を有効に製剤評価に用いるためには，それぞれの粒子径測定方法の特徴を吟味して目的用途に用いることが必要である．

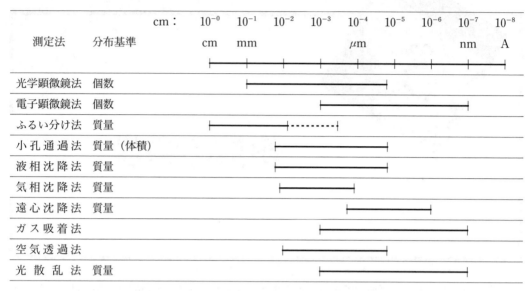

図 3.1 粒子径の測定方法とその測定粒径範囲

3.1.1 ▶▶ 粒子径

1) 顕微鏡法

特定の粒子径が判別できる方法で，粒子の外形を画像により記録して，これを図 3.2 に示すような粒子径評価法により粒子径を測定する方法をいう．光学顕微鏡により目視で粒子径を測定する最も古典的な方法から，最新鋭の走査型あるいは透過型電子顕微鏡や位相差顕微鏡による測定

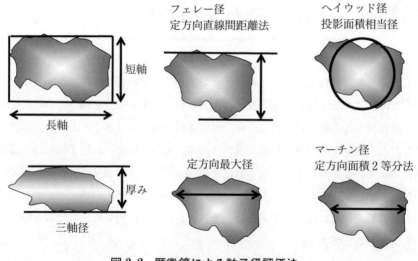

図 3.2 顕微鏡による粒子径評価法

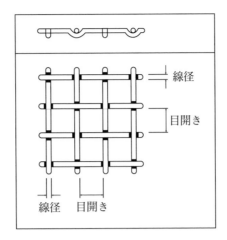

図 3.3 ふるいの構造

画像をパソコンにより自動計測・解析する方法まで，使用する測定や解析の方法により，最先端の評価方法でもある．試料粉体を分散させるのに熟練を要し，統計解析手法を用いることから，測定精度を出すためには，数百個以上の粒子測定を行う必要がある．測定データから粒度分布を求めて統計的に平均粒子径を評価する．このため採用する統計手法の違いにより評価される粒子径は，大きく変化することから計算法に注意を要する．

2) ふるい分け法 sieving method

ふるい分け試験法は，図 3.3 に示したようにスチールワイヤーを編んで製作した JIS 規格 200 mm 径の多数の異なる目開きのふるいを重ねて用い，振動と衝撃により比較的大きな粒子の粒度測定に用いられる．ロータップ式や電磁式，超音波式，ジェット気流式などにより分級する方式がある．薬局方には表 3.1 に示した分級品の分類の名称がある．

ふるい分け試験は，分級後，ふるい上の試料の質量から，粒度分布から統計学的に平均粒子径を評価する．日本薬局方一般試験法には，「製剤の粒度の試験」として，75 mm 径のふるいを用い，試料重量について，3 分間水平に，ときどきたたきながら動かし試験を行う．具体的には，

表 3.1 薬局方医薬品の切度および粉末度の名称より

No.	ふるい番号	名 称	ふるいの目開き
1	4.0 号	粗切	4.75 mm
2	6.5 号	中切	2.80 mm
3	8.6 号	細切	2.00 mm
4	18 号	粗末	850 μm
5	50 号	中末	300 μm
6	100 号	細末	150 μm
7	200 号	微末	75 μm

以下の要領で製剤の粒度を試験している．顆粒剤は，10号（1700μm）ふるいを全量通過し，12号（1400/μm）ふるいに残留するものは全量の5％以下であり，また，42号（355μm）ふるいを通過するものは全量の15％以下である．また，散剤は，18号（850μm）ふるいを全量通過し，30号（500/μm）ふるいに残留するものは全量の5％以下である．本剤のうち，200号（75μm）ふるいを通過するものが全量の10％以下のものを細粒と称することができる．

3）コールターカウンター法

図3.4に示したコールターカウンター法 Coulter counter は，小孔通過法ともいい，希薄な電解質溶液に粒子を分散し小孔を有する壁隔を設けて電圧をかけ，粒子体積分の電極抵抗が排除することにより電気抵抗を評価する．アパチャー（細孔）を通して流れる電解液の量は精密に制御されていて，粒子の正確な体積から大きさ（粒子径）と個数を測定する測定データから粒度分布を求めて統計的に平均粒子径を評価する．

4）沈降法 sedimentation method

コロイド粒子より大きな粉体粒子は，式（3.1）に示した Stokes の沈降法則に従うことが知られている．

粒子を分散媒中で沈降させることにより，その沈降速度から式（3.2）に従い，等速沈降速度相当径を求める．これらの粒子径は，ストークス式から求められたものであり，実際に確認される粒子径とは，かなりの相違がある．

$$v = \frac{h}{t} = \frac{(\rho - \rho_0)d^2 g}{18\eta} \tag{3.1}$$

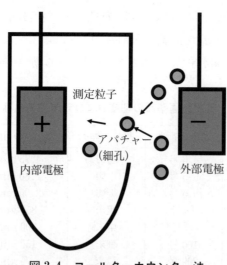

図3.4　コールターカウンター法

$$d = \sqrt{\frac{18\eta}{\rho - \rho_0} \frac{h}{t}} \tag{3.2}$$

v：沈降速度，ρ：粒子密度，ρ_0：流体の密度，d：粒子径，

η：流体の粘性，g：加速度，t：時間（沈降時間），h：時間 t の間に沈降する距離

　実際には，懸濁液の経過時間による光透過度の変化を測定する光透過法や懸濁液中に天秤を挿入し，経過時間に対する質量変化を測定する沈降天秤法などが行われ，式（3.1）に当てはめて粒子径分布を評価している．

　図3.5にStokes法による粒子の沈降する様子と，これらの方法により得られた粒度分布のデータの例を示した．

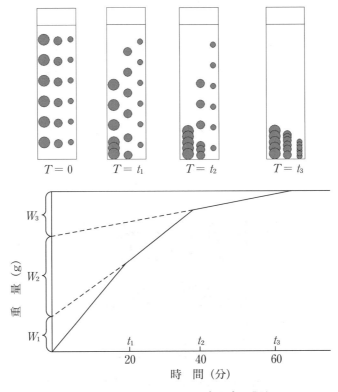

図3.5　沈降法による粒度分布の評価

5) 光散乱・回折法 light scatting and diffraction methods

　粉体試料を気相中あるいは液相中に分散させて，これにレーザー光を当ててMie散乱式に従う散乱光を計測評価する．また，これらのレーザー光をFraunhofer回折式に従い評価する方法がある．どちらの方法も得られた粒度分布から平均粒子径を評価する．

3.1.2 比表面積測定法

1) 透過法 air permeability method

図3.6に示すように,粉体層を均一な粒子からなる気体の通路の集合体と仮定することにより,粉体層を通過する気体の流体抵抗から粉体層の比表面積を求めることができる.流体の透過に対する抵抗と粉体の比表面積の関係は,Kozeny-Carmanの式(3.3)で表される.

$$S_w = \frac{14}{\rho}\sqrt{\frac{A\Delta Pt\varepsilon^3}{\eta LQ(1-\varepsilon)^2}} \qquad (3.3)$$

S_w:粉体の単位重量当たりの表面積,ρ:試料密度,A:粉体層の断面積,

L:粉体層の厚み,ΔP:粉体層両端の圧力差,η:流体の粘度,ε:空隙率,

Q:t秒間に粉体層を流れた流体量,W:試料質量

この関係から式(3.4)を用いて粒子の外形を仮定して粒子径を求める.

$$d = \frac{\kappa}{\rho S_w} \qquad (3.4)$$

d:粒子径,κ:粒子形状係数(球形粒子のとき,$\kappa = 6$)

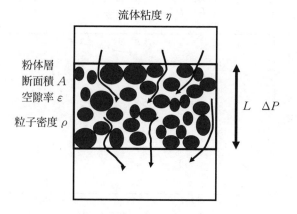

図3.6 空気透過法の測定モデル

2) ガス吸着法 gas absorption method

ガス吸着法は,分子断面積が既知の吸着ガスを試料表面に吸着させて試料の表面積を推定する方法である.

一定温度で,圧力を変化させると粉末への吸着ガスの量が変化する性質を吸着等温線といい,これを利用して,粉体の表面積を測定することができる.吸着等温線には5つの吸着様式がある.

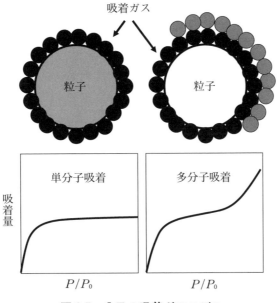

図 3.7 分子の吸着ガスモデル

図 3.7 には，最も基本的な単分子吸着モデルと多分子吸着モデルを示した．次式には，単分子モデルを仮定して次の Langmuir 式で表した．

$$\frac{P}{V} = \frac{1}{aV_\mathrm{m}} + \frac{P}{V_\mathrm{m}} \tag{3.5}$$

V：圧力 P における吸着量，V_m：単分子吸着量，a：定数

粉体表面に単分子が吸着する Langmuir の式と多分子が吸着するモデルから，BET の式に適応したガスの相対圧力と吸着量の関係を示した．

$$\frac{P}{V(P_0 - P)} = \frac{1}{V_\mathrm{m}C} + \frac{C-1}{V_\mathrm{m}} \cdot \frac{P}{P_0} \tag{3.6}$$

P_0：測定温度における飽和蒸気圧，C：$\exp\left(\dfrac{E_1 - E_\mathrm{L}}{RT}\right)$，
E_1：第一層吸着エネルギー，E_L：液化熱

試料表面に単分子吸着層が形成されるなら，吸着ガス体積と単位質量当たりの表面積の関係は，図 3.8 に示されたようになる．それぞれの式によりその関係をプロット上に表すことができる．これらのプロットから V_m を求めて，これから式 (3.7) に当てはめることにより，粉体の比表面積を推定する．

$$S_\mathrm{w} = \frac{AN}{M\rho} V_\mathrm{m} \tag{3.7}$$

S_w：比表面積，V_m：ガス吸着量，A：吸着ガス 1 分子の占有断面積，
N：アボガドロ数，M：吸着ガスのモル数，ρ：吸着ガスの密度

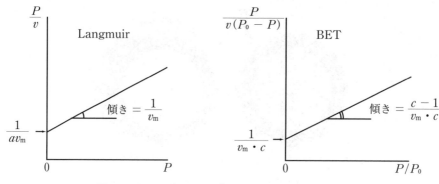

図3.8 ラングミュアプロットとBETプロット

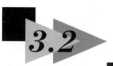 粒子内での分子配列

3.2.1 ▶▶ 粒　子

　粒子 particle の構成要素：固体粒子の内部での分子あるいは原子の配列の仕方により，粒子内の固体の性質は著しく異なってくる．固体粒子は，分子が化学量論的に秩序をもって結合した結晶状態 crystal と分子が無秩序に並んだ非晶質状態 amorphous のどちらか，あるいは，これらの混在する状態からなっていると考えることができる．

　結晶 crystal：結晶とは，空間的に周期的な原子配列をもった固体物質である．典型的な結晶は構造的に固有の対称性，規則性をもち，固有の融点や溶解度などの物性を有する．実在する結晶の多くは，多数の単結晶が集合した多結晶体である．結晶は，結晶を構築する結合力により，表3.2 に示すように分類される．食塩などのイオン間の静電力により結合されるイオン結晶，ダイヤモンドなどのように共有結合により結合している共有結合結晶，鉄や金のように価電子と陽

表3.2　結晶の分類と結合力

	化合物	結合力
イオン結晶	KBr，塩化ナトリウム	イオン間の静電引力
共有結合結晶	シリコン，ダイヤモンド	共有結合
金属結晶	金，銅，鉄	電子と陽イオン間の静電引力
分子結晶	ナフタリン，ベンゼン	ファン・デル・ワールス力
水素結合を有する分子結晶	アスピリン，安息香酸	分子間水素結合

金属イオンの静電引力により結合する金属結晶，ナフタリンなどのようにファンデルワールス力により結合する分子結晶，安息香酸などのように分子間水素結合を有する結晶に分類される．

3.2.2 ▶▶ 結晶多形

結晶多形 polymorphism：同一の化学組成で，分子配列が異なる結晶を多形 polymorph という．異なる結晶多形では，結晶密度，融点，融解熱量，溶解度，結晶癖が異なることから，粉末流動性，錠剤成型性，溶解速度，保存安定性，吸湿性，生物学的利用能などの製剤特性が異なる．例えば，コルチゾン酢酸エステル，インドメタシン，カルバマゼピン，クロラムフェニコールパルミチン酸エステル，バルビツール酸誘導体，塩酸チアミン，サルファ剤などの結晶多形が知られている．医薬品の結晶多形が製剤の溶出性と生物学的利用能に与える影響の例として，クロラムフェニコールパルミチン酸エステルの結晶多形を示す．クロラムフェニコールパルミチン酸エステルは，結晶の調製方法の違いにより Form A, Form B, Form C などの結晶多形が調製される．これらの結晶形は，図 3.9 に示すように，異なる X 線回折パターンを示す．これらの試料の水溶性アルコールへの溶解度は，Form B 型は，0.505 mg/mL で Form A 型の 0.185 mg/mL に比べて高い溶解性を示す．安定型で溶解度が低い Form A に，準安定型で溶解度が高い Form B を種々の比率で含有した懸濁液を投与した後のヒト血中濃度を図 3.10 に示した．Form B の含有量が高いほど血中濃度曲線下面積が高く，結晶多形の含有量が生物学的利用能に影響することがわかる．このことから，米国薬局方には，クロラムフェニコールパルミチン酸エ

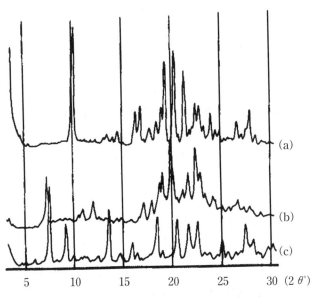

図 3.9 パルミチン酸クロラムフェニコール (CPP) 結晶多形の X 線回折図
(a) form A, (b) form B, (c) form C

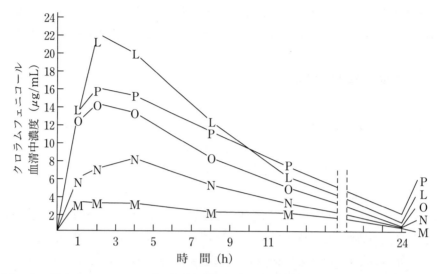

図 3.10 クロラムフェニコールパルミチン酸エステルの結晶 A および B 形を種々の比率で含有する懸濁液をヒトに投与後（投与量 1.5 g）のクロラムフェニコール血清中濃度
B 型の比率は M：0％，N：25％，O：50％，P：75％，L：100％
[A. J., Aguiar, J. Kre. Jr., A. W., Kinkel, J. C., Samyn, *J. Pharm. Sci.*, **56**, 847 (1967)]

ステル製剤の生物学的利用能を保証するために，製剤中には Form A の含有量が 10％以下であることが規定として求められるようになった．

3.2.3 ▶▶ 水和物・溶媒和物

溶媒和物 solvate：化合物が結晶化するときに，一定の分子比率で溶媒を結晶中に取り込んだ結晶を溶媒和物という．医薬品の再結晶化のとき，溶媒和物を経由し，溶媒が脱離する際に非晶質固体へ転移したり，微粉末をつくる場合がある．スルファチアゾール，クロラムフェニコールなど多くの化合物が有機溶媒と溶媒和物を形成するが，残存溶媒の毒性の問題から有機溶媒和物自体の医薬品としての有用性は低い．一方，溶媒和物のうち特に水の溶媒和物を水和物 hydrate といい，製剤学的にきわめて重要な化合物である．一般に医薬品の水和物は，無水物と比較して溶解度が低く，医薬品原末の結晶性が製剤の生物学的利用能に影響を与える可能性があることが報告されている．ニトロフラントイン無水物は，図 3.11 に示したように水に対して溶解初期に高い溶解度を示し，その後，水和物への転移により減少を示した．これらのほかに，テオフィリン，セファレキシン，カルバマゼピン，シメチジン，クレアチニン，アンピシリンなど多数の医薬品に水和物が存在することが知られている．また，無水物は，高湿度下に保存することにより水和物に転移することから，保存条件により製剤の生物学的利用能が変動する可能性もある．

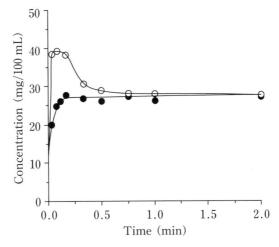

図3.11 ニトロフラントイン無水物・水和物の溶解特性
○：無水物，●：1水和物

3.2.4 ▶▶ 非晶質

非晶質固体：固体状態の一種で，構造論的に，原子または分子の配列が規則正しい周期性をもつ結晶に対して，分子配列が規則性をもたない非晶質（非晶質状態）とがあることから，結晶外形が不定形で粉末X線回折図中に特定の回折ピークを示さない．

図3.12には，物質の温度とエンタルピーの関係を示した．通常，結晶は温度が融点に達し，融解して液体となる．この溶融液を冷却すると融点以下で結晶化が抑制され，過冷液体となる場

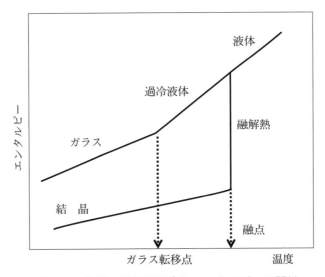

図3.12 物質の相転移温度とエンタルピーの関係

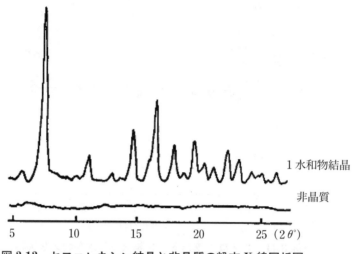

図 3.13 セファレキシン結晶と非晶質の粉末 X 線回折図

合がある．また，さらに冷却するとき，粘度増加が起こり，分子運動の凍結現象が起こる．このときのエンタルピー増加率の変化がガラス転移であり，この温度以下の非晶質の状態をガラス状態という．

　ガラス状態などの非晶質固体は，通常，結晶を加熱溶融した後，急激な冷却や粉砕によるメカノケミカル処理あるいは凍結乾燥法により調製される．非晶質は内部エネルギーが高いことから，見かけ溶解が高く，溶解しやすいので，難溶解性薬物の可溶化に応用される場合がある．また，反面，内部エネルギーが高いことから吸湿性が高く，物理化学的に不安定であることから保存中に溶解性の低い結晶へ転移したり，また，薬物自体が化学的に不安定で分解しやすいので注意が必要である．非晶質固体は，雲状の不定形な結晶外形を示し，図 3.13 に示したように粉末 X 線回折図に回折ピークを示さない非晶質状態であることが示される．また，これらの不安定な非晶質固体を高い湿度に保存すると，吸湿して安定な結晶へ転移する．また，これらの非晶質の溶解度は，図 3.14 に示したように結晶に比較してきわめて高い溶解度を示すので，非晶質状態を有効に使うことにより溶解性を高めることができることがわかる．このほかに非晶質固体調製の例として，シメチジンは溶融物の急冷で，フロセミドはスプレードライ法，インドメタシンは粉砕法により非晶質固体が調製される．また，日本薬局方には，無晶性インスリン亜鉛水溶性懸濁注射液が，結晶性に比較して早い溶解性を利用して即効性インスリンとして記載されており，結晶性の制御による製剤の薬物放出の制御を行っている．

3.2.5 ▶▶ 相転移

　結晶の中には，熱力学的に不安定な非晶質や結晶多形，安定な安定形が存在する．これらの固体の Gibbs の自由エネルギーは，図 3.15 に示すように温度の上昇により変化する．このことか

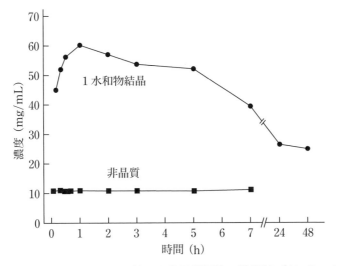

図 3.14 セファレキシン結晶と非晶質固体の溶解性(10 ℃ の水)

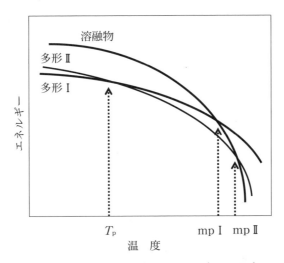

図 3.15 結晶多形の Gibbs の自由エネルギーと温度との関係

ら固体の Gibbs の自由エネルギーは,温度により変化して,その大小関係から結晶多形が転移する.

3.2.6 結晶多形,溶媒和物,非晶質の確認方法

1) 粉末 X 線回折法

X 線は高速度の電子が Cu や Mo などの金属製の対陰極に衝突し,発生する X 線の波長は 0.001〜10 nm である.

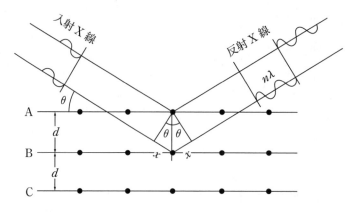

図 3.16 粉末 X 線回折法の原理

対陰極の元素に特有な波長の特性 X 線と元素に無関係な連続 X 線からなる．X 線回折では波長が一定な特性 X 線を用いる．図 3.16 に示すように，結晶に X 線が照射されると格子面で散乱し互いに干渉しあうので，次の条件を満たす回折線のみが観察され，ほかは観察されない．X 線の入射角を変えながら測定して回折線が得られたとき，ブラッグの反射条件の式 (3.8) が成立している．

$$n\lambda = 2d\sin\theta \tag{3.8}$$

ここで λ ＝ X 線の波長，d ＝ 格子面間隔，θ ＝ その時の X 線の入射角，n ＝ 回折の次数と呼ばれる正の整数（通常は 1，つまり 1 次の回折または反射）．この式から d 格子面間隔が求めら

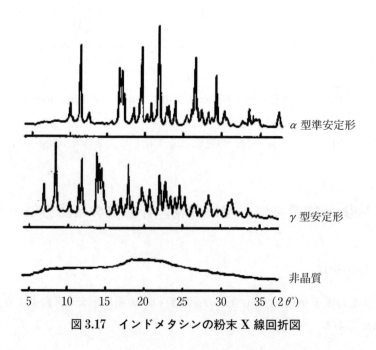

図 3.17 インドメタシンの粉末 X 線回折図

れる．

　図3.17にインドメタシンの準安定形 α 型，安定形 γ 型，非晶質を示した．α 型準安定形と γ 型安定形は，異なる回折パターンを示した．非晶質は，回折ピークを示さない回折プロファイルを示している．

2) 熱分析法

　熱分析法は，試料に温度の変化を与えることにより試料の何らかの変化を検出する方法であるが，一般には，示差熱分析（DTA），示差走査熱量分析（DSC），示差熱重量分析（TG）がある．

a) 示差熱分析 differential thermal analysis（DTA）

　DTA は，図3.18に示す加熱炉と測定部の構成からなり，試料（S）と基準物質（R）との温度差 ΔT と試料の温度 T_s を測定する部分と加熱炉と温度を熱電対により制御する．

b) 示差走査熱量計 differential scanning calorimetry（DSC）

　DSC は，測定部の温度を上昇させながら，試料側と基準物質側の温度差を測定し，その温度差を打ち消すように，加熱ヒーターに電気エネルギーを補償し，その補償電力をエネルギー換算してその反応の熱量（mJ/s）を記録することにより測定する．

c) 熱質量測定法 thermogravimetry（TG）

　TG は，熱変化に対する試料の分解反応に由来する質量変動を測定することができる．最近では，DTA と組み合わせた DTA-TG 同時測定装置や，分解ガス測定と組み合わせた TG-ガスク

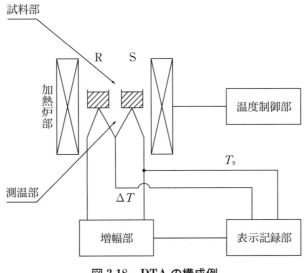

図 3.18　DTA の構成例

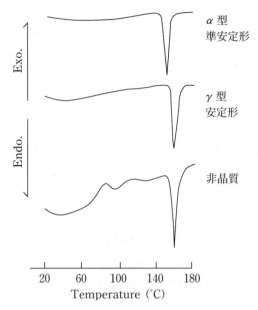

図 3.19 インドメタシンの結晶多形と非晶質の DSC 曲線

ロマトグラフィー (TG-GC) あるいは TG-質量分析 (TG-Mass), TG-FTIR などにより，より精密な分解反応の解析を行うようになってきている．

　結晶多形は，その熱的挙動が最も結晶形を反映することから，DSC あるいは DTA の測定は重要である．これらの測定により，結晶転移温度，転移熱量，ガラス転移点などの熱力学的パラメータが測定できる．図 3.19 には，インドメタシンの結晶多形と非晶質の測定例を示した．

　また，溶媒和物と結晶多形の識別の面から，また，結合溶媒量の測定において TG の使用は有用である．

　図 3.20 には，ニトロフラントイン無水物と 1 水和物の DTA-TG 熱分析曲線を示した．ニトロフラントイン 1 水和物は，1 水和物の脱水に基づき減量を伴う吸熱ピークを示し，無水物に転移する．

3) 赤外分光法 (IR) の原理

　物質に赤外線を照射すると結晶中の分子が光のエネルギーを吸収し，振動あるいは回転の状態が変化する．したがって，物質を透過あるいは反射させた赤外線は，照射前の赤外線よりも，分子の運動の遷移状態に使われたエネルギー分だけ弱くなる．この差を検出することで，分子に吸収されたエネルギーが求まる．分子の振動・回転の励起に必要なエネルギーは，分子の官能基によりほぼ固有であり，分子の化学構造によって異なるので，IR スペクトルによって，測定した物質がどのような構造であるかを知ることができる．また，同じ物質，分子であっても温度や周囲の状況によって IR スペクトルは微妙に変化する．このように，IR スペクトルの比較を行う

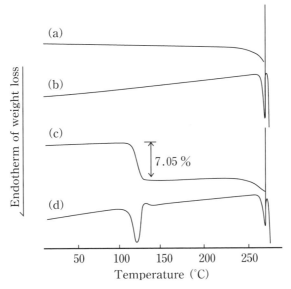

図 3.20 ニトロフラントイン水和物の DTA-TG 曲線
(a) TG of anhydrate, (b) DTA of anhydrate, (c) TG of monohydrate, (d) DTA of monohydrate.

ことで物質の結晶構造などについても知ることができる．

IR スペクトル測定法には，KBr 錠透過法，ヌジョール法，粉末拡散反射法，全内部反射法（ATR）がある．KBr 粉末を希釈剤として用い，錠剤を圧縮成型して透過を測定する方法が最も一般的である．粉末を流動パラフィンに分散して NaCl 板にはさみ，透過法により測定するヌジョール法は，圧縮の影響を受けない利点を有するが，3000 cm^{-1}，1700 〜 1600 cm^{-1} 付近に流動パラフィンの吸収があり，測定に制限がある．最近は，粉末拡散反射法や ATR 法などの方法により試料の前処理が簡便な方法が使用されているが，測定データは補正を必要とする．

図 3.21 には，インドメタシンの結晶多形，α 型準安定形と γ 型安定形と非晶質の IR スペクトルを示した．

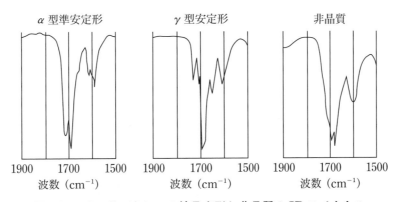

図 3.21 インドメタシンの結晶多形と非晶質の IR スペクトル

ここに示すように，カルボニル基に基づく吸収ピークの吸収強度と波長が結晶状態を反映して異なることが示される．

3.3 粉体の性質

3.3.1 粒度分布

粒度分布と平均粒子径：実際には，異なる粒子径の集合体である粉体の性質を定めるためには，平均粒子径と粒度分布をどのように扱うかが問題である．表3.3に示すように平均粒子径を評価するためには，種々の基準をもった評価法がある．これらは，それぞれ物理的に異なる意味をもつ平均粒子径評価方法であり，同一の測定データから異なる平均粒子径が評価される．例えば，表3.4に示されたような粒子径をもつ粉体の個数基準での頻度粒子分布と積算粒度分布があり，図3.22（A）（B）に示されたようになる．これらの分布曲線から求められる平均粒子径には，粒度分布曲線の最大値に対応するモード径と積算分布曲線の50％に対応するメジアン径がある．これらの同じデータを質量基準で評価したときも，それぞれに異なる平均粒子径が評価される．すなわち，表3.4に示した種々の平均粒子径は，その使用目的により異なる方法を適切に選択して平均粒子径を評価しなければならない．

表3.3 平均粒子径の定義
（n：粒子数，D：粒子直径）

名 称	記 号	計算式
長さ平均径	D_1	$\dfrac{\Sigma nD}{\Sigma n}$
面積長さ平均径	D_2	$\dfrac{\Sigma(nD^2)}{\Sigma(nD)}$
体面積平均径	D_3	$\dfrac{\Sigma(nD^3)}{\Sigma(nD^2)}$
重量平均径	D_4	$\dfrac{\Sigma(nD^4)}{\Sigma(nD^3)}$
面積平均径	D_S	$\sqrt{\dfrac{\Sigma(nD^2)}{\Sigma n}}$
体積平均径	D_V	$\sqrt[3]{\dfrac{\Sigma(nD^3)}{\Sigma n}}$
体積長さ平均径	D_{VL}	$\sqrt{\dfrac{\Sigma(nD^3)}{\Sigma(nD)}}$

表 3.4 粒度分布測定例

区分（μm）	代表値 D（μm）	個数 n	ΣnD	ΣnD^2
0〜10	5	20	100	500
10〜20	15	180	2700	40500
20〜30	25	300	7500	187500
30〜40	35	300	10500	367500
40〜50	45	180	8100	364500
50〜60	55	20	1100	60500
合計		1000	30000	1021000

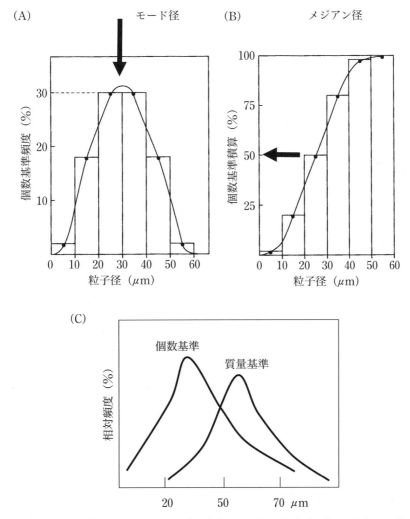

図 3.22 頻度分布曲線（A）と積算分布曲線（B）と相対頻度基準が粒子分布して与える影響（C）

3.3.2 粒子の形状

顕微鏡法などで個々の粒子外形から粒子径を評価する方法において,粒子の外形状を評価する方法としては,長径と短径の比(長短度)や短径と厚みの比(扁平度)などの指標により評価する.

長短度＝長径÷短径

扁平度＝短径÷厚み

粉体の比表面積から平均粒子径を評価するためには,粉体を構成する粒子の外形を定義することにより,式 (3.9) により平均粒子径を評価する.このときの粒子形状係数は,球形粒子のとき $\kappa = 6$,立方体のとき $\kappa = 1$ となる.

$$d = \frac{\kappa}{\rho S_w} \tag{3.9}$$

κ,形状係数,d,粒子径,S_w,比表面積

3.3.3 粒子の密度

粒子密度には,単結晶の粒子密度(真密度)と二次粒子(凝集体)の見かけ密度がある.真密度は,結晶多形により異なる.図3.23に示すように,粒子密度は粒子内に空隙がある場合は変化する.また,粒子間に空隙のある顆粒などの二次粒子の見かけ密度は,凝集体の空隙率により変化する.見かけ密度が大きい粉体は,飛散性が小さい

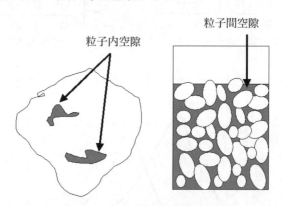

図 3.23 粒子内空隙と粒子間空隙

3.3.4 流動性

粉体層の流動性は,高品質の医薬品製造過程の中で重要な要素である.例えば,流動性の悪い

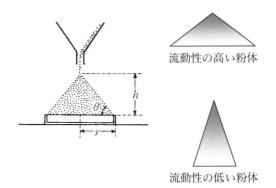

図 3.24 注入法による安息角の測定

原料粉末から錠剤を調製すると打錠障害，錠剤質量や薬物含有量の大きな変動が起こる．一般的には，粒子径が小さくなるにつれ流動性が悪くなる．造粒により粒子径を大きくした顆粒の流動性がよいのはこのためである．また，水分含有量の多い粉体ほど付着力が強くなり，凝集性となり流動性は低下する．

A）**安息角法による流動性の評価**：粉体を重力により自由落下させたときの自由表面限界応力状態にあるときの粉体層表面と水平面のなす角を安息角という．安息角の小さいものほど流動性がよく，図 3.24 に示した注入法による安息角の測定が最も一般的である．

B）**流出速度の測定による流動性の評価**：円筒形容器の底の中心部に設けた穴（オリフィス）から粉体が排出する速度を測定する方法がある．

流動性に影響を与える因子：粒子径，粒子形状，含水量，振動，滑沢剤の適正量添加，粉体見かけ密度

流動性を改善（安息角が低く，オリフィスからの流動速度が速い粉体）するためには，含水量小，空隙率が小，粒子径が大．

流動性を改善（安息角が高く，オリフィスからの流動速度が遅い粉体）するためには，含水量大，空隙率が大，粒子径が小．

付着・凝集性：粉体粒子間には，ファン・デル・ワールス力，静電力，水分による毛管力などの力が働き結合する．特に粒子径が小さくなると比表面積が大きくなり，単位重量当たりの凝集力は増大するために，粉体流動性が低下し，凝集体が形成される．粉体の付着力は，図 3.25 に示した水平引っ張りは断法により，測定することができる．引っ張り強さ σ と粒子接触点に働く力 P との関係は，Rumpf の式として式（3.10）に示した．

いま，$k\varepsilon - \pi$ のとき，

$$\sigma = \frac{\varepsilon}{1-\varepsilon} \frac{P}{d^2} \tag{3.10}$$

ε：空隙率，d：粒子直径

これから，粒子 1 個に働く付着凝集力を評価することができる．

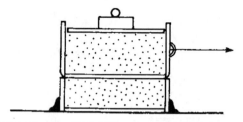

図 3.25 引っ張り試験による粉体付着力の測定

3.3.5 ▶▶ 充てん性

粉体の充てん性は，カプセル内や打錠時の臼への充てん性に影響を与え，直接，製剤や薬物含有量の変動に影響を与える要素である．一定空間への粒子の充てん性は，表3.5に示した表記法で表すことができる．等大球の粒子の充てんは，図3.26に示した理論的な規則的配列により決定され，菱面格子充てんが最密充てん構造である．しかし，実際の粉体は非球形であり，また，粒子径分布があることから複雑な現象を示す．一般的には，粒子径が小さくなるにつれ付着凝集性が高くなり，理論充てんから離れ，見かけ容積が増加する．また，粉体は，水分含有量が多いほど付着力が強くなり凝集性となり，かさ密度は大きくなる．充てん性は，図3.27に示したタッピング装置により一定のかさ密度になるまで試験する．このときのタップによる衝撃により粉体充てんとタップ回数の関係から，粉体層の充てん速度には，久野の式が成り立つ．

$$\rho_f - \rho_n = (\rho_f - \rho_0)\exp(-kn) \tag{3.11}$$

ρ_f：平衡時のかさ密度，ρ_n：n 回タッピング時のかさ密度，
ρ_0：初期かさ密度，k：充てん速度定数

表 3.5 粉体の充てん性の定義

表示法	物理的意味	関係式
かさ密度 bulk density	単位かさ体積（V_b）当たりの質量（W）	$\rho_b = \dfrac{W}{V_b}$
空隙率 porosity	粉体層中の空隙の体積割合	$\varepsilon = \dfrac{V_b - V_p}{V_b}(\times 100) = 1 - \dfrac{\rho_b}{\rho_p}(\times 100)$
充てん率 packing fraction	粉体層中の粒子の体積割合（V_p）	充てん率 $= \dfrac{V_p}{V_b} = \dfrac{W}{V_b \rho_p} = \dfrac{\rho_b}{\rho_p}$
配位数 coordination number	1個の粒子に接している粒子の数	
見かけ比容積 apparent specific volume	単位重量当たりのかさ体積	$\dfrac{V_b}{W} = \dfrac{1}{\rho_b} = \dfrac{1}{\rho_p(1-\varepsilon)}$
空隙比 void ratio	粒子の正味固体体積に対する空孔体積の比	$\dfrac{V_b - V_p}{V_p} = \dfrac{\varepsilon}{1-\varepsilon}$

第3章 粉体の科学

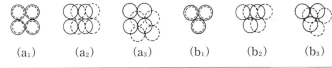

充てん形式の名称	空隙率	接触点数	系列図番号	
立方格子形充てん	0.4764	6	a_1	
斜方格子形充てん	0.3954	8	a_2	b_1
四面楔格子形充てん	0.3019	10		b_2
菱面格子形充てん	0.2596	12	a_3	b_3

図3.26 等大球形粒子の充てん形式

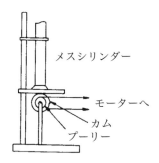

図3.27 タッピング試験装置

3.3.6 ▶▶ 混合性

　粉体の混合特性は，通常固形製剤が，主薬のみで調製されるのではなく，添加剤が配合されるために，主薬含量均一性を確保するために必須の特性である．粉体同士の混合に与える影響には，粉体自体と混合条件による因子がある．粉体物性としては，粒子径，粒子形状，粒子密度，帯電性，吸湿性などがある．操作条件としては，粉体の混合比，混合機への装入率，回転速度，混合時間，装置のスケールなどの混合装置の機種依存性特性がある．

　粉体の混合特性を改善するためには以下の方策が必要である．

　1．粒子径を同等にそろえる．
　2．粒子密度が同等である．
　3．粒子形状を球形とする．
　4．混合粉体の比率を均等にする．
　5．粉体を乾燥して流動化する．

　これらの条件を簡易に満たす方法として，粉砕により粗大粒子をなくし，粒子を球形化する．また，原料を乾燥して流動性を確保したり，少量の薬品に添加剤を少量ずつ加えて，徐々に希釈

を繰り返すなどの方法が現場では行われている．

3.3.7 ▶▶ ぬれ

　粉体のぬれ性は，粉末の溶出や錠剤・顆粒剤の崩壊速度を介して製剤の生物学的利用能に影響する．すなわち，ぬれない固形製剤は溶解しない．これらのぬれ性を評価する方法として液滴法と毛管法がある．粒子のぬれ性は，粒子表面の分子と溶媒分子の相互作用に依存している．図3.28に固体に働く表面張力のモデルを示した．これら固-気界面張力，γ_S，液-気界面張力，γ_L，固-液界面張力，γ_{SL}には，Youngの式（3.12）が成立し，液体が固体表面に広がろうとするときの拡張係数は式（3.13）で表される．拡張係数S_{SL}が正の値のとき液体は広がり，薄膜となる．

$$\gamma_S = \gamma_{SL} + \gamma_L \cdot \cos(\theta) \tag{3.12}$$

$$S_{SL} = \gamma_S L - (\gamma_L + \gamma_{SL}) \tag{3.13}$$

　ぬれ性には，拡張ぬれ，浸漬ぬれ，付着ぬれの3種類が存在する．拡張ぬれは，接触角$\theta = 0°$のとき起こる．浸漬ぬれは，接触角$\theta \leqq 90°$のとき起こる．付着ぬれは，接触角$\theta \leqq 180°$のとき起こる．

A）液滴法によるぬれ性の評価：医薬品を圧縮成型し，錠剤をつくり，この表面に水滴を滴下し，水滴と錠剤表面がなす角度を測定する．ここで，液滴と固体表面のなす角度を接触角といい，これが大きいほどぬれ性が悪い．

B）毛管上昇法によるぬれ性の評価：医薬品粉末を図3.29に示したようにガラス円筒に充てんし，これを溶媒に漬けて，液面の毛細管上昇速度を測定する．この液面上昇速度は，Washburnの式（3.14）に従うことが知られている．

$$h^2 = \frac{r \cdot \gamma_L \cdot \cos(\theta) \cdot t}{2\eta} \tag{3.14}$$

　　h：t時間後の液面の高さ，η：液体の粘度，r：毛細管の半径，
　　γ_L：液体の表面張力，θ：固液界面の接触角

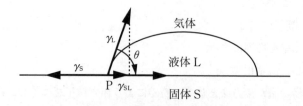

図3.28　界面張力と接触角

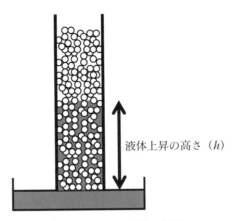

図 3.29 毛管上昇法によるぬれ性の評価

3.3.8 ▶▶ 吸湿性

　粉体は，大気中にさらされると，空気中の吸湿して粉体物性が変化する．医薬品は，吸湿すると薬物の分解，湿潤，粉体流動性の低下，結晶形の転移や結晶化度の変化，錠剤のひび割れ，錠剤硬度の低下，崩壊時間の変化，溶出特性の変化，生物学的利用能の変化を引き起こす．これらの製剤学的な安定性を確保するための指標として吸湿性を評価する必要がある．種々の相対湿度に保存すると，医薬品特有の吸湿曲線を示す．

A）水溶性医薬品の吸湿特性：図 3.30 に水溶性化合物の吸湿特性を示した．ここに示すように水溶性化合物は，特定の相対湿度以上で急激に水分含有量が増大し，最終的に潮解する．この吸湿が急激に起こる相対湿度を臨界相対湿度（CRH）という．主な医薬品のCRH

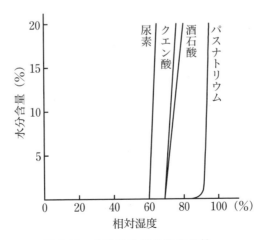

図 3.30 水溶性物質の吸湿曲線

表 3.6　主な水溶性医薬品，製剤添加剤の臨界相対湿度（37℃）

果　糖	53.5	白　糖	85
ピロカルピン塩酸塩	59	スルピリン	87
尿　素	69	安息香酸ナトリウム	88
クエン酸	70	チアミン塩化物塩酸塩	88
安息香酸ナトリウムカフェイン	71	アミノフィリン	92
酒石酸	74	ニコチン酸アミド	93
塩化ナトリウム	75	アスコルビン酸	96
ジフェンヒドラミン塩酸塩	77	乳　糖	97
サリチル酸ナトリウム	78	炭酸水素ナトリウム	98
ブドウ糖	79		

を表 3.6 に示した．

B）**非水溶性医薬品の吸湿特性**：図 3.31 に非水溶性化合物の吸湿特性を示した．非水溶性化合物の場合は，それぞれの化合物特有の吸湿特性を示し，化合物の表面特性を現している．これらの吸湿特性は，化合物の安定性に関与する製剤学的に重要な要素であることが知られている．

C）**水溶性化合物の混合と吸湿性**：水溶性化合物の吸湿性は，混合することにより低下する．この変化は，エルダー Elder の仮説として式（3.15）で表される．

$$\mathrm{CRH_{A-B}} = \mathrm{CRH_A} \times \mathrm{CRH_B} \tag{3.15}$$

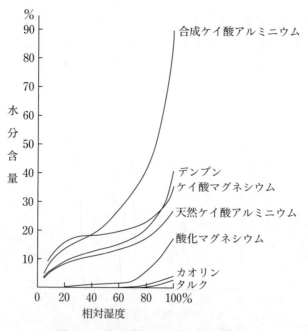

図 3.31　非水溶性化合物の吸湿曲線

CRH$_{A-B}$：AとBの混合物の臨界相対湿度，CRH$_A$：Aの臨界相対湿度，
CRH$_B$：Bの臨界相対湿度

3.4 演習問題

問 3.1 大，小2種の粒子径を有する同一物質の混合粉体について，アンドレアゼンピペットを用いて分散沈降法による粒度測定を行った．図に示すように，一定の深さにおける分散粒子の濃度（懸濁液濃度）は，測定開始後時間 t まで初濃度 C_0 のままであったが，時間 t で大きく変化し，時間 $2t$ で 0 となった．なお，粒子はすべて，ストークスの式に従い沈降したものとする．この実験に関する記述のうち，正しいものの組合せはどれか．

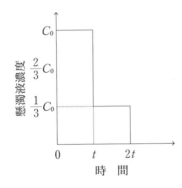

a 大粒子は小粒子の2倍量存在する．
b 小粒子は大粒子の2倍量存在する．
c 小粒子の粒子径を d とすると，大粒子の粒子径は $4d$ である．
d 小粒子の粒子径を d とすると，大粒子の粒子径は $2d$ である．
e 小粒子の粒子径を d とすると，大粒子の粒子径は $\sqrt{2}d$ である．

1 （a，c）　　2 （a，d）　　3 （a，e）
4 （b，c）　　5 （b，d）　　6 （b，e）

(86回国試)

問 3.2 真密度 $1.6\,\text{g/cm}^3$ で，空隙率 0.20 の特性を持つ粉末医薬品がある．いまこれを 1280 g 秤量し，容器に移し替えたい．粉体の見かけ体積の 10 % 増を容器内容積として余分に見込むとすると，必要最低限の容器の内容積はいくらか．ただし，容器内での充てん状態は，空隙率測定時の状態と同じとする．

1	$0.73 \times 10^3 \text{cm}^3$	2	$1.1 \times 10^3 \text{cm}^3$	3	$1.9 \times 10^3 \text{cm}^3$
4	$2.8 \times 10^3 \text{cm}^3$	5	$4.4 \times 10^3 \text{cm}^3$		

(86回国試)

問 3.3 固体平面に液滴を置いた場合を図示してある．γ_S，γ_L，γ_{SL}をそれぞれ，固体-気体，液体-気体，固体-液体の界面張力とする．このとき，次の記述について，正しいものの組合せはどれか．

a　角度Aが接触角で，小さいほどぬれやすいことを示す．
b　角度Bが接触角で，小さいほどぬれやすいことを示す．
c　接触角が0度のとき，拡張ぬれが起こる．
d　接触角が0度より大きく90度以下のとき，付着ぬれが起こる．
e　接触角が90度より大きく180度以下のとき，浸漬ぬれが起こる．

1　(a, c)　　2　(a, d)　　3　(a, e)
4　(b, c)　　5　(b, d)　　6　(b, e)

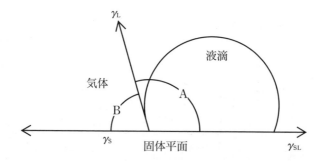

(86回国試)

問 3.4 粉体の特性に関する記述のうち，正しいものの組合せはどれか．

a　粉砕しても，その比表面積は変化しない．
b　メスシリンダーに充てんして求めたかさ密度は，真密度より小さい．
c　粉砕すると，安息角は小さくなる．
d　個数平均径 d_n と重量平均径 d_w を比較すると，$d_n < d_w$ である．

1　(a, b)　　2　(a, c)　　3　(a, d)
4　(b, c)　　5　(b, d)　　6　(c, d)

(87回国試)

問 3.5 医薬品粉体の性質に関する記述のうち，正しいものの組合せはどれか．

a　同一の粉体について，沈降法による重量基準の重量平均径は，顕微鏡法による個数基準の長さ平均径よりも大きい．

b 粉体表面への液体のぬれを考えるとき，拡張ぬれの接触角は付着ぬれの接触角よりも大きい．
c エルダー（Elder）の仮説が成立する場合，2種類以上の水溶性粉体の混合物の臨界相対湿度（CRH）は，個々の粉体のCRHよりも大きくなる．
d 安息角は，流動性が悪い粉体ほど大きい．

1　(a, b)　　2　(a, c)　　3　(a, d)
4　(b, d)　　5　(c, d)

(88回国試)

問 3.6　粉体の性質に関する記述のうち，正しいものはどれか．
1　同一成分の粉体においては，粒子径が小さいほど流動性が良くなる．
2　安息角の小さい粉体ほど流動性が良い．
3　混合粉体の流動性は，滑沢剤の添加量に比例して，直線的に増大する．
4　粒子径が大きい粉体ほど空隙率が大きくなる．
5　みかけ密度（かさ密度）の小さい粉体ほどオリフィスからの流出速度が増大する．

(89回国試)

問 3.7　固体粒子・粉体の性質に関する記述のうち，正しいものの組合せはどれか．
a 無晶形は，粒子を構成する分子や原子が規則的に配列し，結晶に比べて低いエネルギー状態にある．
b ガス吸着法や空気透過法による粒子径測定では，粒度分布は得られない．
c 粒子のぬれやすさは，粒子と液体の固-液界面張力には依存しない．
d 粉体の内部摩擦係数と付着力が小さいほど，流動性は良い．

1　(a, b)　　2　(a, c)　　3　(a, d)
4　(b, c)　　5　(b, d)　　6　(c, d)

(90回国試)

問 3.8　クエン酸及び白糖の25℃での臨界相対湿度（CRH）は，それぞれ70.0％及び84.5％である．エルダーの仮説が成り立つとすると，両者を質量比1：3（クエン酸：白糖）で混合した試料のCRH（％）に最も近い値はどれか．

1　42　　2　59　　3　70　　4　77　　5　81

(90回国試)

参 考 図 書

1) 大塚　誠，金庭延慶：セファレキシン結晶の吸湿性，薬学雑誌，**104**(4), 359-364 (1982).
2) 金庭延慶，山口哲夫，渉　信敏，大塚　誠：カルバマゼピン結晶性粉末の吸湿性，薬学雑誌，**104**(2), 184-190 (1984).
3) 第15改正日本薬局方(2006)

（大塚　誠）

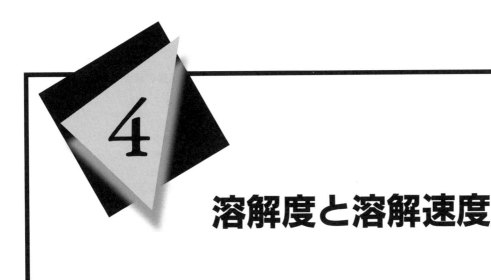
溶解度と溶解速度

　錠剤，顆粒剤など固形製剤を服用すると，特殊な加工が施されていない限り，通常，その製剤は胃の中で形が崩れてバラバラになっていく．この現象を崩壊という．崩壊した医薬品は，徐々にあるいは速やかに，胃液あるいは腸液に溶け出していく．この現象を溶出という．また医薬品を構成する物質が構成粒子に分かれて胃液，腸液など液中に拡散し，均一に存在するようになることを溶解という．この章では医薬品中に含まれる薬物に焦点を当てて，その溶解，溶出という現象について理解する．

到達目標 ▶▶▶	1．溶解度を示す用語について説明できる．
	2．溶解度に及ぼす温度の影響を説明できる．
	3．溶解度に及ぼすpHの影響を説明できる．
	4．拡散律速に関する基本式について説明できる．
	5．高分子マトリックスからの薬物放出について説明できる．
	6．薬物の溶解性を高める方法について説明できる．

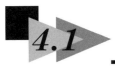
4.1　固体の溶解度

4.1.1 ▶▶▶ 溶解度を示す用語

　溶解度とは，ある溶質が一定の量の溶媒に溶ける限界量をいい，飽和溶液の濃度を指す．固体

表 4.1　溶解性を示す用語と溶かすのに要する溶媒量の範囲

用　語	溶質 1 g 又は 1 mL を溶かすに要する溶媒量	
極めて溶けやすい		1 mL 未満
溶けやすい	1 mL 以上	10 mL 未満
やや溶けやすい	10 mL 以上	30 mL 未満
やや溶けにくい	30 mL 以上	100 mL 未満
溶けにくい	100 mL 以上	1000 mL 未満
極めて溶けにくい	1000 mL 以上	10000 mL 未満
ほとんど溶けない		10000 mL 以上

(第十五改正日本薬局方解説書，廣川書店，2006 より引用)

の溶解度は，一般に，一定温度で溶媒 100 g に溶ける溶質の質量（g）で表す．

日局 15 の性状の項において，溶解性を示す用語，および溶質 1 g 又は 1 mL を溶かすのに要する溶媒量が決められている（表 4.1）．溶解性は，別に規定するもののほか，医薬品を固形の場合は粉末とした後，溶媒中に入れ，20±5 °C で 5 分ごとに強く 30 秒間振り混ぜるとき，30 分以内に溶ける度合いをいう．

4.1.2　溶解度に及ぼす温度の影響

溶解度は温度によって変化し，固体の物質に関しては，温度が上がると溶解度が上がるものが多い．これは固体の溶解熱（ΔH_{sol}）が正の値を示す，すなわち吸熱反応を示すものである．逆に硫酸リチウム Li_2SO_4 などの溶解熱（ΔH_{sol}）は負の値を示す．すなわち発熱反応を示すものは温度が上昇することで溶解度が減少する．一般に，温度と溶解度との関係は，van't Hoff 式で表される（式 (4.1)）．図 4.1 にその関係を示す．m_1 および m_2 はある薬物の絶対温度 T_1 および T_2 における溶解度である．R は気体定数である．

$$\ln \frac{m_2}{m_1} = -\frac{\Delta H_{sol}}{R}\left(\frac{1}{T_2} - \frac{1}{T_1}\right) \tag{4.1}$$

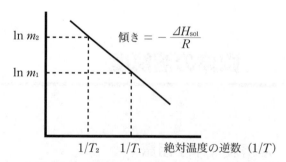

図 4.1　吸熱反応で溶解する薬物の温度と溶解度との関係

4.1.3 ▶▶▶ 溶解度に及ぼす pH の影響

pH の変化に伴い，薬物の溶解度が変化する現象は，弱電解質の溶解度を考えるときに重要である．分子形とイオン形の割合が変化するという解離は，その薬物の溶解度を大きく左右することになる．

まず始めに，弱酸性薬物が水の中で溶解してから，その解離平衡が成り立つ場合を考える．弱酸の分子形を HA，弱酸のイオン形を A^- とすると，その平衡は次のようになる．

$$HA + H_2O \rightleftarrows A^- + H_3O^+$$

H_3O^+ は以後 H^+ として示す．

弱酸の解離定数を K_a とすると，その平衡は，

$$HA \xrightleftharpoons{K_a} A^- + H^+$$

となり，分子形 HA の溶解度を [HA]，イオン形溶解度を $[A^-]$，水素イオン濃度を $[H^+]$ とおくと，

$$K_a = \frac{[H^+][A^-]}{[HA]} \tag{4.2}$$

と表すことができる．この弱電解質である薬物の総溶解度 S は，分子形濃度とイオン形濃度の和になるので，

$$S = [HA] + [A^-] \tag{4.3}$$

と表すことができる．式 (4.2) を変形して，

$$[A^-] = \frac{K_a[HA]}{[H^+]} \tag{4.4}$$

式 (4.4) を式 (4.3) に代入して，

$$S = [HA] + \frac{K_a[HA]}{[H^+]}$$

$$S = [HA]\left(1 + \frac{K_a}{[H^+]}\right) \tag{4.5}$$

と表すことができる．

$pH = -\log[H^+]$，$pK_a = -\log K_a$ より

$$[H^+] = 10^{-pH} \tag{4.6}$$

$$K_a = 10^{-pK_a} \tag{4.7}$$

式 (4.6) および式 (4.7) を式 (4.5) に代入して，

$$S = [HA]\left(1 + \frac{10^{-pK_a}}{10^{-pH}}\right) = [HA]\,(1 + 10^{pH-pK_a}) \tag{4.8}$$

となる．

式 (4.8) より，pH が大きくなると，弱酸性薬物の溶解度が大きくなることがわかる．これは，

イオン形の割合が限りなく 100 % に近づこうとするためである．

次に，弱塩基性薬物が水の中で溶解してから，その解離平衡が成り立つ場合を考える．例として，NH_3 の水中での解離は次のように示される．

$$NH_3 + H_2O \rightleftharpoons NH_4^+ + OH^-$$

分子形である NH_3 を B，イオン形である NH_4^+ を BH^+ で表すと，

$$B + H_2O \rightleftharpoons BH^+ + OH^-$$

弱塩基の解離定数を K_b とすると，

$$K_b = \frac{[BH^+][OH^-]}{[B]} \tag{4.9}$$

となる．なお，$[H_2O]$ は一定とみなすので式 (4.9) には反映しない．
ここで，$[BH^+]$ を弱酸とみなして，その解離平衡を考えると，

$$BH^+ \overset{K_a}{\rightleftharpoons} B + H^+$$

となり，BH^+ の解離定数 K_a は，$K_w = [H^+][OH^-]$ であるので

$$K_a = \frac{[B][H^+]}{[BH^+]} = \frac{K_w}{K_b} \tag{4.10}$$

となり，式 (4.9) と式 (4.10) の関係がわかる．K_w は水のイオン積である．
この弱電解質である薬物の総溶解度 S は，分子形濃度とイオン形濃度の和になるので，

$$S = [BH^+] + [B] \tag{4.11}$$

と表すことができる．式 (4.10) を変形して，

$$[BH^+] = \frac{[H^+][B]}{K_a} \tag{4.12}$$

式 (4.12) を式 (4.11) に代入して，

$$S = [B] + \frac{[H^+][B]}{K_a}$$

$$S = [B]\left(1 + \frac{[H^+]}{K_a}\right) \tag{4.13}$$

式 (4.6) および式 (4.7) を式 (4.13) に代入して，

$$S = [B]\left(1 + \frac{10^{-pH}}{10^{-pK_a}}\right) = [B](1 + 10^{pK_a - pH}) \tag{4.14}$$

となる．
式 (4.14) より，pH が小さくなると，弱塩基性薬物の溶解度が大きくなることがわかる．これは，イオン形の割合が限りなく 100 % に近づこうとするためである．

 **溶 解 速 度**

溶解現象は，固液界面で起こる界面反応過程と，これに引き続いて起こる溶質分子の拡散過程からなる．この2つの過程の速度の遅いほうを律速段階と呼び，どちらの過程が律速段階になるかによって，以下の3つのパターンを示す．

(1) 溶質分子の拡散過程が律速段階となる場合

　　溶質分子の界面からの移動速度が界面反応の速度に比べてはるかに小さいときで，全溶解速度は拡散過程で決まる．界面反応の平衡が瞬時に達成される場合である．

(2) 界面反応過程が律速段階となる場合

　　界面における反応が遅く，溶質分子の界面からの移動が速やかに起こる場合である．

(3) 界面反応・拡散の両過程とも律速となる場合

　　2つの過程がほぼ同じ速度で進行する場合である．

4.2.1 ▶▶ Noyes-Whitney 式

固体面に接して溶質の飽和した薄膜が存在することを仮定したとき，溶解速度 dC/dt が溶質分子の溶解度 C_s と時間 t のときの溶液中の濃度 C との差 $(C_s - C)$ に比例すると考える．溶液に接する固体の表面積を S，定数を K として式 (4.15) が成立する．この式は拡散律速の溶解速度式であり，Noyes-Whitney 式という．

$$\frac{dC}{dt} = KS(C_s - C) \qquad (K > 0) \tag{4.15}$$

式 (4.15) を変形して，左辺に濃度，右辺に時間をもってくると，

$$\frac{dC}{(C_s - C)} = KS dt \tag{4.16}$$

両辺を積分すると，

$$\int \frac{dC}{(C_s - C)} = KS \int dt \tag{4.17}$$

$$-\ln(C_s - C) = KSt + 積分定数 \tag{4.18}$$

初期条件 $t = 0$ のとき，$C = C_0$ を代入すると，

$$積分定数 = -\ln(C_s - C_0) \tag{4.19}$$

式 (4.19) を式 (4.18) に代入して，

$$\ln \frac{(C_s - C_0)}{(C_s - C)} = KSt \tag{4.20}$$

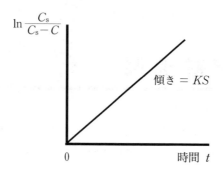

図 4.2　Noyes-Whitney 式における時間と濃度との関係

$C_s - C_0 \fallingdotseq C_s$ とおくことができるので，式 (4.20) は

$$\ln \frac{C_s}{(C_s - C)} = KSt \tag{4.21}$$

となる．x 軸に時間 t，y 軸に $\ln \dfrac{C_s}{(C_s - C)}$ をとると，図 4.2 のグラフを描くことができる．

4.2.2　▶▶　Nernst-Noyes-Whitney 式

　飽和層の外層に拡散層を仮定した拡散モデルである．面積 S の固体面から溶出した分子は，固体面に接して速やかに飽和層を形成し，濃度勾配 $(C_s - C)/\delta$（拡散層の厚さ δ），拡散定数 D に従って拡散し，濃度 C，体積 V の溶液を形成する．この関係は式 (4.22) で示され，Nernst-Noyes-Whitney 式という．

$$\frac{dC}{dt} = \frac{DS}{V} \cdot \frac{C_s - C}{\delta} \tag{4.22}$$

この過程は，筒状の容器の端に存在する固体分子が溶出していく状態を図 4.3 に，また溶出が生じる位置からの距離と濃度との関係を図 4.4 に示すことができる．

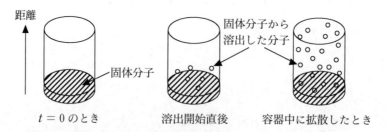

図 4.3　筒状容器から固体分子が溶出して拡散していく現象

　Nernst-Noyes-Whitney 式では，拡散層の距離 δ と濃度差 $(C_s - C)$ に影響されることがわかる．拡散層 δ が 1/2 になったとき，および濃度差 $(C_s - C)$ が 1/2 になったときの溶解速度を以下に示す．

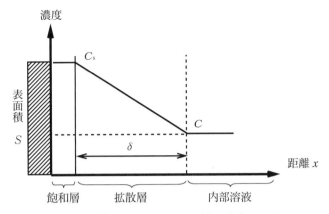

図 4.4 溶出・拡散過程における距離と濃度との関係

拡散層 δ が 1/2 $\Longrightarrow$ 濃度勾配は 2 倍 $\Longrightarrow$ 溶解速度は 2 倍

濃度差 $(C_s - C)$ が 1/2 $\Longrightarrow$ 濃度勾配は 1/2 倍 $\Longrightarrow$ 溶解速度は 1/2 倍

式 (4.22) を変形して,左辺に濃度,右辺に時間をもってくると,

$$\frac{dC}{(C_s - C)} = \frac{DS}{\delta V} dt \tag{4.23}$$

両辺を積分すると,

$$\int \frac{dC}{(C_s - C)} = \frac{DS}{\delta V} \int dt \tag{4.24}$$

$$-\ln(C_s - C) = \frac{DS}{\delta V} t + 積分定数 \tag{4.25}$$

初期条件 $t = 0$ のとき,$C = C_0$ を代入して,

$$積分定数 = -\ln(C_s - C_0) \tag{4.26}$$

式 (4.26) を式 (4.25) に代入して,

$$\ln \frac{(C_s - C_0)}{(C_s - C)} = \frac{DS}{\delta V} t \tag{4.27}$$

$C_s - C_0 \fallingdotseq C_s$ とおくことができるので,式 (4.27) は

$$\ln \frac{C_s}{(C_s - C)} = \frac{DS}{\delta V} t \tag{4.28}$$

となる.x 軸に時間 t,y 軸に $\ln \frac{C_s}{(C_s - C)}$ をとると,図 4.5 のグラフを描くことができる.

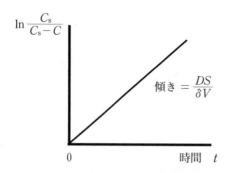

図4.5　Nernst-Noyes-Whitney 式における時間と濃度との関係

　図4.6は固体の表面積を一定にするために，円盤状に成形した試料の側面と片面を防水加工した検体を試験試料として溶解速度を測定する方法である．この方法によりNernst-Noyes-Whitney 式における D と C_s を実験的に求めることができる．

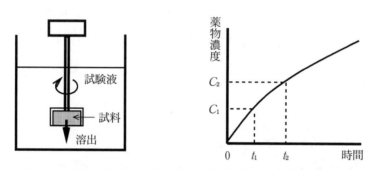

図4.6　回転円盤法装置（左）と回転円盤法による溶出曲線（右）

4.2.3 ▶▶ Hixson-Crowell 式

　医薬品が崩壊し，溶出する過程において，医薬品の固体粒子の表面積は時間とともに変化していく．上述したNoyes-Whitney 式およびNernst-Noyes-Whitney 式は表面積 S が一定であることを想定しているため，通常，錠剤などの崩壊・溶出過程では両式をあてはめることができない．そこで，固体粒子が球体であると仮定し，その形状を維持したまま縮小しながら溶出していくと考えて溶解速度を考えた式がHixson-Crowell 式である．

　固体粒子の $t=0$ のときの半径を r，半径 r のときの体積を V，半径 r のときの総質量を M_0，ある時間経過後の固体粒子の半径を $ar (0<a<1)$，ある時間経過後，溶解により減少した粒子の体積を dV，半径 ar のときの総質量を M，固体粒子の比重を ρ，固体粒子の数を N 個とする．1個の粒子でとらえたときの状態を図4.7に示す．

第 4 章　溶解度と溶解速度

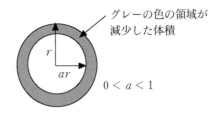

図 4.7　Hixson–Crowell 式に従う固体粒子の体積の変化

質量 M は密度 ρ と体積 V を用いて

$$M = \rho V \qquad \text{あるいは} \qquad dM = \rho dV \tag{4.29}$$

と表すことができる．

半径が r のときの固体粒子 N 個の質量 M_0 は，

$$M_0 = \frac{4}{3}\pi\rho N r^3 \tag{4.30}$$

同様に，半径が ar のときの固体粒子 N 個の質量 M は，

$$M = \frac{4}{3}\pi\rho N (ar)^3 \tag{4.31}$$

したがって，半径が r のときの固体粒子 N 個の質量 M_0 と半径が ar のときの固体粒子 N 個の質量 M との差 dM は，

$$dM = M_0 - M = \rho\left(\frac{4}{3}\pi r^3 N - \frac{4}{3}\pi (ar)^3 N\right) \tag{4.32}$$

と表すことができる．

式を整理して，

$$M_0 - M = \frac{4}{3}\pi\rho N (1 - a^3) r^3 \tag{4.33}$$

となる．粒子半径と質量との関係は，半径の 3 乗と質量とが比例することを意味している．逆にとらえると，粒子半径と質量の立方根（1/3 乗）とが比例関係にある．

溶解過程において，質量の時間変化をとらえることになるので，ある時間変化 dt に半径が r から ar に減少した分を dr と考えて，質量の立方根分の減少した変化量とみなすことができる．

$$\frac{dr}{dt} = dM^{\frac{1}{3}} \tag{4.34}$$

このような考え方より，

$$M_0^{\frac{1}{3}} - M^{\frac{1}{3}} = kt \tag{4.35}$$

という Hixson–Crowell の立方根法則が示された．この式 (4.35) は，溶解によって相似性を保ち，形状そのものの変化がない場合に成り立つ式である．粒子の質量変化を経時的に測定することで，みかけの溶出速度定数 k を求めることができる．

4.2.4 ▶▶ Higuchi 式

薬物粒子がマトリックス中に分散していて，マトリックス中で薬物分子の溶解，拡散が起こり，次いでマトリックス表面から薬物分子が溶液中に放出される場合に用いられる式である．例として，マトリックス型徐放剤，経皮吸収型製剤，軟膏からの薬物溶出が該当する．時間 t までにマトリックスから放出された単位面積当たりの薬物量を Q，単位体積あたりのマトリックス中の薬物量を A，マトリックス中の薬物溶解度を C_s，拡散定数を D とすると，

$$Q = \{D(2A - C_s) \cdot C_s \cdot t\}^{1/2} \tag{4.36}$$

の関係が示される．式 (4.36) を Higuchi 式という．マトリックス中には多量の薬物がほとんど溶解していない状態で存在しているため，式 (4.36) 中の $2A$ は C_s より十分大きいと考えて差し支えない．$2A - C_s \fallingdotseq 2A$ と仮定して，

$$Q = \{2A \cdot D \cdot C_s \cdot t\}^{1/2} \tag{4.37}$$

とすることができる．この関係をグラフに示すと，図 4.8 左になる．また薬物の放出速度 dQ/dt を求めると，

$$dQ/dt = \frac{1}{2}(2A \cdot D \cdot C_s)^{1/2} \cdot t^{-1/2} \tag{4.38}$$

となる．式 (4.38) より，時間の平方根の逆数と放出速度とが比例することがわかる．この関係を図 4.8 右に示す．これは時間経過とともに放出速度が小さくなることを意味する．

マトリックス内部に空隙を有し，細孔が存在する多孔質マトリックスや崩壊しない顆粒の場合，その空隙率を ε，細孔の曲路率を τ とすると，式 (4.36) は以下のように示すことができる．

$$Q = \{D \cdot \frac{\varepsilon}{\tau}(2A - C_s) \cdot C_s \cdot t\}^{1/2} \tag{4.39}$$

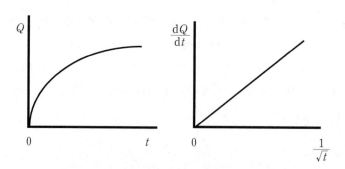

図 4.8 Higuchi 式に従うときの時間と放出量（左）あるいは放出速度（右）との関係

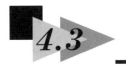

溶解性の改善（複合体，固体分散体）

　医薬品によっては，水に対する溶解度の低いものが存在する．溶解度が低いことは，経口投与など吸収過程が存在する場合に体内に吸収されにくいなど，生物学的な利用能において不都合が生じる．この問題を解決するために，医薬品の溶解性を高めることができるような製剤学的工夫が施されることが多い．例として，複合体を形成させる溶解補助剤を添加する，界面活性剤などの可溶化剤を加える，医薬品の粒子サイズを非常に小さくするなどがある．

4.3.1 ▶▶ 溶解補助剤

　カフェインの水に対する溶解度は，20℃において 21.7 g/L である．安息香酸ナトリウムを添加することによって，その水溶液中のカフェインの溶解度は直線的に上昇していく．その結果を図 4.9 に示す．

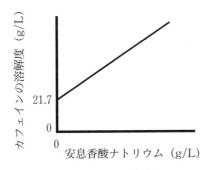

図 4.9　安息香酸ナトリウム水溶液中のカフェインの溶解度

　1 g のカフェインを 20℃の水に溶解させるためには，46 mL を必要とするが，安息香酸ナトリウムを加えることでカフェインと複合体を形成し，水に対するカフェインの溶解度が高まる．市販品として安息香酸ナトリウムカフェインがある．

　2 つの化合物 A および B が反応して複合体 A-B（A と B が 1：1 のモル比で複合体をつくる）を形成するとき，その平衡関係は次のように表すことができる．

$$A + B \xrightleftharpoons{K} A\text{-}B$$

K は複合体の安定度定数とよばれ，式 (4.40) で示される．

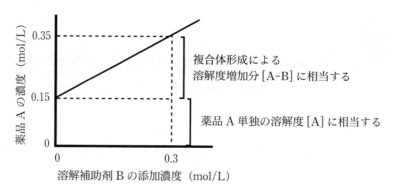

図 4.10　溶解補助剤添加濃度と固体薬品濃度との関係

$$K = \frac{[\text{A-B}]}{[\text{A}][\text{B}]} \tag{4.40}$$

[A] は化合物 A の濃度，[B] は化合物 B の濃度，[A-B] は複合体 A-B の濃度である．各々の濃度の単位を mol/L とすると，K の単位は L/mol となる．

具体例として，固体薬品 A を水に溶解させたときの濃度が 0.15 mol/L であった．この溶液に少しずつ溶解補助剤として B を添加したところ，固体薬品 A の溶解度は図 4.10 に示すような結果を得た．A と B が複合体を形成したと考え，その安定度定数を算出する．

グラフより，B が添加されていないときの A の濃度が [A] に相当する．B の濃度が 0.3 mol/L のとき，A の濃度が 0.35 mol/L であることから，複合体 A-B の濃度 [A-B] は次のように求まる．

$$0.35 - 0.15 = 0.2 \text{ mol/L}$$

添加された濃度 B のうち，0.2 mol/L は複合体の濃度であることがわかったので，[B] は，

$$0.3 - 0.2 = 0.1 \text{ mol/L}$$

となる．

したがって，[A] = 0.15，[B] = 0.1，[A-B] = 0.2 を式 (4.40) に代入して，

$$K = \frac{[\text{A-B}]}{[\text{A}][\text{B}]} = \frac{0.2}{0.15 \times 0.1} = 13.3 \text{ L/mol}$$

となる．

4.3.2　▶▶▶　界面活性剤による可溶化

通常，界面活性剤はある濃度以上になることでミセルを形成する．水などの溶媒に溶けにくい溶質は，ミセルの中あるいはミセル界面に取り込まれることで，その溶質の溶解度を高めることができる．水の中では親水基を外に向けてミセルが形成されるので，疎水性の高い溶質はミセル内部に，脂肪酸，アミンなどの極性の高い溶質は界面活性剤分子とともに混合ミセルを形成する

ことが多い．

4.3.3 ▶▶ その他の方法

1) 粒子径を小さくする

溶質の粒子径をナノメートルサイズに非常に小さくすることで溶解度を高めることができる．溶解度が高まるということは，経口投与したときに生物学的利用率が高まるという利点をもつ．医薬品の例として，ジゴキシン，グリセオフルビン，レセルピン，トルブタミドなどがある．

2) 固体分散体とする

固体分散体は難水溶性薬物の溶解性・生物学的利用率を改善する方法として有用視されている．しかしながら，固体分散体中で，薬物が非晶質として存在する場合，保存中に結晶化することにより溶解性が著しく低下することがある．その結果，低吸収性となり期待された薬効が得られなくなることなどのデメリットもある．研究例として，非晶質ニフェジピンとポリビニルピロリドンとの固体分散体，難水溶性薬物であるニルバジピンとクロスポビドンおよびメチルセルロースとを担体として使用した3成分系固体分散体粉末とすることで溶解度を高めた報告がある．

4.4 演習問題

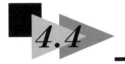
問 4.1　固体薬物の溶解速度を測定した結果，下記のデータを得た．みかけの溶解速度定数（$cm^{-2}\cdot min^{-1}$）として最も近い値はどれか．ただし，薬物の溶解度は 2.0 mg/mL，固体薬物の有効表面積は $1\,cm^2$ であり，実験中表面積は変化しないものとする．この時間内ではシンク条件が成立しているものとする．

時間（min）	0	1	2	3	5
溶液の薬物濃度（mg/mL）	0	0.021	0.039	0.061	0.100

1　0.01　　2　0.02　　3　0.03　　4　0.04　　5　0.05

(91回国試)

問 4.2 ある薬物粉末について，有効表面積が一定となるように回転円盤法を用いて，溶出試験を行った．温度 T_1 及び T_2 ($T_2 > T_1$) において，他の条件は同一として試験を行ったとき，$\ln(C_s - C)$ を時間に対してプロットした図として最も適当なものはどれか．ここで，C は時間 t における濃度，C_s は薬物の溶解度であり，$t = 0$ のとき $C = 0$，また，薬物の溶解過程は吸熱とする．

(90 回国試)

問 4.3 固体薬物の溶解が拡散律速で進行するとき，次式が成立する．この式に関する記述のうち，正しいものの組合せはどれか．

$$\frac{dC}{dt} = \frac{SD}{hV}(C_s - C)$$

t：時間
C：時間 t における薬物濃度
S：薬物の表面積
D：拡散層中の薬物拡散定数
h：拡散層の厚さ
V：溶媒の体積
C_s：薬物の溶解度

a　固体薬物を粉砕して粒子径を小さくすれば S が増大して，溶解速度は大となる．
b　D は粘度に比例するため，溶媒の粘度が増加すると，溶解速度は大となる．
c　溶媒の攪拌速度を大きくすれば，h が小さくなるので，溶解速度は減少する．
d　同一薬物の種々の塩を比較するとき，C_s がより大きい塩は，他の条件が同一なら，溶解速度がより大きい．

1　(a, b)　　2　(a, c)　　3　(a, d)
4　(b, c)　　5　(b, d)　　6　(c, d)

(89 回国試)

第4章 溶解度と溶解速度

問 4.4 固体医薬品の溶解は表面積が一定のとき，次の式に従って進むものとする．

$$\frac{dC}{dt} = kS(C_s - C)$$

$\frac{dC}{dt}$：溶解速度　　　k：みかけの溶解速度定数

S：固体医薬品の表面積　　C_s：医薬品の溶解度

C：溶液中の濃度

溶液の初期濃度を $C_s/4$ とするとき，溶液の濃度が $C_s/2$ に達するまでの時間は次のどれか．

1　$kS \ln(3/2)$　　　2　$\dfrac{\ln 2}{kS}$　　　3　$\dfrac{\ln 2}{2kS}$

4　$\dfrac{\ln(3/2)}{kS}$　　　5　$\dfrac{kSC_s}{\ln 2}$　　　6　$\dfrac{2kSC_s}{\ln 2}$

(84回国試)

問 4.5 水に不溶の高分子マトリックス中に薬物を分散させたとき，水中におけるマトリックス表面からの薬物の放出は次式に従うものとする．次の記述のうち，正しいものの組合せはどれか．

$$Q = [D \cdot (2A - C_s) \cdot C_s \cdot t]^{1/2} \quad (1)$$

　t：時間

　Q：t 時間後におけるマトリックスの単位面積あたりの累積薬物放出量

　D：マトリックス中の薬物の拡散係数

　A：マトリックス中の単位容積あたりの薬物量

　C_s：マトリックス中の薬物の溶解度

a　薬物放出の初期においては，累積薬物放出量は時間の平方根に対して直線となる．

b　薬物放出速度は時間の平方根に対して直線となる．

c　$A \gg C_s$ のとき，(1)式は次式に近似できる．

$$Q = [2A \cdot D \cdot t]^{1/2}$$

d　(1)式は，薬物がマトリックス中に溶解し，その表面から放出されると仮定して導かれる．

1　(a, b)　　2　(a, c)　　3　(a, d)　　4　(b, c)　　5　(b, d)

(85回国試)

(河島　進，古閑健二郎)

界面現象

　物質は固体，液体，気体が存在するが，2つ以上の互いに混じり合わない相 phase が接している境界面を界面 interface と呼ぶ．界面には，気体-液体，気体-固体，液体-液体，液体-固体，固体-固体の5種類がある（表5.1）．相の一方が気体（通常は空気）のときは界面を表面 surface と呼ぶ．製剤は単一相からなるものは少なく，2相あるいは3相以上が混合された不均一相 heterogeneous phase からなり，また界面のもつ性質は製剤の性質に影響する．界面では物質内部とは異なる物理的・化学的現象が認められ，この性質を検討する学問を界面化学と呼ぶ．

> **到達目標** ▶▶▶
> 1．界面の性質について説明できる．
> 2．代表的な界面活性剤の種類と性質について説明できる．
> 3．乳剤の型と性質について説明できる．
> 4．代表的な分散系を列挙し，その性質について説明できる．
> 5．分散粒子の沈降現象について説明できる．

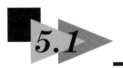

界面張力（表面張力）とその測定

5.1.1 ▶▶ 表面張力

　液体表面を形成する分子は気体と接しているので，液体の内部に存在する分子とは異なった状態にある（図5.1）．たとえば，水分子の場合，内部の水分子はすべて水分子に囲まれ，ほとん

表 5.1　分散系と製剤との関係

分散系	分散相	状　態	関係する製剤
気　体	液　体 固　体	霧 エアゾール 煙	噴霧剤（スプレー剤） エアゾール剤（噴射時） 同上，粉末
液　体	気　体 液　体 固　体	泡 エマルション サスペンション	薬用石けん エアゾール剤（噴射時） 軟膏剤・乳剤・坐剤 ローション剤・乳濁性注射剤 ローション剤・シロップ剤・軟膏剤 内用水剤・懸濁性注射剤
固　体	気　体 液　体 固　体		錠剤などの固形製剤 坐剤・軟膏剤・硬膏剤・貼付剤

どが水素結合をしているが，表面にある水分子の下半分は水分子と水素結合をしているが，上半分は空気と接触しており，その力は存在しない．そのため表面にある分子は，不安定で過剰の自由エネルギー（表面自由エネルギー）をもっており，表面の分子は内部へ移ろうとする傾向，すなわち表面積を小さくしようとする．この場合，不安定な分子配置をできるだけ小さくしようとして，表面の分子同士に牽引力が働く．この力を表面張力 surface tension γ という．水面が盛り上がったり，水滴が球状になるのは，この表面張力のためである．

2つの混じり合わない液相の界面でも同様の力が働くが，これを界面張力 interfacial tension という．これらの値は，単位面積あたりの過剰自由エネルギーと考えることができ，SI 単位系では mN・m^{-1}（cgs 単位系では dyn・cm^{-1}）になる．一般的に，温度の上昇とともに表面張力は小さくなる．これは，分子間力は温度に依存しないが，温度が上昇すれば液体の凝集力に対する分子の熱運動エネルギーは大きくなり，表面張力は小さくなるからである．表 5.2 には，代表

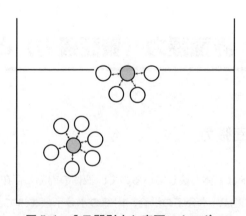

図 5.1　分子間引力と表面エネルギー

表 5.2 液体の表面張力ならびに水との界面張力　(20℃, 10^{-3} N/m)

液　体	表面張力	水との界面張力	液　体	表面張力	水との界面張力
水	72.8	—	n-デカン	23.9	52.3
エタノール	22.3	—	エチルエーテル	17.1	10.7
グリセリン	63.4	—	二硫化炭素	31.4	—
クロロホルム	27.1	32.8	n-オクタノール	27.5, 26.5	8.5
四塩化炭素	26.7	45.0	カプリル酸	—	8.2
ベンゼン	28.8	35.0	オレイン酸	32.5	15.6
トルエン	28.5	—	綿実油	35.4	—
n-ヘキサン	18.4, 18.0	51.1, 50.8	オリーブ油	35.8, 33.0	22.0, 22.9
n-ヘプタン	20.3, 19.7	—	ヒマシ油	39.0	—
n-オクタン	21.8	50.8, 51.7	流動パラフィン	33.1	—
n-ヘキサデカン	30.0, 27.4	52.1	水銀	485.0, 476	375.0, 428

(瀬﨑　仁他編（2000）薬剤学 I 第 3 版，廣川書店より引用)

的な各種液体の表面張力および水との界面張力の値を示した．

5.1.2 ▶▶▶ 溶液の表面張力

溶液の表面張力は溶質の種類と濃度によって変化するが，比較的低濃度において示される 3 つの型を示す（図 5.2）．I 型のようにわずかながら表面張力を上昇させる溶液は界面不活性溶液といわれ，塩化ナトリウムのような無機電解質やショ糖などの水溶液にみられる．これらの分子は水分子との相互作用が強く，より水中に入ろうとする力が働く．II 型はアルコールや脂肪酸などの一般の有機化合物の水溶液にみられる．III 型のように希薄溶液で急激に表面張力を下げる物質を界面活性剤 surface active agent，surfactant という．

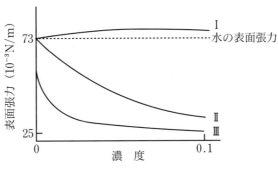

図 5.2　溶液の表面張力

界面活性剤は低濃度で分子もしくはイオンが飽和となる過程で，疎水性基が水中より水面に出ようとし，表面に高濃度で存在（表面吸着 adsorption）し，表面張力を下げる働きをする．表面張力 γ の変化は，溶質の溶液表面への過剰吸着量 Γ に密接に関係する．

気-液界面における吸着現象は，Gibbs の等温吸着式である式 (5.1) により表される．

$$\varGamma = -\frac{C}{RT} \cdot \frac{\mathrm{d}\gamma}{\mathrm{d}C} = -\frac{1}{RT} \cdot \frac{\mathrm{d}\gamma}{\mathrm{d}\ln C} \tag{5.1}$$

ここで，$\varGamma$ は溶液表面 1 cm² 当たりの吸着された溶質のモル数（mol・cm⁻²），R は気体定数，T は絶対温度，γ は表面張力，C は溶質の活量（モル濃度），$\mathrm{d}\gamma/\mathrm{d}C$ は溶質の濃度に対する表面張力の変化である．

$\mathrm{d}\gamma/\mathrm{d}C < 0$ では $\varGamma > 0$ であり正吸着 positive adsorption といわれ，表面付近の溶質濃度が溶液内部より高く，溶質濃度の増加とともに表面張力 γ が低下する（図5.2，II型とIII型）．逆に $\mathrm{d}\gamma/\mathrm{d}C > 0$ では $\varGamma < 0$ であり負吸着 negative adsorption といわれ（図5.2，I型），この吸着では表面より溶液内部の溶質濃度が高くなるので界面は不活性である．

5.1.3 ▶▶ 界面張力

液-液における界面張力は水と油のような2相の接触面における張力で，2相の表面張力をそれぞれ γ_1, γ_2 とすると，両者の差で表される．

$$\gamma = |\gamma_1 - \gamma_2| \tag{5.2}$$

実際には両液間には相互溶解が存在するために，それぞれの飽和溶液の表面張力（γ_1' と γ_2'）を用いなければならない．

$$\gamma = |\gamma_1' - \gamma_2'| \tag{5.3}$$

これを Antonoff の規則という．

水面上に有機液体（油）を滴下したとき，水の表面張力 γ_1，有機液体の表面張力 γ_2，両者の界面張力 $\gamma_{1,2}$ として，有機液体の水への拡張係数 spreading coefficient $S_{1,2}$ は次式で表される．

$$S_{1,2} = \gamma_1 - (\gamma_2 + \gamma_{1,2}) \tag{5.4}$$

$S_{1,2}$ が正であれば有機液体は水面上に広がり，$S_{1,2}$ が負であれば有機液体は水面上レンズ状となる（図5.3）．

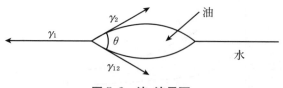

図5.3 液-液界面

固-液における界面張力は液-液における界面張力と同様に考えることができる．固体の表面張力を γ_s，液体の表面張力を γ_l とすれば，拡張係数 S_{sl} は

$$S_{sl} = \gamma_s - (\gamma_l + \gamma_{sl}) \tag{5.5}$$

で表すことができる．拡張係数が正であれば液体は固体表面に広がる．この現象がぬれ wetting と呼ばれる．逆に拡張係数が負であれば，液-液界面と同様に液体は固体表面上でレンズ状とな

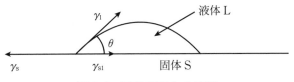

図 5.4 固体表面上の液滴

る（図5.4）．ぬれに関する詳細は第3章の粉体の科学（p.60）を参照されたい．

5.1.4 ▶▶ 表面張力の測定法

表面張力の測定法には毛細管上昇法，円環法，滴重法（液滴法），滴数法，泡圧法，垂直板法などがある．いずれも表面張力の正確な値を出すには補正を必要とする．

1) 毛細管上昇法　capillary rise method

液体中に毛細管を立てたとき，上昇した液面の高さから表面張力を求める方法である（図5.5(a)）．液体は表面張力のために管内を上昇し，液面が平衡に達したとき高さを h（メニスカスの底までの高さ），毛細管の半径を r，液体の密度を ρ，表面張力を γ，重力定数を g，接触角 contact angle を θ とすると次式が成立する．

$$\gamma = \frac{rh\rho g}{2\cos\theta} \tag{5.6}$$

2) 円環法　ring method

Du Noüy の表面張力計を用いる方法で，図5.5(b)のように白金線のリングを液体表面に浮かべ，静かに垂直に引き上げる．液面からリングが引き離されるときの力を f，リングの半径を r とすると次式が成立する．f はリングの内外に2つの界面があるので，$2\pi r\gamma$ の2倍に等しく $4\pi r\gamma$ となり，γ は式 (5.7) となる．

$$\gamma = \frac{f}{4\pi r} \tag{5.7}$$

3) 滴重法　drop weight method

図5.5(c)に示すように外径 $2r$ の管の下端から液体を滴下する際に，適量の重量 W を測定する方法で次式により γ が求められる．ここでは f は液滴の形状などに関する補正係数である．

$$\gamma = \frac{fW}{2\pi r} \tag{5.8}$$

この方法の装置としてはトラウベの滴数計があり，一定重量の液体の滴数から γ を求めることができる．

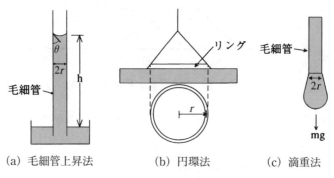

(a) 毛細管上昇法　　(b) 円環法　　(c) 滴重法

図 5.5　表面張力の測定法の原理

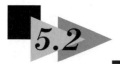

界面活性剤

5.2.1　界面活性剤の分類

　界面活性剤は，その分子中に親水基 hydrophilic group と親油基（疎水基）lipophilic group を有する化合物であり，一般の有機化合物とは異なった性質を示す（図5.6）．別の表現で両親媒性化合物 amphiphilic compound という．代表的な親水基および親油基を表5.3に示す．このように親水基と親油基とが組み合わされて多種類の界面活性剤が存在する．

　通常，水中でのイオン解離の有無により界面活性剤は，イオン性 ionic と非イオン性 non-ionic に大別される．さらにイオン性界面活性剤は，陰イオン性 anionic，陽イオン性 cationic，両性イオン zwitterionic，ampholytic に分類される（表5.4，表5.5）．

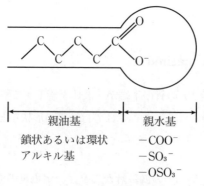

親油基　　　親水基
鎖状あるいは環状　　$-COO^-$
アルキル基　　$-SO_3^-$
　　　　　　$-OSO_3^-$

図 5.6　界面活性剤の基本形

表5.3 代表的な親水基,親油基および HLB 基数

基	基 数	基	基 数
親 水 基		$-O-$	1.3
$\quad -SO_4^-Na^+$	38.7	$-OH$(ソルビタン環)	0.5
$\quad -COO^-K^+$	21.1	親 油 基	
$\quad -COO^-Na^+$	19.1	$\quad >CH-,\ CH_2-,\ CH_3-$	-0.475
$\quad$N(三級アミン)	9.4	$\quad =CH-$	
$\quad$エステル(ソルビタン環)	6.8	誘 導 基	
$\quad$エステル	2.4	$\quad -(CH_2CH_2O)-$	$+0.33$
$\quad -COOH$	2.1	$\quad -(CH_2CH(CH_3)O)-$	-0.15
$\quad -OH$	1.9		

(井口定男監修 (1981) 新総合薬剤学 I, p.135, 医歯薬出版より引用)

表5.4 イオン性界面活性剤の分類

分 類		例
アニオン性	可溶性石けん(アルカリ石けん)	ナトリウム塩 $R-COO^-Na^+$(ステアリン酸ナトリウム塩) カリウム塩 $R-COO^-K^+$(ステアリン酸カリウム塩)
	金属石けん	ステアリン酸カルシウム ステアリン酸マグネシウム モノステアリン酸アルミニウム
(カルボン酸塩 $R-COO^-$(石けん))	有機アミン石けん	オレイン酸トリエタノールアミン ステアリン酸トリエタノールアミン
	硫酸エステル塩 $R-OSO_3^-$	ラウリル硫酸ナトリウム(SLS-SDS) $C_{12}H_{25}-OSO_3^-Na^+$
	スルホン酸塩 $R-SO_3^-$	エアゾール OT $\ C_8H_{17}OOC-CH-SO_3^-Na^+$ $\qquad\qquad\qquad\quad\,C_8H_{17}OOC-CH_2$
	リン酸エステル $R-PO^-(OH)_2$	アルキルポリエーテルモノエステル類 $\qquad\qquad R-O-(CH_2CH_2O)_n-P(=O)(OH)(OH)$
カチオン性	四級アンモニウム塩(逆性石けん) $\begin{bmatrix}R_1\ R_3\\\ \ N\ \\R_2\ R_4\end{bmatrix}^+$	ベンザルコニウム塩化物 ベンゼトニウム塩化物 $[C_6H_5-CH_2-N^+(CH_3)_2-R]\,Cl^-$
両性	アミノ酸型 $R-NHCH_2COOH$	ラウリルアミノプロピオン酸 $C_{12}H_{25}NHCH_2COOH$
	ベタイン型 (アミノ酸の N-トリアルキル置換体)	レシチン CH_2OCOR $\|$ $R'COOCH\quad O^-$ $\qquad\qquad\ \|$ $CH_2O-P-O-CH_2CH_2N^+(CH_3)_3$ $\qquad\ \|$ $\qquad\ O$

(大塚昭信,池田 憲,村西昌三編 (1997) 製剤学, p.36 南江堂より引用改変)

表5.5 非イオン性界面活性剤の分類

分類		例	
多価アルコール脂肪酸エステル系	ステアリン酸グリセリンエステル系	モノステアリン酸グリセリン（Arlacel 165）	$CH_2-O-CO-C_{17}H_{35}$ $\|$ $CH-OH$ $\|$ CH_2-OH
	Span系（ソルビタン脂肪酸エステル）	Span 20 monolaurate（C_{12}） Span 40 monopalmitate（C_{14}） Span 60 monostearate（C_{16}）	（ソルビタン環構造）$CH \cdot CH_2COOR$
	ソルビタンアシルエステル	ソルビタンセスキオレイン酸エステル（Arlacel C） Span系 mono および dioleate	
ポリオキシエチレン系	Brij系（ポリオキシエチレンアルコールエーテル）	ラウロマクロゴール $CH_3(CH_2)_{11}O(CH_2CH_2O)_nH$	
	Myrj系（ポリオキシエチレン・アシルエステル）	ステアリン酸ポリオキシル 40 $H(CH_2OCH_2)_nOCOC_{17}H_{35}(n \fallingdotseq 40)$	
	Tween系（ポリオキシエチレンソルビタンアシルエステル）	ポリソルベート 80 $H(OCH_2CH_2)_{n3}O$ ... $O(CH_2CH_2O)_{n2}H$ / CH_2OCOR / $O(CH_2CH_2O)_{n2}H$	

（大塚昭信，池田 憲，村西昌三編（1997）製剤学, p.36 南江堂より引用改変）

1）陰イオン（アニオン）性界面活性剤

陰イオン性界面活性剤は最も広く使用されており，石けん soap として発達してきた．

a）石けん

石けん類は脂肪酸の金属塩で，$R-COO^-M^+$の構造を有する．M^+の種類により，アルカリ石けん，金属石けん，有機塩石けんに分類される．アルカリ石けんはアルキル鎖の長さと二重結合の存在によって性質に影響を受ける．脂肪酸としてはステアリン酸，パルミチン酸，ラウリン酸などが主であるが，オレイン酸の石けんは起泡性はよくないが軟質である．

金属石けんは水に不溶性で界面活性作用は小さく，カルシウム塩，マグネシウム塩は主に滑沢剤，アルミニウム塩は賦形剤，乳化補助剤などに，油溶性界面活性剤として利用される．

b）硫酸エステル塩

$R-OSO_3Na$ の構造を有する高級アルコールの硫酸エステル塩である．代表的なものとして，ラウリル硫酸ナトリウム（SLS）が知られており，親水性軟膏の原料としてo/w型乳化剤，湿疹用石けんに用いられる．

c）スルホン酸塩

$R-SO_3Na$の構造を有する．家庭用，工業用洗剤として大量に生産されており，アルキルベンゼンスルホン酸（ABS）が代表的なものである．

2）陽イオン（カチオン）性界面活性剤

　陽イオン性界面活性剤は，四級アンモニウム塩型とアミン型に大別される．四級アンモニウム塩は逆性石けんとも呼ばれ，界面活性剤としてではなく，殺菌消毒剤として用いられている．その代表例として，ベンザルコニウム塩化物とベンゼトニウム塩化物がある．ベンザルコニウム塩化物液は，手指には 0.05〜0.1％，手術用には 0.1％，点眼剤には 0.025％，局所感染症には 0.01〜0.05％が用いられる．

3）両性界面活性剤

　分子内に陰イオンと陽イオンに解離する部分を有し，一般に毒性が低いのが特徴である．代表例として，天然の動植物油脂に含まれるレシチンがあげられる．レシチンは食品，坐剤，乳剤の乳化剤に広く用いられている．

4）非イオン性界面活性剤

　イオン性の基をもたない界面活性剤であり，その親水基の構成により分類される．その親水基は$-OH$，$-CH_2OCH_2-$，またはそれらの組合せからなり，疎水性部分は高級脂肪酸または高級アルコールの残基である鎖状炭化水素である．これらの親水基と疎水基を組み合わせることにより，親水性-親油性のバランス hydrophile-lipophile balance（HLB）を変えることができる．

　薬剤学的には多価アルコール脂肪酸エステルのソルビタンエステル類 sorbitan esters とポリオキシエチレン系のポリソルベート類 polysorbates が重要である．これらはそれぞれ Span 類および Tween 類とも呼ばれる．Span 類は sorbitan（sorbitol の環状脱水物）と高級脂肪酸とのエステルである．Tween 類は Span 類の遊離 OH 基に多数（sorbitan 1 mol あたり約 20 個）の ethylene oxide が付加（エーテル結合）重合した Span の polyoxyethylene の誘導体である．Span 類，Tween 類は，その脂肪酸残基の種類により，20（laurate），40（palmitate），60（stearate），80（oleate）などの番号を付して呼ばれる．

5.2.2　▶▶▶　界面活性剤の性質

1）親水性と親油性のバランス

　界面活性剤はその分子構造に親水基と親油基をもっているので，両者のバランスで界面活性剤の親水性と親油性が異なる．この親水性と親油性を表す尺度として，HLB がグリフィン Griffin らにより考案された．

　HLB 値は界面活性剤の特性値として経験的に求められたもので，非イオン性界面活性剤について，最も親水性のものを 20，最も親油性のものを 1，親水性と親油性の等しいものを 7 として

表 5.6 界面活性剤の HLB 値

界面活性剤		HLB
化学名	商品名	
オイレン酸		1
ソルビタントリオレート	Span 85	1.8
ソルビタントリステアレート	Span 65	2.1
ソルビタンセスキオレイン酸エステル（日局）	Span 83	3.7
モノステアリン酸グリセリン（日局）		3.8
ソルビタンモノオレート	Span 80	4.3
ソルビタンモノパルミテート	Span 40	6.7
ソルビタンモノラウレート	Span 20	8.6
ポリオキシエチレンソルビタンモノオレート	Tween 81	10.0
ポリオキシエチレンソルビタンモノオレート（日局）	Tween 80	15
ポリオキシエチレンモノラウレート	Tween 20	16.7
オレイン酸カリウム		20
ラウリル硫酸ナトリウム（日局）		約 40

表した．その後，非イオン性界面活性剤のみならずイオン性界面活性剤にも，またその数値の範囲も拡大されるようになった．デイビス Davies は界面活性剤の種々の親水基と親油基に化学量論的な基数 group number を定め（表 5.3），次の式により HLB 値を求めることを提案した．

$$\text{HLB} = 7 + \Sigma(親水基の基数) - \Sigma(親油基の基数) \tag{5.9}$$

界面活性剤を実際に利用する場合，その HLB 値は重要な指標となる．界面活性剤の HLB 値と用途の関係および水に対する分散性を図 5.7 に示す．また，表 5.6 には製剤などに多く利用されている界面活性剤の HLB 値を示す．

2 種類以上の界面活性剤を混合した場合，HLB 値には相加性が成り立ち，次のように計算できる．

$$\text{HLB} = \frac{W_a \cdot \text{HLB}_a + W_b \cdot \text{HLB}_b \cdots}{W_a + W_b \cdots} \tag{5.10}$$

ここでは，各々の界面活性剤の濃度を W_a，W_b，HLB を HLB_a，HLB_b とする．界面活性剤の HLB 値と作用，水への分散性の関係は図 5.7 のようになる．

2) ミセル形成

界面活性剤を水に溶解させると，低濃度では親水基を水中に，疎水基を空気中に向けて表面に吸着し単分子膜を形成する（図 5.8）．その時，溶液内部に単分子状の分子（モノマー monomer）が平衡に存在する．ある濃度になると分子が会合体を形成し始める（図 5.8）．この会合体をミセル micelle と呼び，界面活性剤がミセルを形成し始める臨界濃度を臨界ミセル濃度 critical micelle concentration (cmc) と呼ぶ．cmc 以上では，ミセル数のみが増加し，モノマー濃度はほぼ一定（cmc に近い濃度）である．cmc は種々の因子によって影響され，非イオン性

第 5 章　界面現象

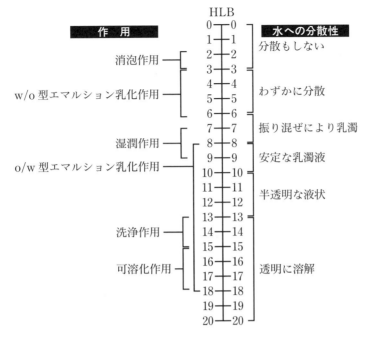

図 5.7　界面活性剤の HLB 値と作用と水への分散性

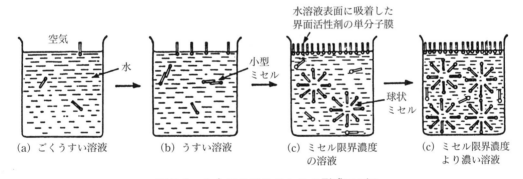

図 5.8　水中におけるミセルの形成モデル

界面活性剤の cmc はイオン性界面活性剤の cmc に比べて小さい．イオン性の界面活性剤では炭素鎖が長くなると cmc は低下する．またポリオキシエチレンアルキルフェニルエーテルのオキシエチレン基の付加モル数が増加すると cmc は高い濃度側へ移行する．

　ミセルの形状はミセル濃度が比較的低い場合には，球状（(a) Hartley モデル）であるが，濃度の増大にともない，棒状（(b) Debye のモデル），層状（ラメラミセル）（McBain のモデル）へと変化していく（図 5.9）．また，有機溶媒などの無極性溶媒中では，水溶液とは逆の配向，すなわち逆ミセルが形成される．

　cmc においては界面活性剤溶液の性質や性能が様々に変化するので，逆にこの変化から cmc を求めることができる（図 5.10）．cmc の測定法の代表的なものとしては次のようなものがある．

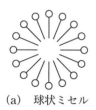 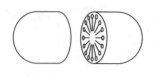 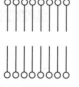

(a) 球状ミセル　　　　(b) 棒状ミセル　　　　(c) 層状ミセル　　　(d) 逆ミセル

図5.9　ミセルの形状（模式図）

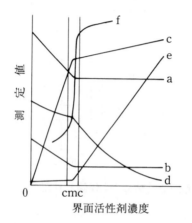

図5.10　界面活性剤の物理化学的性質の濃度による変化
a：表面張力, b：界面張力, c：浸透圧
d：当量伝導度, e：可溶化力, f：洗浄力

当量電気伝導度，表面張力，可溶化法（水に難溶な色素などにおける溶解度変化により求める），色素法（ローダミン6Gなどの色素を加え，色調の変化や蛍光度を測定する），粘度法，光散乱法，蒸気圧法などである．

3）クラフト点

　イオン性界面活性剤の溶解度は低温では低い．しかし，温度を上げるとある温度以上で水に対する溶解度が著しく増大する．この温度をクラフト点 Krafft point（Kt）と呼ぶ．これはクラフト点以上の温度で，界面活性剤がミセルとして溶解するからである（図5.11）．クラフト点は，界面活性剤の溶解度とcmcとが等しくなる温度である．したがって，クラフト点より高い温度では，界面活性剤はミセルとして溶解している．クラフト点は界面活性剤により大きく異なり，30℃くらいから60℃近くのものまであり，その融点との相関性が大きいと考えられ，アルキル鎖長の長い界面活性剤ほどクラフト点は高くなる．

4）曇　点

　非イオン性界面活性剤は融点が一般に低く，常温では液体のものが多く，ミセル溶解するため

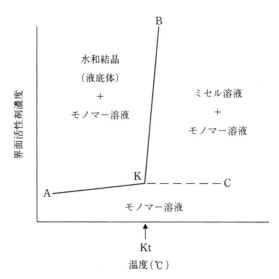

**図 5.11　イオン性界面活性剤の水における溶解度の温度変化と
クラフト点（Kt）の関係模式図**
AKB：溶解度曲線，KC：cmc 曲線

にクラフト点に相当する温度は観察されない．非イオン性界面活性剤（ポリオキシエチレン系）の水溶液の温度を上昇させると，ある温度で白濁し二層分離を始める．この温度を曇点 cloud point という．

これは，非イオン性界面活性剤の親水基はポリオキシエチレン基であり，その親水性はその酸素原子と水分子の水素結合によるものである．この結合が温度の上昇とともに熱運動によって水素結合が切れて，非イオン性界面活性剤の親油性が増大する．その結果，界面活性剤はミセルとして水に溶解せず，濃厚な界面活性剤相が分離し，液は白濁する．曇点は非イオン性界面活性剤の親水性の尺度と見なすことができる．非イオン性界面活性剤のポリオキシエチレン基の数が増す（水素結合量が増す）と溶解性は高まり，曇点は上昇する．また電解質をこの溶液に加えると，その添加量の増大によって界面活性剤の水和が減少するので溶解度は減少し，曇点は低くなる．

5）可溶化

水に難解な物質が，cmc 以上の界面活性剤の存在により溶解度以上に溶解し，かつ溶液が透明になる現象を可溶化 solubilization という．可溶化系では，界面活性剤の濃度に比例して溶解度が増加する．可溶化には以下のようなものが考えられる（図 5.12）．① 炭化水素類がミセルの疎水基部に溶解する形，② 高級アルコール，アミン，脂肪酸のような極性可溶化される場合，混合ミセルを形成する形．可溶化量は最も大きい．③ ミセルの極性表面に吸着されて可溶化する形．可溶化量は最も小さい．現在，可溶化剤として界面活性剤が注射剤や内用水剤などの製剤に使用されているが，溶血性の点より HCO-60（硬化ヒマシ油のポリエチレングリコールの誘導体）が使用されている．

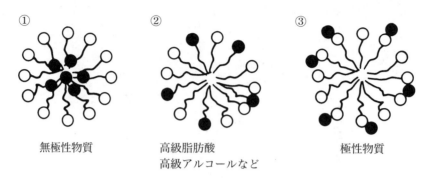

　　①　　　　　　　　②　　　　　　　　③

　　無極性物質　　　高級脂肪酸　　　　極性物質
　　　　　　　　　　高級アルコールなど

図 5.12　ミセルへの可溶化の様式

5.2.3 ▶▶▶ 界面活性剤の用途

　界面活性剤には，表 5.7 に示す湿潤，消泡，分散，洗浄，乳化，可溶化の作用とその他に起泡，殺菌作用がある．界面活性剤はこれらの作用を利用することにより製剤に活用されている．

表 5.7　界面活性剤の作用

作　用	要　　点
湿潤作用	表面張力の低下⇨ぬれやすくなる．
起泡作用	泡の表面に吸着膜を形成⇨その水和性のため水の薄膜が保持される．
消泡作用	親油性の大きな界面活性剤（HLB が小さいもの）⇨泡に局所的な表面張力の変化と膜の不均一性を起こす．
分散作用	吸着した界面活性剤により形成される電気二重の保護コロイドが分散を補助する．
乳化作用	水と油との間の界面張力を低下⇨混合しやすくなる．
可溶化	難溶性物質がミセルに取り込まれる⇨溶解度が増加する．可溶化には臨界ミセル濃度（cmc）以上の濃度が必要．
洗浄作用	汚れと洗浄液との間の表面張力を低下⇨繊維表面から汚れを分離する（陰イオン界面活性剤が強い）．
殺菌作用	陽イオン界面活性剤が最も強い．

（砂田久一他編（1999）マーチン物理薬剤学　第 4 版，廣川書店より引用）

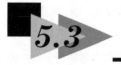

5.3　分　散　系

5.3.1 ▶▶▶ 分散系の分類

　分散系 disperse　system は，連続 continuous または分散媒 dispersed　medium 中に粒子

表 5.8 粒子径に基づいた分散系の分類

	分子分散系	コロイド分散系	粗大分散系
粒子径	1 nm 以下	0.5 μm〜1 nm	0.5 μm 以上
顕微鏡	電子顕微鏡でみえない	電子顕微鏡でみえる 光学顕微鏡でみえにくい 限外顕微鏡で検出可能	光学顕微鏡でみえる
ろ過	半透膜，限外ろ過膜を通る	半透膜は通らない ろ紙は通る	ろ紙，半透膜を通らない
拡散	速い	遅い	きわめて遅い
例	NaCl 水溶液 グルコース水溶液 など	水酸化鉄コロイド AgI コロイド 界面活性剤ミセル 高分子溶液など	赤血球 エマルション 粉体など

表 5.9 コロイドの性質の比較

	親液性コロイド		疎液性コロイド
	分子コロイド	会合コロイド	分散コロイド
熱力学的安定	安定	安定	不安定
調製法	自発的に膨潤溶解する（高分子）	cmc 以上で自発的にミセルを形成する	特殊な調製法が必要
添加塩の影響	高濃度の電解質で脱水沈殿（塩析）(Hoffmeister 系列，離液順列)	電解質の添加でミセルができやすくなる（cmc の低下）	少量の電解質で凝析しやすくなる（DLVO 理論）
例	カルメロースナトリウム，ポビドン，ゼラチンなどの水溶液	ラウリル硫酸ナトリウムのミセル，ポリソルベート 80 のミセルなど	水酸化鉄コロイド，AgI コロイド，エマルション，サスペンションなど

dispersed particle が分散している系のことをいう．分散している粒子の大きさによって分子分散系，コロイド分散系，粗大分散系に分けられる（表 5.8）．分子分散系は 1 nm 以下の低分子が分散したもので，粒子は電子顕微鏡では見えず，限外ろ過用ろ紙や半透膜を通過する．コロイド分散系は，高分子のように 1 個の分子がコロイド次元である分子コロイド，界面活性剤の会合粒子のような会合（ミセル）コロイド，分散媒中にコロイド次元（5〜100 nm 程度）の集合粒子が分散する分散コロイドとに分けられる（表 5.9）．粗大分散系はさらに大きい粒子が浮遊した系で，乳剤や懸濁剤が含まれる．

5.3.2 ▶▶ コロイドの種類

1) 分子コロイド

　コロイド粒子が分散媒と強く相互作用する系を親液性 lyophilic（溶媒を好む）コロイドという．ゼラチンやアラビアゴムの水溶液は，親液性コロイドの例である．これらの粒子は，水分子と強く相互作用をし，粒子表面には水和層が形成されるので親水性コロイドと呼ばれる．ゴムやポリスチレンは，非水の有機溶媒中で，親液性コロイドを形成する．これは親油性コロイドと呼ばれる．

2) 分散コロイド

　コロイド粒子と分散媒との相互作用が弱い系を疎液性 lyophobic（溶媒を嫌う）コロイドという．親液性コロイドとは異なり，粒子の周りには溶媒層がほとんど存在しない．このような例としては金，銀，イオウ，硫化ヒ素，ヨウ化銀があげられる．

3) 会合コロイド

　界面活性剤等の両親媒性物質は，ある濃度範囲を超えると，分子同士が会合 association し凝集体（ミセル）を形成する．この分散系を会合コロイド，別名ミセルコロイド micelle coloid という．

5.3.3 ▶▶ 分散系の安定性

1) 安定性の要因

　液中に浮遊している粒子が，いつまでもその大きさを変えず，沈降もせず浮かんでいる場合，このコロイド溶液は安定であるという．コロイド分散系の安定性は，コロイド粒子の荷電状態，粒子表面に結合する溶媒層の比重，粘度により決まる．コロイド分散は，ブラウン運動 Brownian movement により互いに反発し動き回っている．その際，凝集によって粒子同士が集合しあえば，粒子は大きくなり沈殿する．実際に安定なコロイド粒子は同じ荷電をもっており，そのため互いに反発しあって安定化に役立っている．
　親液性コロイドと疎液性コロイドは電気的，構造的条件が異なっているため，安定化の条件が異なる．親液性コロイドのうち，親水性コロイドはその親水性によって水分子と結びつき水和しているために安定な分散系を形成する．疎液性コロイドは不安定であり，その表面に存在する電荷のみにより安定性が保たれている．少量の電解質を添加すると電荷は中和され，その結果粒子

間の電気的反発力が低下し,粒子は凝集 coagulation を起こす.

2) 電気二重層

コロイド粒子の表面は解離基や吸着したイオンにより帯電している.これを中和するため,分散中の反対電荷のイオン counter-ion が粒子表面に引き寄せられ,電気二重層 electric double layer を形成している.この電気二重層は,対イオンが粒子表面に固定されている部分(固定層)とそれに続く層,すなわちイオンが自由に運動している拡散層とからなっている.粒子表面からの距離に対する電位の変化が図5.13に示されている.分散粒子の示す電気動電現象 interfacial electrokinetic phenomena という.粒子が分散媒中を運動するときのずり面 slipping plane はこの固定層外縁と近似的に等しいと考え,その電位のことを界面動電位 electrokinetic potential あるいはゼータ ζ 電位 zeta potentia という.ゼータ電位は電気泳動 electrophoresis や流動電位法などにより求めることができる.

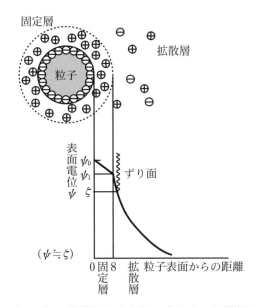

図5.13 電気二重層モデルと粒子表面からの電位の変化

3) DLVO 理論

疎水性コロイドの安定性については,DLVO理論(デルヤーギン Derjaguin,ランダウ Landau,フェルウェイ Verway およびオーバービーク Overbeek の4人の研究者の頭文字をとった)が知られている.コロイド粒子間には,静電的な反発力と普遍的な引力ファンデルワールス van der Waals 力が働いている.このために粒子同士が接近する場合,その間に働くポテンシャルエネルギー V_T は,静電的反発力 V_R と引力 V_A の和として表される.

$$V_T = V_R + V_A \tag{5.11}$$

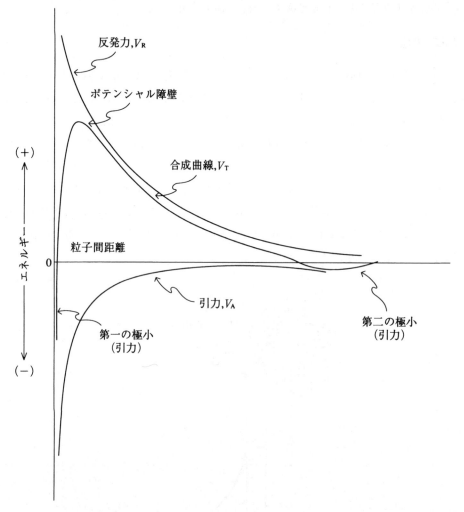

図 5.14 懸濁液中の粒子についての，ポテンシャルエネルギーと粒子間距離の関係

そのポンシャルエネルギーと 2 つの粒子間の距離の関係を図 5.14 に示した．原点近くに深い引力のポテンシャルの谷が存在し，中ほどに反発力の高いポテンシャルの山が存在している．すなわち，粒子どうしが接近するためには大きな斥力ポテンシャルの山を超えなければならない．V_R が大きいほど凝集は起こらず，コロイドは安定である．

4) コアセルベーション

親水性コロイドに，水に親和性の強い有機溶媒（エタノール，アセトンなど）または正負反対電荷のコロイドを混合すると二層分離を起こす．この分離現象をコアセルベーション coacervation（コロイドの相分離）といい，このコロイドに富んだ相をコアセルベート coacervate という．例えば，親水性の高分子コロイドであるゼラチンの水溶液中に，エタノールような脱水性の

溶媒を添加すると，水和層の破壊によりコロイドに富む濃厚な相と乏しい希薄な相に相分離し，コアセルベーションが起こる．コロイド溶液の中に粒子や油滴が存在すると，コアセルベートはこれらの粒子表面から形成され，その結果，粒子はコアセルベートに包み込まれる．これを取り出して乾燥すると，マイクロカプセル microcapsule が得られる．この方法を単純コアセルベーション法という．一方，正負反対電荷のコロイドを混合すると，コロイド間で電荷中和を起こし相分離を誘起する．この方法を複合コアセルベーション法という．

5.3.4 ▶▶ 乳　剤

乳剤 emulsion は，溶け合わない 2 種の液体の一方が小球状を成し分散した状態で，他方の液体中に分散したものである．分散している相を分散相 dispersion phase または不連続相，内相 internal phase，他方を分散媒または連続相 continuous phase，外相 external phase という．乳剤には 2 つの型があり，水が分散媒で油が分散相である水中油 o/w（oil-in-water）型乳剤と，この逆で油が分散媒で水が分散相である油中水 w/o（water-in-oil）型乳剤である．また最近では，経口投与製剤，注射製剤に w/o/w 型多相乳剤 multiple emulsion が持続性製剤として用いられている．乳剤の型を決定する因子には，水と油の容積比，温度，乳化の際の機械的条件，乳化用溶液の親疎水性，乳化剤の種類と濃度などがある．

1) 乳化剤

乳化剤 emulsifying agent には，2 種間の表面張力を低下させる界面活性剤が主に用いられる．界面活性剤を用いる場合，乳剤の型の決定には界面活性剤の HLB 値が重要な因子となる（図 5.7）．すなわち，HLB 値の大きい界面活性剤（親水性が高い）が o/w 型，HLB 値の小さい界面活性剤（親油性が高い）が w/o 型の乳剤となり，一般に乳化剤の溶けやすい液相が乳剤の連続相になりやすい．これをバンクロフト Bancroft の経験則という．

界面活性剤の他に，乳化剤として，高分子電解質のアラビアゴム，ゼラチン（いずれも o/w 型）が使われる．これらは油-水界面に吸着膜を形成し，粒子間の凝集を防ぐことに役立つ．ただし，界面張力の低下は示さない．親水性高分子であるトラガント，メチルセルロース MC，カルメロースナトリウム CMC-Na などは補助乳化剤として用いられている．ベントナイトは微粉末として界面に吸着し，乳化を助ける．

2) 乳剤の型の判別法

a) 希釈法

乳剤は，その外相と親和性を有する液体とは混合しやすい．o/w 型乳剤は水で希釈すると自由に混じり合い，w/o 型乳剤は油と徐々に混ざり合う．

b) 電気伝導度法

o/w 型乳剤は電流が流れやすく，w/o 型乳剤はほとんど流れない．

c) 色素法

w/o 型には油溶性色素（ズダンⅢ）を，o/w 型には水溶性色素（メチルオレンジ，メチレンブルー等）を少量添加すると分散媒中に広がり，着色される．

3) 乳剤の安定性

乳剤の不安定性は転相，クリーミングと凝集，合一と破壊，物理的・化学的変化に分類できる．乳剤の不安定化の経路を図5.15に示す．

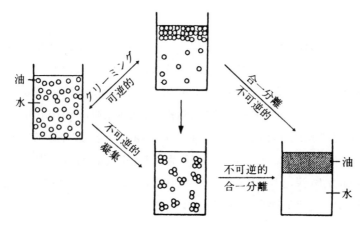

図5.15　エマルションの不安定化の経路

a) 転相 phase inversion

乳剤の型が w/o ↔ o/w のように変化することを転相という（図5.16）．転相は，乳化剤の性質が温度などの外的因子によって変化する場合や分散相と連続相の容積比が変わることにより起こる．例えば，水溶性の非イオン性界面活性剤により製した o/w 型乳剤の温度を上げると，ある温度で w/o 型乳剤に変化する．この温度を転相温度 phase inversion temperature（PIT）と呼ぶ．これは，非イオン性界面活性剤は温度が上がると，親水性から親油性に変わるためである．親水性軟膏（日局）の調製に乳化剤として非イオン性界面活性剤が使われているが，高温時には w/o 型乳剤であるが，低温時 o/w 型乳剤に転相する．親水性軟膏は，冷却ののちに o/w 型乳剤であり，乳化に転相を利用したものである．また，o/w 型乳剤に分散相である油を徐々に加えていくと，油相が74％付近で不安定化して転相が起こり w/o 型乳剤となる．この場合，転相が起こらない範囲では分散相を加えると粘度は上昇するが，転相が起こると粘度は低下する（図5.16）．

b) クリーミング creaming と凝集 coagulation, flucculation

クリーミングは分散媒と分散相の比重のちがいにより分散相粒子が浮上するか沈降する現象で，クリーム分離ともいう．この沈降速度 v（cm/sec）は，ストークス Stokes の式で表される．

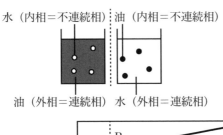

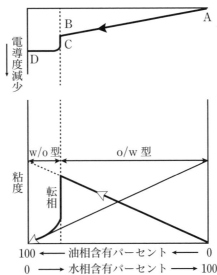

図 5.16 乳剤の転相と物理化学的性質の変化

$$v = \frac{d^2(\rho - \rho_0)}{18\eta} \tag{5.12}$$

ここで，v は沈降速度，d は粒子径，ρ および ρ_0 は分散相および分散媒の密度，η は分散媒の粘度，g は重力の加速度である．

　分散媒の粘度を大きくし，粒子径を小さく，かつ均一にするとクリーミングは起こりにくくなる．クリーミングしたものは，振とうなどにより再びもとの乳剤にもどる．しかし，そのまま放置すると凝集，合一し，乳剤系は破壊される．したがって，沈降速度 v を小さくすることが乳剤の安定化をもたらす．

　分散相の粒子同士に何らかの引力が作用し，粒子が 3 次元的に付着し凝集する場合がある．この現象を凝集という．これは分散相の粒子がもっている表面電位が低いときに起こりやすい．凝集を防ぐには，粒子間に反発力が作用するよう帯電させたりして，粒子が互いに一定距離より接近するのを防ぐようにする．このために乳化剤が用いられる．これは DLVO 理論で説明することができる．

c) 合一 coalescence と破壊 breaking

　乳剤の破壊は，分散粒子の周囲に存在する乳化剤などの吸着膜が破壊されて分散粒子の合一を起こすために生じる．クリーミングの場合と違って，単なる振とうにより再びもとの乳剤にはも

どらない.

5.3.5 ▶▶ 懸濁剤

コロイド次元よりも大きな微粒子（0.1μm以上）を液体中に均一に分散させた不均一製剤を懸濁剤（サスペンション）suspension と呼び，通常はゾルの状態をいう．固体粒子の分散状態を維持するために添加される物質を懸濁化剤 suspending agents という．懸濁化剤には，① 固-液界面張力を低下させ，固体のぬれをよくする界面活性剤，② 固-液界面に吸着させ，粒子間に静電的な反発力を与える電解質（ヘキサメタリン酸カルシウムやクエン酸ナトリウム等），③ ショ糖，グリセリン，メチルセルロース MC，カルメロースナトリウム CMC-Na などのように，分散媒の粘性を高めるものなどがある．

1) 懸濁剤の安定性

懸濁剤は分散粒子の沈降 sedimentation が遅いこと，再分散が容易であることが必要である．懸濁剤の安定性は，懸濁粒子の沈降の状態によって評価される．沈降の形式には大きく分けて自由沈降と凝集沈降の2つがある（図5.17）．

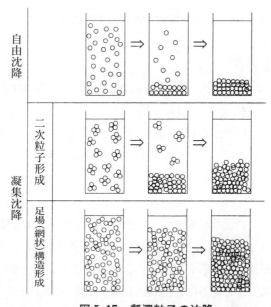

図5.17　懸濁粒子の沈降

a) 自由沈降

懸濁粒子の表面電位が高く，粒子間の凝集力が小さいと，一次粒子 primary particle が独立して沈降する．このような沈降を自由沈降という．粒子の濃度が低く，粒子径が1～100μmの

粒子の沈降速度 v (cm/sec) は，ストークスの式に従う．分散粒子の粒子径が大きい場合には重力が優位に働き，粒子は沈降し堆積層を形成する．堆積層の自重により粒子間距離が短くなり引力が働くと，この堆積層は結合体となり，再び粒子を均一に分散させることが困難になる．このような堆積層の形成をケーキング caking という．

b) 凝集沈降

懸濁粒子の表面電位が低く，粒子間の凝集力が大きいと，いくつかの粒子が集まって形成された二次粒子 secondary particle が沈降する．このような沈降を凝集沈降という．この場合，粒子の沈降速度 v (cm/sec) は，ストークスの式に適用できない．凝集二次粒子の大きさが比較的そろうために，沈積層はやわらかく，再分散は容易である．

系全体の懸濁粒子が凝集し，粒子間足場構造 scaffold structure ができる場合がある．この構造は時間の経過に伴い，圧縮あるいは崩壊によって沈積層を形成するが，この場合も再分散は容易である．

5.3.6 ゲル

コロイド次元をもつ高分子分散系ゾル sol が流動性を失った状態をゲル gel と総称する．液中のコロイド粒子の数が多くなると，粒子どうしの接触が生じ，粒子間に構造が形成され，その間隙に分散媒が含まれる．この結果，系の流動性が失われ，全体が固体に近い状態になる．ゲルは構造や強度により，弾性ゲル，キセロゲル，非弾性ゲルのおよそ3種に大別される．

弾性ゲルは，鎖状の高分子鎖間の水素結合などの架橋結合によって網状の支持構造が形成されるものをいう．ゼラチンゲルや寒天ゲルが該当する．キセロゲルは，弾性ゲルを脱水，乾燥させたものをいう．乾燥させた寒天のようなものが該当する．非弾性ゲルは，不安定な支持構造をもち，振とう，撹拌によりゾル状態になり，チキソトロピー様の流動性を示し，静置すれば再びゲル化する．

5.4 演習問題

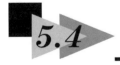

以下の各記述の正誤について記せ．
1．同一物質では固体の表面張力は，液体の表面張力よりも大である．
2．一般に温度が上昇すると，溶液の表面張力は増大する．
3．界面活性剤は水に溶解すると，界面活性剤分子がその溶液の表面に選択的に吸着するために，溶液の表面張力は著しく低下する．
4．イオン性界面活性剤のアルキル鎖の炭素数が増すと cmc は小さくなる．

5．イオン性界面活性剤の溶解度は，その界面活性剤に固有のある温度において急激に増大するが，この温度をクラフト点という．
6．コロイド粒子の粒子径が十分小さいと，ブラウン運動により粒子が沈降しない．
7．HLB 値の大きい乳化剤は w/o 型乳剤を安定させる．
8．自由沈降の粒子は，ケーキングしやすく，容易に再分散しない．

問 5.2 図に示された水溶液の表面張力(γ)－濃度（C）曲線と式（1）の Gibbs の吸着等温式に関する記述のうち，正しいものの組合せはどれか．

$$\Gamma = -\frac{C}{RT} \cdot \frac{d\gamma}{dC} \qquad (1)$$

ただし，Γ は溶質の表面過剰吸着量，R は気体定数，T は絶対温度である．

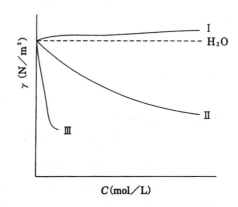

a　I 型溶液では，$\Gamma > 0$ となり，正吸着といわれる．
b　II 型溶液では，$\Gamma < 0$ となり，正吸着といわれる．
c　III 型溶液では，$\Gamma > 0$ となり，正吸着といわれる．
d　I 型溶液では，$\Gamma < 0$ であり，その例は電解質溶液で，その表面は真水に近い．
e　II 型溶液では，$\Gamma > 0$ であり，その例は界面活性剤である．

1　(a, c)　　2　(a, d)　　3　(b, c)
4　(b, e)　　5　(c, d)　　6　(d, e)

(87 回国試)

問 5.3 次の図はイオン性界面活性剤の水への溶解度と温度との関係を示したものである．この図に関する次の記述の正誤について，正しい組合せはどれか．

a　点 A をクラフト点と呼び，これはミセル形成の始まる最低温度である．
b　cmc 以上の濃度では界面活性剤の分子はすべてミセルを形成しており，単分子状態のものは存在しない．
c　Tween 系の界面活性剤はこの図のような現象を示さない．

d アルキル鎖の長い界面活性剤では，点Aの温度は高くなる．

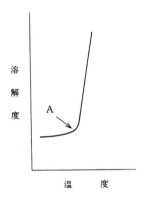

	a	b	c	d
1	誤	正	誤	正
2	正	誤	正	正
3	正	正	正	誤
4	正	正	誤	誤
5	誤	誤	正	正
6	正	誤	誤	正

(82回国試)

問 5.4 次の図は，ある界面活性剤の希薄溶液の表面張力と浸透圧を測定し，溶液濃度の関数としてプロットしたものである．記述の正誤について，正しい組合せはどれか．
a ①は浸透圧，②は表面張力のプロットである．
b これらのプロットがほぼ同じ濃度で折れ曲がりを生じるのは，界面活性剤が重合するためである．
c 図中の折れ曲がりを示す濃度を臨界ミセル濃度という．
d ミセルの形成は，陰イオン性，陽イオン性，両性の界面活性剤で起こり，非イオン性の界面活性剤では起こらない．
e ミセルの形成は，水溶液中で起こり，非極性溶媒中では起こらない．

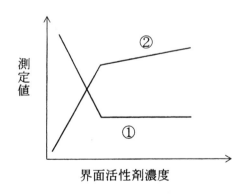

	a	b	c	d	e
1	正	正	正	正	誤
2	正	誤	誤	正	正
3	誤	正	正	正	誤
4	正	誤	正	誤	正
5	誤	誤	正	誤	誤
6	正	正	誤	誤	誤

(88回国試)

問 5.5 界面活性剤に関する記述のうち，正しいものの組合せはどれか．
a イオン性界面活性剤水溶液では，クラフト点以上になるとミセルが形成されない．
b 非イオン性界面活性剤水溶液では，曇点以上になると2相分離が起こり，溶液は

白濁する．
c Hydrophile-Lipophile Balance（HLB）が大きい界面活性剤ほど親油性である．
d ポリオキシエチレンソルビタン脂肪酸エステルは，非イオン性界面活性剤に分類される．

1 （a, b）　　2 （a, c）　　3 （a, d）
4 （b, c）　　5 （b, d）　　6 （c, d）

(91 回国試)

問 5.6　セスキオレイン酸ソルビタンとポリソルベート 80 を用いて，要求 HLB（hydrophile-lipophile balance）11.6 の油性物質の o/w 型乳剤を調製する．セスキオレイン酸ソルビタンとポリソルベート 80 を合わせて 10.0 g 用いる場合，最適な HLB にするためのポリソルベート 80 の添加量（g）に最も近いものはどれか．なお，セスキオレイン酸ソルビタンとポリソルベート 80 の HLB はそれぞれ 3.7 及び 15.0 であり，加成性が成り立つとする．

1　3.0　　2　4.0　　3　5.0　　4　6.0　　5　7.0

(90 回国試)

問 5.7　コロイド分散系に関する記述の正誤について，正しい組合せはどれか．

a 限外顕微鏡は，コロイド粒子のチンダル現象を利用したものである．
b コロイド粒子のブラウン運動は，コロイド粒子どうしの無秩序な衝突によって起こり，コロイド粒子は，一般にろ紙や半透膜を通過する．
c 疎水コロイドに少量の電解質を添加すると，凝集し沈殿する．これを凝析という．これは静電的反発力が増加し，ファンデルワールス力が支配する距離まで接近するためである．
d タンパク質などの親水コロイドは，アルコールなどの脱水剤と少量の電解質を添加すると，凝集し沈殿する．これを塩析という．
e 互いに反対符号に帯電した水溶性高分子コロイドの静電的相互作用を利用して，マイクロカプセルを調製することができる．

	a	b	c	d	e
1	正	誤	誤	正	正
2	誤	正	誤	正	正
3	正	正	誤	正	誤
4	誤	誤	正	誤	正
5	正	誤	誤	誤	正

(88 回国試)

問 5.8　分散系の物理的安定性に関する記述の正誤について，正しい組合せはどれか．

a W/O 型エマルションの水滴の粒子径は，乳化剤の種類や濃度とは無関係である．
b 親水性の懸濁粒子の表面には，イオンが吸着したり，水和層が形成されたりして，

粒子が安定化する．

c イオン性界面活性剤を用いて乳化したとき，電解質が共存すると粒子表面の電気二重層が圧縮されて，分散状態は不安定となる．

d 親水性の高分子コロイドにアルコールを添加すると，コロイドに富む液相と，乏しい液相の2つに分離する．これをコアセルベーションという．

	a	b	c	d
1	正	正	誤	誤
2	正	誤	正	誤
3	誤	正	正	正
4	誤	誤	正	正
5	誤	正	誤	正

(87回国試)

問 5.9 分散系の安定性に関する次の記述の正誤について，正しい組合せはどれか．

a 液中に分散したコロイド粒子はStokesの式に従って沈降する．

b 親水性コロイドは，溶液の電解質濃度を高めることによって安定化できる．

c 乳剤のクリーム分離は，内相すべてが完全に合一することによって起こる．

d ケーキングを起こしやすい懸濁剤は，分散媒の粘度を増大させることによって安定化できる．

	a	b	c	d
1	正	誤	正	正
2	誤	正	正	誤
3	正	正	正	誤
4	正	誤	誤	正
5	誤	誤	誤	正

(85回国試)

問 5.10 エマルションの安定性に関する記述のうち，正しいものの組合せはどれか．

a 一般に分散相が合一したエマルションは振り混ぜると容易に再分散されるが，クリーミングを起こしたエマルションは再分散されない．

b 一般に内相と外相の容積率が等しいとき，最も不安定なエマルションを生成する．

c HLB値が7より小さい界面活性剤を用いると，安定なO/W型エマルションは生成しない．

d エマルションの微細な液滴の凝集において，液滴が静電的反発力によるエネルギー障壁を乗り越えるほどの熱エネルギーを持っている場合には，不可逆的な凝集となる．

1 (a, b)　　2 (a, c)　　3 (b, c)　　4 (b, d)　　5 (c, d)

(86回国試)

参 考 図 書

1) 大島広行,半田哲郎編(1999)物性物理化学,南江堂
2) 砂田久一,寺田勝英,山本恵司編(1999)マーチン物理薬剤学 第4版,廣川書店
3) 嶋林三郎編(2006)製剤への物理化学,廣川書店

(森本　一洋)

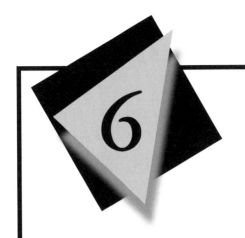

6 レオロジー

レオロジー rheology とはギリシア語の「流れ *rheos*」と「科学 *logos*」に由来しており，Bingham により「物質の変形 deformation と流動 flow を取り扱う科学」として，提案された．レオロジーの対象となるのは，例えば，軟膏のように，適当な硬さと軟かさを併せもち，外からの力に対して動いたり，変形したりする rheological な性質を取り扱う領域で，固体（弾性）と液体（粘性）の両方の性質，あるいはそれらの中間的性質を示すものを取り扱う．軟膏剤，乳剤・懸濁剤などの半固形，分散製剤のような医薬品製剤の安定性，品質管理，製剤設計においてレオロジーの果たす役割は大きい．本章では薬学生にとって必要なレオロジーの基礎を学ぶ．

> **到達目標** ▶▶▶ 1．流動，変形（レオロジー）の概念を理解し，代表的なモデルについて説明できる．
> 2．流動の現象および粘度について説明できる．

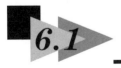

6.1 弾性変形

外力（応力 f）が加わると変形が起こり，外力を取り除くと，元の状態に戻る性質を弾性 elasticity という．力が除かれたとき，物体が元の形に戻るならば，変形は可逆的であり，理想的弾性体と呼ばれる．バネは典型的な理想的弾性体で，弾性変形はひずみ strain, γ として表される．

6.1.1 ▶▶▶ Hookeの法則

理想的弾性体バネにおもり（応力 f）を乗せると，ひずみ γ が生じ，おもりを取り除くと元に戻るとき，応力とひずみの間にはHookeの法則（式（6.1））が成立する（図6.1(a)）．

$$f = G \cdot \gamma \tag{6.1}$$

定数 G は弾性率または弾性係数と呼ばれ，応力に対するひずみの方向によってヤング率 Young modulus，あるいは剛性率 rigidity と呼ばれている．単位は，SI単位ではN・m^{-2}（＝パスカル Pa）で表す．

Hookeの法則によるひずみには，応力が縦の方向に加わった場合の伸びのひずみと，応力が横から加わった場合のずりひずみがある．

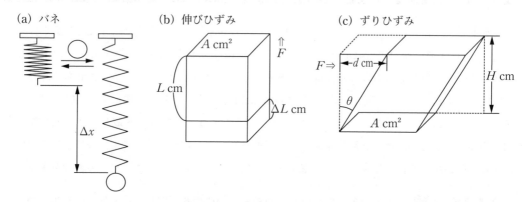

図6.1　弾性変形，ひずみ

1) 伸びによる変形

図6.1(b)のように面積 A，長さ L の弾性体に力 F で引っ張るとき，ひずみ ΔL が生じた場合，長さ L に対する伸びた長さ ΔL の比を伸び率（$\Delta L/L$）といい，ひずみと応力の関係は次式（6.2）で表される．

$$S = \frac{F}{A} = E \cdot \frac{\Delta L}{L} \tag{6.2}$$

E：ヤング率

2) ずり変形図

図6.1(c)のように，下面を固定した固体に矢印の方向から上にそって単位面積当たりのせん断応力 S（$= F/A$）を加えると，固体は実線のように変形し，底辺は固定しているので，固体は横からの応力により θ だけひずむので，単位高さ当たりのひずみは d/H となり，Hookeの法則より，式（6.3）が成立する．

$$S = \frac{F}{A} = G \cdot \frac{d}{H} = G \cdot \tan\theta \tag{6.3}$$

G：剛性率

粘性変形（流動） 液体に応力を加え液体を動かし，応力を取り除いても，元の位置に戻らない物体は流動 flow を表している．流動は粘性変形であり，液体の粘度で表し，流れやすさの指標となる．バネはある重さ以上をぶら下げたとき，そのおもりを取り除いても元に戻らない場合がある．それを弾性限界 elastic limit と呼び，その際の変形の大きさは元に戻らない弾性限界値を超えるもので，流動の尺度となる．

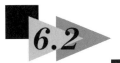　粘性流動

6.2.1 ニュートンの粘性の法則

図 6.2 のように，B を固定した面積 A の平行平板間に粘性液体を挟み，下の板を固定して上の板に力を加え，一定速度で動かす．このとき，挟まれた液体は下の固定層から距離に比例した速度で動く．dx だけ離れた液体の 2 つの面の速度差が dv のとき，dv/dx は速度勾配を表し，これをせん断速度またはずり速度 rate of shear という．このように，液体にある一定速度の流動を起こさせるのに必要な単位面積当たりの力 S（$= F/A$）を，せん断応力またはずり応力 shearing stress と呼ぶ．理想的な液体では，下記のニュートンの粘性の法則（式 (6.4)）が成立する．

$$S = \frac{F}{A} = \eta D = \eta \frac{dv}{dx} \tag{6.4}$$

ここで，比例定数 η は一定温度におけるその液体の固有の定数で，粘度，粘性係数，または絶対粘度という．粘度の単位は国際単位（SI 単位系）が用いられ，パスカル秒 Pa・s（= N・

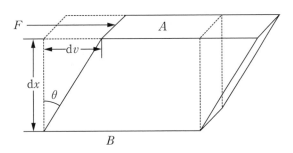

図 6.2　ニュートンの粘性モデル

m⁻²・s）で表されるが，通例，ミリパスカル秒 mPa・s が用いられる（パスカル Pa ＝ N・m⁻²）．これは CGS 単位系のポアズ poise（g・cm⁻¹・s⁻¹ または dyne・s・cm⁻²）に相当する．粘度を同温度のその液体の密度で除した値 τ（＝ η/ρ）を動粘度 kinematic viscosity と呼ぶ．日本薬局方では，動粘度の単位として SI 単位系の平方メートル毎秒 m²・s⁻¹ を用いるが，通例，平方ミリメートル毎秒 mm²・s⁻¹ が用いられる．CGS 系単位ではストークス S（cm²・s⁻¹）とその 1/100 のセンチストークス cS（mm²・s⁻¹）で表される．

粘度 η の逆数は流動率（1/η）と呼ばれ，この値が大きいほど流体が流れやすいことを示す．粘度は温度によって著しく変化し，化学反応式 Arrhenius 式に似た粘度と温度の関係を表すアンドレード Andrade 式である式（6.5）によれば，温度の増加とともに粘度は低下する．

$$\eta = A \exp\left(\frac{\Delta E}{RT}\right) \tag{6.5}$$

A ：定数
ΔE ：流動させるのに必要な活性化エネルギー
R ：気体定数
T ：絶対温度

6.2.2 ▶▶ ニュートン流動と非ニュートン流動

ニュートンの粘性の法則に従う流動をニュートン流動 Newtonian flow（粘性流動），ニュートンの粘性に従わず，異常な粘性を示す流動を非ニュートン流動 non-Newtonian flow という．

図 6.3 に示したように，せん断応力 S に対するせん断速度 D の関係をグラフに示したものを，流動曲線またはレオグラム rheogram という．

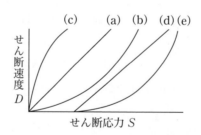

図 6.3 レオグラム（流動曲線）
(a) ニュートン流動，(b) 準粘性流動，(c) ダイラタント流動
(d) 塑性流動，(e) 準塑性流動

1) 粘性流動　viscous flow

図6.3(a)に示すように，ニュートン液体のレオグラムでは，せん断応力Sとせん断速度Dは比例するので，原点を通る直線となり，粘度は一定値を示し勾配の逆数から求められる．水，アセトン，グリセリン，アルコールなどがこの流動を示す．

2) 準粘性流動　quasi viscous flow

図6.3(b)のように，流動曲線が原点を通り，上向きに曲がった曲線で表される流動を準粘性流動という．せん断応力の増加とともに粘性は低くなり，液体は流れやすくなる．このような流動を示すものに，トラガント，アルギン酸ナトリウム，カルメロース，メチルセルロースなどの1%前後の水溶液がある．

3) 塑性流動　plastic flow

ビンガム流動 Bingham's flow とも呼ぶ．図6.3(d)のように，小さな応力では流動しないが，ある程度以上の応力f_0（この値を降伏値 yield value, f_0と呼ぶ）が加わると流動するもので，動き出すと粘性は一定となり，せん断応力S，せん断速度Dは直線関係を示す．このような流動を示すものに，軟膏，チンク油がある．

4) 準塑性流動　quasi plastic flow

図6.3(e)のように，塑性流動と同様に降伏値f_0をもち，降伏値以上の応力が加わると，上向きに曲がった曲線で描く．せん断応力の増加とともに粘性は低くなり，液体は流れやすくなる．このような流動を示すものに，トラガント，アルギン酸ナトリウム，カルメロース，メチルセルロースなどの2～3%濃厚溶液がある．

5) ダイラタント流動　dilatant flow

図6.3(c)のように，流動曲線が原点を通り，せん断応力Sの増加とともに，みかけの粘度が増加する場合である．デンプンなどの濃厚（約50%以上）水性懸濁液でみられる．これは，図6.4で示すように，静止状態では粒子は規則正しく最密充てん状態で配列し，粒子間空隙は懸濁液中の分散媒で十分満たされているとき，せん断応力が低い場合には粒子の配列はほとんど乱されず，サスペンションは比較的流動しやすい．しかし，せん断応力を増加していくと，粒子の配列状態が乱されて，全体が膨張し，粗充てん状態になり，固体全体のかさ体積が増大する．そのため分散粒子間に新たにできた空間に分散媒が吸い込まれ，分散媒が空隙を十分に満たすことができず，全体が乾燥した状態になり，粒子間の摩擦が増大して強い流動抵抗（粘性）が生じる．このような現象をダイラタンシー dilatancy と呼ぶ．

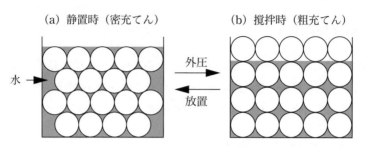

図 6.4 ダイラタンシーにおける内部構造の変化

6.2.3 ▶▶▶ せん断応力と粘性

準粘性流動，準塑性流動は，せん断応力が増大すると粘性が低下し，一方，ダイラタント流動においては，粘性が大きくなることは，せん断応力の変化に対する勾配の変化より推測できる．すなわち，準粘性流動を例にとると，図 6.5(a) において，せん断応力を S_1 から S_2 へ変化させたとき，D は D_1 から D_2 と変化したが，このとき，S_2 の勾配 $1/\eta_{S_2}$ は S_1 の勾配 $1/\eta_{S_1}$ より大きく，したがって，η（粘性）はせん断応力が大きくなると小さい値を示す（式 (6.6) 参照）．

$$\text{勾配} = \frac{1}{\eta} = \frac{dD}{dS} \tag{6.6}$$

一方，図 6.5(b) の示すように，せん断応力を S_1 から S_2 へ変化させたとき，D は D_1 から D_2 と変化したが，このとき，S_2 の勾配 $1/\eta_{S_2}$ は S_1 の勾配 $1/\eta_{S_1}$ より小さく，したがって，η（粘性）はせん断応力が大きくなると大きい値を示す（式 (6.6) 参照）．

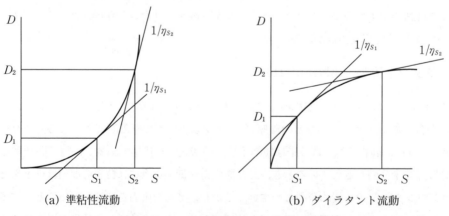

図 6.5 せん断応力と粘性（η）の関係

6.2.4 ▶▶ チキソトロピー thixotropy

　非ニュートン流動において，せん断応力を加えるとゾル（液体状）になり粘性が低下し，ゾルを等温下で放置するとき，ゆるやかに粘性も回復し，元のゲル（固体状）に回復する，可逆的ゾル-ゲル変換現象である．チキソトロピーのレオグラムでは図6.6に示すように，下降曲線が，上昇曲線の左側によって閉曲線となり，ヒステリシスループを描く．チキソトロピーを示す流体は，全体的に三次元の網目構造を形成しており，粘度は同じせん断応力下でも下降時のほうが上昇時よりも低い．すなわち，せん断応力により生じる構造の破壊と応力が取り除かれたり減少したりしても直ちに再生されないことを示し，構図の破壊と静止状態における構造再生に時間的なずれがあるためであり，このヒステリシスループの面積が大きいほど，チキソトロピー性が強い．この現象を利用したのがプロカインペニシリン油性懸濁注射液で，その他，チキソトロピーを示す例として，モノステアリン酸アルミニウム，ベントナイトなどの懸濁液がある．チキソトロピーとは逆に，ある種の緩やかな機械的操作（小さいせん断応力）を与えると粘性を増す現象を，レオペクシー rheopexy という．

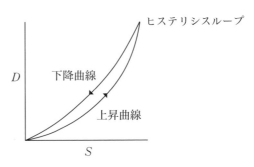

図6.6　チキソトロピー

6.2.5 ▶▶ 構造粘性 structural viscosity

　高分子溶液，懸濁液，乳濁剤が非ニュートン流動を示し，異常な粘性係数をもつのは，液体中に溶解している高分子あるいは懸濁している粒子が相互に結合して三次元的な網目構造 network structure をつくるためとされている．弱いせん断応力下では，この網目構造が流動に対して抵抗し，高い粘性を示す．せん断応力の増大に伴い構造が破壊され，粘度が減少する．ニュートン流動では粘性係数は応力に無関係であるのに対して，塑性流動は降伏値より大きなせん断応力が加わると，この構造が破壊されてニュートン流動に類似した流動を示すことになる．また，準粘性流動，準塑性流動において，せん断応力の増加とともにみかけの粘性が低下するのは，せん断応力の増加で網目構造は破壊され，粒子が流れに沿って流動するものと考えられる．このようにせん断応力に対して，粒子の網目構造が対抗して異常な粘性を示すことから，これを構造粘

性と呼んでいる．流動開始時の網目構造の強さにより，流動が準粘性流動になったり，塑性流動または準塑性流動になる．

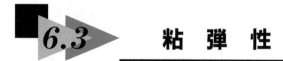

6.3　粘弾性

　分散系あるいは高分子材料物質にみられる固体（弾性体）と液体（粘性体）の性質を併せもつ物質の力学的性質のことを粘弾性 viscoelasticity という．粘弾性体の応力またはひずみの変化は，Hookeの法則が適用される理想固体（スプリング）とNewtonの粘性の法則が適用される理想液体（ダッシュポットまたはピストン）を組み合わせた力学模型，Maxwellモデル，フォークトVoigtモデル（図6.7）によって表すことができる．

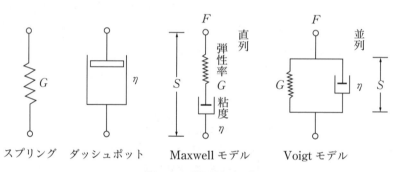

図6.7　粘弾性モデル
G：スプリングの弾力率，η：ダッシュポットの粘度

6.3.1　Maxwell（マクスウェル）モデル

1) ひずみ一定に対する応力の時間変化

　ダッシュポットとスプリングが直列に結合するモデルは，Maxwellモデルと呼ばれる．図6.8のA点を一定のひずみまで下げて，その位置を保ち，全体のひずみ（スプリングのひずみとダッシュポットのひずみの和）を一定としたとき，応力は時間とともに減少する．この現象を応力緩和 stress relaxation という．グラフからわかるように，応力は指数関数的に減少し，τ秒後には最初の応力 S_0 の $1/e$（＝36.8％）となる．τ は緩和時間 relaxation time と呼ばれ，応力緩和の尺度となり，この値が大きいほど応力の減少が緩やかに，小さいほど速くなる．初期の応力 S_0，t 時間後におけるせん断応力を S とすると，式(6.7) が導かれる．

$$S = S_0 \cdot e^{-\frac{t}{\tau}} \qquad ただし,\ \tau = \frac{\eta}{G} \tag{6.7}$$

応力を取り除くと，スプリングのひずみは完全に回復するが，ダッシュポットのひずみは回復せず，モデルは元に戻らない．

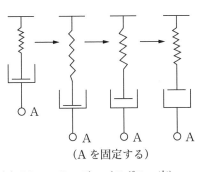
(a) Maxwell モデル（ひずみ一定）

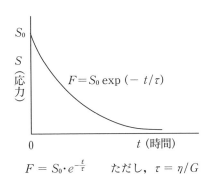
$F = S_0 \cdot e^{-\frac{t}{\tau}}$　　ただし，$\tau = \eta/G$
(b) ひずみ一定における応力の時間変化

図 6.8　ひずみ一定のときの応力の時間変化（応力緩和）

2) 応力一定に対するひずみの時間変化

Maxwell モデルでは，ひずみ一定に対する応力の変化はよく説明することができるが，このモデルは，応力一定（図 6.9(a)）とすれば単に流動現象（図 6.9(b)）を説明しているにすぎない．応力一定でひずみの変化するような現象には Voigt モデルが用いられる．

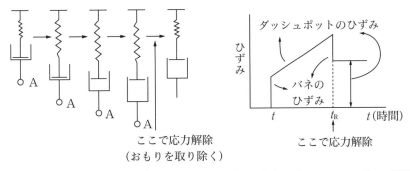
(a) Maxwell モデル（応力一定）　　(b) 応力一定におけるひずみの時間変化

図 6.9　応力一定のときのひずみの時間変化

6.3.2 ▶▶ Voigt（フォークト）モデル

1) 応力一定に対するひずみの変化

ダッシュポットとスプリングが並列に結合するモデルは，Voigt モデルと呼ばれる．図

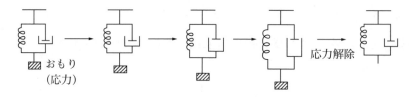

(a) Voigt モデル（応力一定）

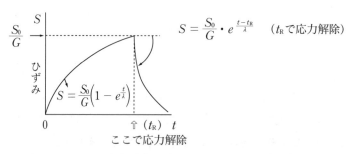

(b) 応力一定におけるひずみの時間変化

図 6.10　応力一定のときのひずみの時間変化

6.10(a), (b)において，重さ一定量を荷重させたとき，ひずみは時間とともに大きくなる現象をクリープまた遅延現象という．ここで，λ を遅延時間 retadation time という．Voigt モデルでは，スプリングの弾性変形が並列にあるダッシュポットの粘性のために瞬間的に変形せず遅らせており，この遅らせる尺度が λ である．応力 S に対するひずみの変化は式（6.8）で表され，応力解除 t_R（おもりを取り除く）後，ひずみは式（6.9）に従って減少し，モデルは元に戻る．

$$S = \frac{S_0}{G}\left(1 - e^{\frac{t}{\lambda}}\right) \qquad \text{ただし，}\lambda = \eta/G \tag{6.8}$$

$$S = \frac{S_0}{G} \cdot e^{\frac{t-t_R}{\lambda}} \quad (t_R \text{で応力解除}) \tag{6.9}$$

6.4　レオロジー的性質の評価

　一般に，流動曲線の形とその粘度によって行われる．レオロジー測定装置は試料の形態，測定目的に応じて選択される．粘度測定には毛細管粘度計，落球粘度計および回転粘度計が用いられている．軟膏，クリームなどの半固形製剤の硬さや延びなどのレオロジー評価は，ペネトロメーター（針入度計 penetrometer），カードテンションメーター curd tension meter, スプレッドメーター spread meter が用いられている．

1) 毛細管粘度計

　本法は，主にニュートン流動の粘度測定に最も手軽に利用されている粘度計である．図6.11に示すように(a) オストワルド Ostwald 型，(b) ウベローデ Ubelohde 型が使用されている．半径 r cm，長さ l cm の毛細管中，一定の体積 Q の液体が流下するのに要する時間 t を測定すると，粘度は Hagen-Poiseuille の法則から求められる．これらの毛細管粘度計は，高分子，懸濁剤，乳剤等のように，粘性が圧力により変化しやすい非ニュートン流動には不適当である．

$$\eta = \frac{\pi r^4 \Delta P}{8 \, lQ} \times t \qquad \text{Hagen-Poiseuille 式} \tag{6.10}$$

　　ΔP：毛細管の両端にかかる圧力差
　　r　：毛細管の半径
　　l　：毛細管の長さ
　　π　：円周率
　　Q　：時間 t に毛細管から流出する液体の体積

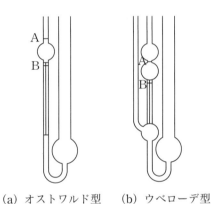

(a) オストワルド型　(b) ウベローデ型
図 6.11　毛細管粘度計

2) 回転粘度計

　ニュートン流動，非ニュートン流動の粘度測定に用いられるが，一般には非ニュートン流動のレオグラム作成に利用される．回転粘度計には，外筒回転型（クエット Couette 型，Green型），内筒回転型（Brockfield 型，Stomer 型）がある．そのほかに円錐-平板粘度計がある．原理的には，せん断速度を与えて，せん断応力の変化を測定するもので，図6.12に示すように，内外2個の円筒の間に試料を入れ，一方の円筒を回転させながら，他の円筒にかかるトルクを測定し，これよりせん断応力を計算する．

3) 落球粘度計

　原理的には，粒子の沈降に関するストークスの式を基本とする．図6.13において，ガラス円

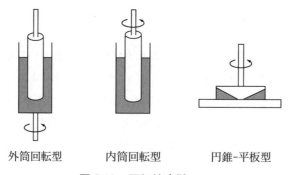

図 6.12　回転粘度計

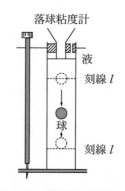

図 6.13　落球粘度計

筒内に満たした液体試料中に剛球またはガラス球を落下させ，一定距離 h を落下するために要する時間 t を測定する．ニュートン流動の粘度測定にのみ適用される．

4) ペネトロメーター（針入度計）penetrometer

円錐計の針を試料に貫入させ，一定時間後の針入度を測定する．軟膏の硬さの測定に用いられる（図 6.14(a)）．

5) カードテンションメーター　curd tention meter

軟膏の硬さを測定するのに用いられる．図 6.14(b)のように，上昇台に試料を載せ，一定速度で上昇台を上昇させ，感圧軸を試料中に侵入させる装置である．

6) スプレッドメーター　spread meter

試料の展延性（延び）を測定する装置である．図 6.14(c)のように，目盛板とガラス板との間でサンドイッチ状に挟まれた試料は硬さに応じて横への広がりを示す．

第6章 レオロジー

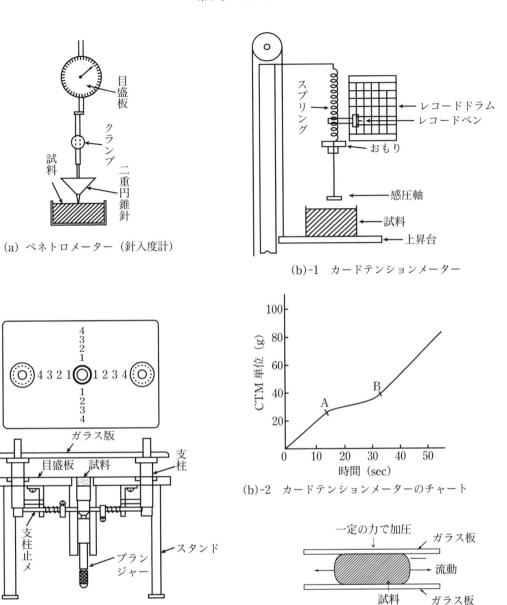

(a) ペネトロメーター（針入度計）

(b)-1 カードテンションメーター

(b)-2 カードテンションメーターのチャート

(c)-1 スプレッドメーター

(c)-2 スプレッドメーターの原理

図 6.14　軟膏剤のレオロジーの測定装置

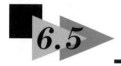

高分子の物性

到達目標
1. 高分子の構造と性質について説明できる．
2. 製剤分野で汎用される高分子の物性について説明できる．

6.5.1　高分子溶液

高分子 high molecule は，低分子量の構成単位である単量体が数多く繰り返し連結し，分子量が大きく，構造的にも大きな広がりをもち，変形しやすい巨大な分子である．高分子溶液は，低分子にみられない特異的な物理化学的性質を有しており，次の特徴があげられる．

同じ濃度の低分子溶液と比較して，
1）溶液の粘度は高く，濃度によって粘度が変化しやすい．
2）拡散しにくく，半透膜は通らない．
3）分子量が大きくモル濃度が小さいため，束一的性質（浸透圧，凝固点降下等）の変化が小さい．
4）冷却しても結晶化が遅く，ガラス状態（非晶質）を示す．

6.5.2　高分子の分類

高分子は，天然高分子（有機および無機天然高分子），半合成高分子および合成高分子に分類される．有機天然高分子の多糖類，タンパク質，核酸などは生体高分子 biopolymer と呼ばれ，生命維持には不可欠である．半合成高分子は天然高分子を修飾してつくられるものであり，天然高分子は一般的には分子量，構造的には均一性を有しているが，修飾段階での化学反応で高分子鎖の切断などもあり，結果的に不均一性を生じる．また，合成高分子は合成過程で重合度が異なり，分子量，構造，分岐度等は異なり，不均一性を示す（表6.1）．

6.5.3　高分子鎖の構造

高分子鎖が構成する原子あるいは原子団の種類によって定まる結合様式に，線状高分子，分岐状高分子，さらに分子鎖の間に架橋が生じた網目状高分子などがある（図6.15）．

表 6.1　高分子の分類

天然高分子	有機天然高分子	多糖類：デンプン，セルロース，アラビアゴム，アルギン酸，ヘパリン，コンドロイチン硫酸
		タンパク質：アルブミン，ゼラチン，コラーゲン
		核酸：DNA，RNA
		その他：天然ゴム
	無機天然高分子	ベントナイト，カオリン，天然ケイ酸アルミニウム
半合成高分子[*1]		メチルセルロース，ヒドロキシプロピルセルロース，ヒドロキシプロピルメチルセルロース，カルメロース（カルボキシメチルセルロース）
合成高分子[*2]		ポリエチレングリコール（マクロゴール（PEG）），ポリエチレン，ポリ塩化ビニル，ポリビニルピロリドン（PVP），ポリビニルアルコール（PVA），ポリアクリル酸，ポリメタクリル酸，ポリスチレンスルホン酸

[*1] ポリエチレングリコール（PEG）やビニルピロリドン（PVP），デキストランなどの高分子は，高分子化プロドラッグ polymeric prodrug として，医薬品を集中的に患部に送達させるキャリアーに利用されている（DDS）．

[*2] ポリエチレン重合体などの高分子基剤はマトリックスと呼ばれ，粉末医薬品をマトリックス内に均一に分散させたマトリックス製剤は，体内で薬物が拡散し，表面から放出される仕組みで，放出制御製剤として用いられている．

　　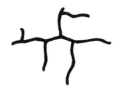　　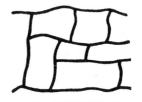

(a) 線状高分子　　　　(b) 分岐状高分子　　　　(c) 網目状高分子
　　セルロース　　　　　　アミロペクチン　　　　　架橋（三次元）

図 6.15　高分子の結合様式

　線状高分子，分岐状高分子は熱可塑性で，熱により軟化あるいは融解し，適当な溶媒に溶けやすい．架橋した網目状高分子は不溶融性で，加熱で架橋を硬化し，熱硬化性を示す．

　高分子を構成する原子あるいは原子団の置換数は多種多様であり，高分子を囲む温度，溶媒と高分子の相互作用，高分子鎖内の特に水素結合あるいは疎水結合によって，分子がもつ空間配座 conformation が変化する（図 6.16）．

6.5.4　高分子の平均分子量

　一般に生体高分子の分子量は均一であるが，合成高分子は，単量体が縮合あるいは付加重合することにより合成されるので，組成が同じであっても，分子量，構造，分岐度などに不均一性がある．分子量は平均量として測定され，平均分子量の求め方には下記の方法がある（表 6.2）．

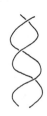 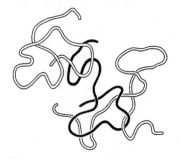

(a) ダブルヘリックス DNA　　(b) ランダムコイル酵素　　(c) α-ヘリックスポリペプチド

図 6.16　高分子鎖の構造

表 6.2　平均分子量の測定

平均分子量	測定法	用法
数平均分子量	浸透圧法，末端基定量法	高分子の低分子量
重量平均分子量	光散乱法，沈降法	高分子の高分子量
粘度平均分子量	粘度法	極限粘度

6.5.5　高分子溶液と相分離

1) 良溶媒，貧溶媒

　高分子と親和性が高く，溶解性のよい溶媒を良溶媒 good solvent という．これは溶媒と高分子の分子間相互作用が強いためで，例えば，水はポリビニルピロリドン（PVP）の良溶媒であり，高分子は膨張して，大きく広がる．一方，高分子はアセトンのような親和性が低い貧溶媒 poor solvent とは分子間相互作用が弱く，膨張せず，大きくは広がらない．

2) コアセルベーション

　高分子水溶液にアセトン，エタノールなどの有機溶媒の添加，あるいは高温で調整した溶液温度を下げると，高分子濃厚相と高分子希薄相の 2 相分離が起こる．この相分離をコアセルベーション coacervation と呼ぶ．この高分子濃厚相をコアセルベート coacervate といい，マイクロカプセルの製造に利用されている．

　分子量の不均一な合成高分子溶液にゆっくり貧溶媒を添加した場合，あるいは高温の溶液をゆっくりと温度を下げていくと，分子量の大きい高分子から順に，分子量のそろったコアセルベートを分離することができる．コアセルベートが分離し始める温度を，臨界溶解温度という．

　セルロース系高分子は，分子内水素結合などで架橋をつくるが，ある温度によって架橋がずれ，コアセルベートに変化する．

また，高分子が電解質である場合は，電荷を中和して溶解性を低下させてコアセルベートをつくることもできる．ゼラチン，アラビアゴムは中性付近のpHでは負に荷電している．pHを3.5～3に下げると，ゼラチンは等電点以下になり，ゼラチンは正に帯電し，アラビアゴムと静電気的に結合しコアセルベートをつくる．

3）マイクロカプセル

マイクロカプセル microcapsule は，ゼラチン，エチルセルロース，ポリビニルアルコールなどの高分子の薄膜で，固体，液体の医薬品を封入した直径数ミクロンから数ミリの粒子である．製法にはコアセルベーション法，界面重合法，流動層法，噴霧造粒法などがある．医薬品の安定性，味や臭いのマスキング，配合変化の防止に利用されている．

6.5.6 ▶▶ 高分子溶液の性質

1）高分子の粘度

高分子溶液の相対粘度 η_{rel} は式（6.11）で表され，分散相が球形の剛球で，その体積分率を Φ とすると，Einsteinの粘度式によれば，式（6.12）のように表される．

$$\eta_{rel} = \eta/\eta_0 \tag{6.11}$$

$$\eta_{rel} = 1 + 2.5\Phi \quad (\Phi：分散相の体積分率) \tag{6.12}$$

η, η_0 はそれぞれ未知の試料，標準試料

2）比粘度，還元粘度，極限粘度

η_{rel} から1を引いた値は比粘度 specific viscosity, η_{sp} と呼ばれ，式（6.13）で表される．

$$\eta_{sp} = \eta_{rel} - 1 = \frac{\eta - \eta_0}{\eta_0} = \frac{\eta}{\eta_0} - 1 \tag{6.13}$$

η_{sp} を溶液の濃度 C で割った値は還元粘度 reduced viscosity, η_{red} と呼ばれ，式（6.14）で表される．

$$\eta_{red} = \frac{\eta_{sp}}{C} = \frac{\frac{\eta}{\eta_0} - 1}{C} \tag{6.14}$$

図6.17のように，η_{sp}/C を C に対してプロットし，無限希釈（$C \to 0$）における η_{sp}/C 値は C に無関係な高分子の特性値とし，固有粘度あるいは極限粘度 intrinsic viscosity, $[\eta]$ と呼ぶ．

3）極限粘度と高分子分子量

極限粘度と高分子の分子量 M とは，式（6.15）が成立する．定数 K, a は高分子と溶媒によって決まる定数であり，これらが既知であれば $[\eta]$ より高分子の分子量を求めることができる．

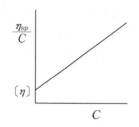

図 6.17 極限粘度の求め方

$$[\eta] = K \cdot M^a \tag{6.15}$$
$$a : 0.5 \sim 0.8$$

4) 高分子電解質

負の電荷をもつ陰イオン性高分子，正の電荷をもつ陽イオン性高分子，さらに正負の両方をもつ両性高分子（タンパク質）がある．水溶液中の高分子イオンは電荷間の反発のため，非イオン性高分子と比較して，顕著な広がりを示し，粘度は大きい．これに塩を加えると，電荷へのイオンへの遮蔽効果により，電荷の反発が抑えられ，高分子鎖は収縮し粘性が低下する．

5) ゲルの形成

アニオン性高分子である酸性ムコ糖は，カルシウムイオンを添加することによって，架橋が形成されるなど，高分子鎖同士が絡み合い，化学結合または物理化学的相互作用により架橋（網目構造）が生じれば，溶液はゲル化する．高分子鎖が一定量の溶媒を吸収し膨張した場合をゲルと呼び，溶媒が水の場合をヒドロゲルと呼び，ゲルから溶媒を取り除いた網目の高分子はキセロゲルと呼ばれる．この高分子鎖のゲルは，DDS 基剤として有望である．

6.6 演習問題

問 6.1 液体の流動に関する記述の正誤について，正しい組合せはどれか．

a 液体に加わるせん断応力とせん断速度との間に直線関係が成立する場合の全てをニュートン流動という．

b 高分子溶液の極限粘度を測定すれば高分子の分子量を知ることができる．

c 液体に加わるせん断応力とせん断速度との間に直線関係が成立しない場合をチキソトロピーという．

d 濃厚な懸濁液に加わるせん断応力とせん断速度との間

	a	b	c	d
1	正	正	正	正
2	正	誤	正	誤
3	誤	正	誤	誤
4	誤	正	誤	正
5	正	誤	誤	正

には，原点を通る直線関係が成立しない．

(86回国試)

問 6.2　次の図は回転粘度計によって測定したチンク油の各温度におけるレオグラムである．次の記述の正誤について，正しい組合せはどれか．

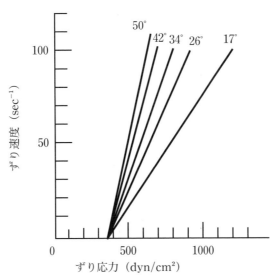

a　横軸の切片の値を降伏値という．
b　このような挙動を塑性流動という．
c　見かけの粘度は温度の上昇と共に増加している．
d　このような挙動を示すのは，はじめチンク油の内部に分散していた酸化亜鉛の粉末が，ずり応力の増加により強固な三次元構造を形成するためである．

	a	b	c	d
1	正	正	正	正
2	正	正	正	誤
3	正	正	誤	誤
4	正	誤	誤	誤
5	誤	正	誤	正
6	誤	誤	正	正

(80回国試)

問 6.3　液体Ⅰ，Ⅱ，Ⅲの流動特性を測定し，下図の流動曲線を得た．その結果に関する記述について，正しい組合せはどれか．

a　流体Ⅰの流動曲線①は，測定温度を高くすると傾きが大きくなる．
b　流動曲線②を示す流体Ⅱは，降伏値（f）より小さいせん断応力においては見かけ上，ニュートン流体として挙動する．
c　流動曲線③を示す流体Ⅲの見かけの粘度は，せん断応力の増加に伴って大きくなる．

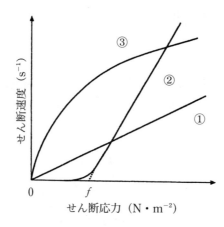

(88回国試)

	a	b	c
1	正	誤	正
2	正	誤	誤
3	正	正	誤
4	誤	正	誤
5	誤	正	正
6	誤	誤	正

問 6.4 レオロジーに関する記述のうち，正しいものの組合せはどれか．

a　ニュートン流動では，粘度はせん断速度の増加に比例して増加する．

b　塑性流動には降伏値があり，この値より大きなせん断応力ではせん断速度に無関係に粘度は一定の値である．

c　ダイラタント流動では，粘度はせん断速度の増加とともに減少する．

d　チキソトロピーを示すものでは，流動曲線（レオグラム）の上昇曲線と下降曲線は同一とはならない．

1　(a, b)　　2　(a, c)　　3　(a, d)
4　(b, c)　　5　(b, d)　　6　(c, d)

(91回国試)

問 6.5 日本薬局方における粘度測定法に関する記述の正誤について，正しい組合せはどれか．

a　液体の流れに平行な平面の単位面積あたりの内部摩擦力をずり応力 (S)，流れに垂直な方向の速度勾配をずり速度 (D) とよび，粘度 (η) とは，$D = \eta S$ の関係式で示される．

b　粘度の単位としてパスカル秒 (Pa·s) またはミリパスカル秒 (mPa·s) が用いられる．

c　高分子物質を含む液体の極限粘度を測定することにより，分子量の目安となる情報が得られる．

d　毛細管粘度計を用い，粘度及び密度既知の液体 A について毛細管を通って流下するに要する時間を測定したところ，t 秒を要した．同一の粘度計を用い同条件で液体 B を測定したところ，2t 秒を要した．両液体の密度にかかわらず液体 B の

	a	b	c	d	e
1	正	正	正	誤	正
2	誤	誤	誤	正	誤
3	正	正	誤	誤	誤
4	正	誤	正	正	正
5	誤	正	正	誤	正

粘度は液体Aの2倍であるといえる．
e　非ニュートン液体の粘度測定には回転粘度計法が適用でき，測定装置の一つにクェット型粘度計（共軸二重円筒形回転粘度計）がある．

(88 回国試)

問 6.6　レオロジーに関する記述の正誤について，正しい組合せはどれか．

a　動粘度の単位は，mm^2/s である．
b　毛細管粘度計の測定値からニュートン流体の動粘度を算出する場合，流体の密度の値を必要としない．
c　ニュートン流体がチキソトロピーを示すことはない．
d　ニュートン流体の流動曲線は温度の影響を受けないが，非ニュートン流体の流動曲線は温度の影響を受ける．

	a	b	c	d
1	正	正	正	誤
2	誤	正	誤	正
3	正	誤	誤	正
4	正	誤	誤	誤
5	誤	誤	正	正

(90 回国試)

問 6.7　製剤のレオロジー特性の測定に関する次の記述の正誤について，正しい組合せはどれか．

a　ウベローデ粘度計は毛細管粘度計の1つであり，動粘度が求められる．
b　回転粘度計法は，ニュートン液体だけでなく非ニュートン液体に対しても適用できる．
c　ペネトロメーターは，軟膏剤の展延性を測定する装置である．
d　粘弾性モデルには，マクスウェルモデルとフォークトモデルがあるが，前者はばねとダッシュポットの並列結合，後者は直列結合によって構成されている．

	a	b	c	d
1	正	正	誤	誤
2	正	誤	誤	誤
3	正	誤	正	誤
4	誤	正	正	正
5	誤	誤	正	正

(84 回国試)

問 6.8　次の図は物質のせん断速度とせん断応力の関係を示したものである．それぞれのレオグラムを示す物質として，正しい組合せはどれか．

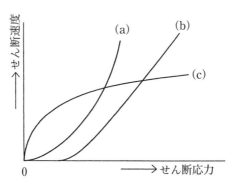

	(a)	(b)	(c)
1	でんぷんの60％水性懸濁液	チンク油	メチルセルロースの1.0％水溶液
2	チンク油	でんぷんの60％水性懸濁液	メチルセルロースの1.0％水溶液
3	チンク油	メチルセルロースの1.0％水溶液	でんぷんの60％水性懸濁液
4	メチルセルロースの1.0％水溶液	チンク油	でんぷんの60％水性懸濁液
5	でんぷんの60％水性懸濁液	メチルセルロースの1.0％水溶液	チンク油
6	メチルセルロースの1.0％水溶液	でんぷんの60％水性懸濁液	チンク油

(83回国試)

問 6.9 次の図は半固形製剤の試験に用いられる装置の概略図である．これらの装置の名称について，次の各問（問1〜問2）に答えよ．

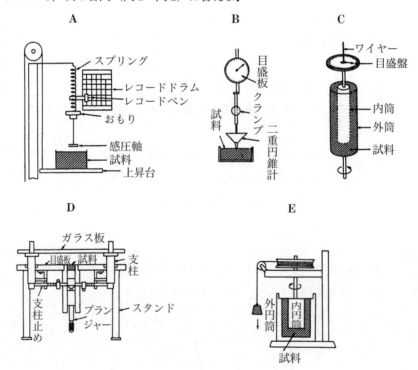

問1　カードテンションメーターはどれか．
1　A　　　2　B　　　3　C　　　4　D　　　5　E

問2　ペネトロメーターはどれか．
1　A　　　2　B　　　3　C　　　4　D　　　5　E

(77回国試)

(竹下　光弘)

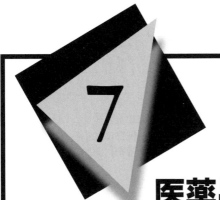

医薬品の安定性と安定化

到達目標 ▶▶▶
1. 医薬品の品質を安定性試験から説明できる（概要）．
2. 医薬品が分解する速度を n 次式として説明できる．
3. 医薬品の分解速度定数および半減期を求めることができる．
4. 懸濁剤の安定性における擬 0 次反応について説明できる．
5. 逐次反応について説明できる．
6. 併発反応について説明できる．
7. 特殊酸塩基触媒反応について説明できる．
8. 分解速度定数に対する pH の影響について説明できる．
9. 分解速度定数に対する温度の影響について説明できる．
10. 医薬品を安定化する方法について説明できる．

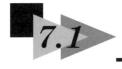

医薬品の品質と安定性試験

　医薬品を必要とする人に安心・安全な提供を確保するためには，有効性，安全性に加えて品質の保証が求められる．この品質の保証は，どこで決められているのであろうか．国内では，行政機関である厚生労働省に加え，独立行政法人である医薬品医療機器総合機構 Pharmaceuticals and Medical Devices Agency（PMDA；http://www.info.pmda.go.jp/）が主に関わっている．また，医薬品を製造する企業の製造部門・品質管理部門の役割も重要である．
　薬事法には医薬品の品質管理の基準があり，総括製造販売責任者の業務，品質管理業務に係る

表7.1 化学合成品の品質に関わる主なICHガイドライン

項　目	ICHトピック	ガイドライン名
安定性	Q1A(R2)	安定性試験ガイドライン
	Q1B	新原薬及び新製剤の光安定性試験ガイドライン
不純物	Q3A(R2)	有効成分含有医薬品のうち原薬の不純物に関するガイドライン
	Q3B(R2)	有効成分含有医薬品のうち製剤の不純物に関するガイドライン
	Q3C(R3)	医薬品の残留溶媒ガイドライン
規格及び試験方法	Q6A	新医薬品の規格及び試験方法の設定
製剤開発	Q8	製剤開発におけるガイドライン
品質リスクマネジメント	Q9	品質リスクマネジメントに関するガイドライン

組織および職員，品質管理業務の手順，適正な製造管理および品質管理の確保に関する文書等が明記されている．詳細は電子政府の総合窓口イーガブ（http://law.e-gov.go.jp/cgi-bin/idxsearch.cgi）を参照されるとよい．また，品質を管理する上でのガイドラインがあり，「安定性試験ガイドライン」には原薬における過酷試験，ロットの選択，規格，保存条件等，また，製剤における光安定性試験，ロットの選択，規格，保存条件等が記されている．

　新しい添加物を配合する場合，あるいは使用前例があっても投与経路が異なるもしくは含有量が増える場合は，当該添加物の品質等の資料も必要となる．表7.1は化学合成品の品質に関わる主なICH（日米EU医薬品規制調和国際会議）ガイドラインを示す．

　安定性は，Q1A(R2)に基づいて実施される．環境因子となる温度，湿度，光などを種々条件に応じて設定し，品質の経時変化として評価される．

　安定性試験ガイドラインにおける原薬および製剤の保存条件の一例を表7.2に示す．
　表7.2以外の試験として，分解生成物の同定や分解経路を判断するために利用される苛酷試験，光安定性試験（Q1B）がある．規格及び試験方法（Q6A）は，日本薬局方の通則，製剤総則，一般試験法等が原則とされる．

表7.2 一般的な原薬および一般的な製剤における試験の種類，保存条件および申請時点での最小試験期間

試験の種類	保存条件	申請時点での最小試験期間
長期保存試験	25℃±2℃/60%RH±5%RH または 30℃±2℃/65%RH±5%RH	12か月
中間的試験	30℃±2℃/65%RH±5%RH	6か月
加速試験	40℃±2℃/75%RH±5%RH	6か月

注意：30℃±2℃/65%RH±5%RHが長期保存条件の場合は中間的条件はない．25℃±2℃/60%RH±5%RHで長期保存試験を行い，加速試験において，6か月の試験のいずれかの時点で，「明確な品質の変化」が認められた場合，中間的な条件で追加の試験を実施し，「明確な品質の変化」の基準に対して評価しなければならない．承認申請時には，中間的な条件で実施された12か月の試験より，6か月以上の試験成績を提出する．

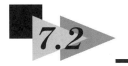 ## 医薬品が分解する速度と残存医薬品濃度-時間の関係

医薬品を放置しておくと，時間の経過とともに成分の分解が進行し，医薬品としての品質が損なわれる．医薬品の分解する要因は，酸素，温度，湿度，光，溶液のpH等であり，その分解する速度は環境によって，また医薬品成分により異なる．医薬品の安定性は，通常，医薬品を一定環境のもとで保管し，経時的に成分含量を定量することで評価される．初期の薬物濃度を C_0 として，時間 t - 残存医薬品濃度 C の関係をプロットすることにより，分解速度 v を調べることができる．このとき，分解する速度 v は，式（7.1）を用いて表す．

$$v = \frac{dC}{dt} = -k \cdot C^n \tag{7.1}$$

k は分解速度定数，n は次元であり，$n=0$ のときを0次，$n=1$ のときを1次，$n=2$ のときを2次といい，それぞれの反応速度式に基づいて分解が進行する．

医薬品の分解が0次反応速度式に従う場合，$v = -k$ より，分解する速度は薬物濃度に依存しないことになる．k の単位は，濃度・時間$^{-1}$ として示すことができる．1次反応速度式に従う場合，$v = -kC$ より，分解する速度は薬物濃度に比例することになる．k の単位は，時間$^{-1}$ として示すことができる．2次反応速度式に従う場合，$v = -kC^2$ より，分解する速度は薬物濃度の2乗に比例することになる．k の単位は，濃度$^{-1}$・時間$^{-1}$ として示すことができる．n 次反応速度における k の単位は，濃度$^{1-n}$・時間$^{-1}$ として表すことができる．

次に，時間経過とともに n 反応速度に従う場合の医薬品濃度の時間推移を捉える．

7.2.1　0次反応速度式

0次反応速度式を式（7.2）に示す．

$$v = \frac{dC}{dt} = -k \tag{7.2}$$

濃度を左辺に，時間を右辺に移動後，積分することで式（7.3）が得られる．

$$C = -kt + C_0 \tag{7.3}$$

式（7.3）より，残存医薬品濃度 C が初期濃度 C_0 から時間 t に比例して傾き $-k$ の直線として減少することがわかる．C が初期濃度の半分を満たすときの時間は半減期と呼ばれ，$t_{1/2}$ として示す．式（7.3）に $C = C_0/2$ を代入することで $t_{1/2}$ が求まり，式（7.4）として示される．

$$t_{1/2} = \frac{C_0}{2k} \tag{7.4}$$

仮に $t_{1/2}=1\,\mathrm{h}$ と仮定すると，$k=C_0/2$ となり，この k を式（7.3）に代入することで，残存医薬品濃度は式（7.5）として示される．

$$C = \left(1 - \frac{t}{2}\right)C_0 \tag{7.5}$$

t は半減期の t 倍であることを意味する．例えば，$t_{1/2}$ の 2 倍の時間では，t に 2 を代入し，残存医薬品濃度が 0 になることがわかる．また，$t_{1/2}$ の半分の時間では，t に 1/2 を代入し，残存医薬品濃度が初期濃度の 3/4 倍（$C=3/4C_0$）であることがわかる．

7.2.2 ▶▶ 1次反応速度式

1次反応速度式を式（7.6）に示す．

$$v = \frac{dC}{dt} = -kC \tag{7.6}$$

濃度を左辺に，時間を右辺に移動後，積分することで式（7.7）が得られる．

$$\ln C = -kt + \ln C_0 \quad \text{あるいは} \quad C = C_0 \exp(-kt) \tag{7.7}$$

式（7.7）より，残存医薬品濃度 $\ln C$ が初期濃度 $\ln C_0$ から時間 t に比例して傾き $-k$ の直線として減少することがわかる．C が初期濃度の半分を満たすときの半減期 $t_{1/2}$ は，式（7.7）に $C = C_0/2$ を代入することで求まり，式（7.8）として示される．

$$t_{1/2} = \frac{\ln 2}{k} \tag{7.8}$$

仮に $t_{1/2}=1\,\mathrm{h}$ と仮定すると，$k = \ln 2 \fallingdotseq 0.693$ となり，この k を式（7.7）に代入することで，$C = C_0 \exp(-\ln 2 \cdot t)$ となり，残存医薬品濃度は式（7.9）として示される．

$$C = \left(\frac{1}{2}\right)^t C_0 \tag{7.9}$$

t は半減期の t 倍であることを意味する．例えば，$t_{1/2}$ の 2 倍の時間では，t に 2 を代入し，残存医薬品濃度が $1/4C_0$ になることがわかる．また，$t_{1/2}$ の半分の時間では，t に 1/2 を代入し，残存医薬品濃度が初期濃度の 0.71 倍であることがわかる．

$C = \sqrt{0.5}\,C_0$ より，$\sqrt{0.5}$ は 0.71 である．

7.2.3 ▶▶ 2次反応速度式

2次反応速度式を式（7.10）に示す．

$$v = \frac{dC}{dt} = -kC^2 \tag{7.10}$$

濃度を左辺に，時間を右辺に移動後，積分することで式 (7.11) が得られる．

$$\frac{1}{C} = kt + \frac{1}{C_0} \tag{7.11}$$

式 (7.11) より，残存医薬品濃度の逆数 $1/C$ が初期濃度の逆数 $1/C_0$ を出発点として，時間 t に比例した傾き k の直線として増大することがわかる．C が初期濃度の半分を満たすときの時間である半減期 $t_{1/2}$ は，式 (7.11) に $C = C_0/2$ を代入することで求まり，式 (7.12) が算出できる．

$$t_{1/2} = \frac{1}{kC_0} \tag{7.12}$$

仮に $t_{1/2} = 1\,\mathrm{h}$ と仮定すると，$k = 1/C_0$ となり，この k を式 (7.11) に代入することで，残存医薬品濃度は式 (7.13) として示される．

$$C = \frac{C_0}{1 + t} \tag{7.13}$$

t は半減期の t 倍であることを意味する．例えば，$t_{1/2}$ の 2 倍の時間では，t に 2 を代入し，残存医薬品濃度が $1/3 C_0$ になることがわかる．また，$t_{1/2}$ の半分の時間では，t に $1/2$ を代入し，残存医薬品濃度が初期濃度の $2/3$ 倍になることがわかる．

0 次，1 次および 2 次の反応速度に基づいた残存医薬品濃度を初期濃度 $C_0 = 100$ としたときの推移を図 7.1 に半減期ごとの濃度 C の推移を表 7.3 に示す．

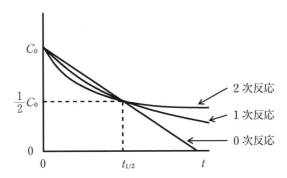

図 7.1 半減期が等しいときの反応時間と残存医薬品濃度との関係

表 7.3 初期濃度を 100 としたときの各時間における残存分

	$t = 0$	$0.5\,t_{1/2}$	$t_{1/2}$	$2\,t_{1/2}$	$3\,t_{1/2}$	$4\,t_{1/2}$
0 次反応速度	100	75	50	0	0	0
1 次反応速度	100	71	50	25	12.5	6.25
2 次反応速度	100	67	50	33	25	20

7.2.4 ▶▶ 懸濁剤の安定性における擬0次反応速度

懸濁剤である医薬品は，容器内に溶解している医薬品と固体の医薬品が共存している．溶解している医薬品は飽和状態であり，その医薬品濃度は飽和溶解度 C_s を示す．

ここで，医薬品が分解していく速度は，固体医薬品（懸濁粒子）の分解速度と溶解している医薬品の分解速度が同時に進行しているが，固体医薬品の分解速度は非常に遅いことから無視できるものとする．溶解している医薬品が，仮に1次反応速度で分解が進行するものと考えると，時間経過とともに溶解している医薬品が徐々に減っていく．この状況と同時に，固体医薬品が速やかに溶出することで，溶液中の医薬品濃度は固体医薬品の溶出がすべて完了するまで，見かけ上，一定値（飽和溶解度 C_s）を維持する．したがって，固体医薬品の溶出が完了するまでは式 (7.14) として表せる．

$$v = \frac{dC}{dt} = -kC = -k' \tag{7.14}$$

このとき医薬品濃度が一定値（飽和溶解度 C_s）を維持することから，式 (7.14) の C は C_s となる．

懸濁剤の全医薬品濃度と溶解している医薬品濃度の時間推移を図 7.2 に示す．

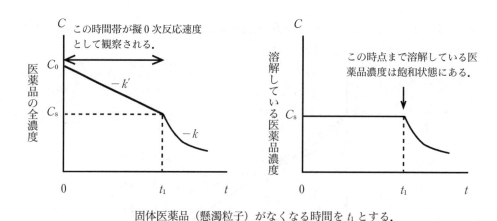

固体医薬品（懸濁粒子）がなくなる時間を t_1 とする．

図 7.2 懸濁剤の医薬品濃度の時間推移

t_1 までの医薬品濃度は $C = -k't + C_0$ として表せる．時間 t_1 までのグラフの傾き $-k'$ は，C_s がわかることで容易に算出できる．この k' と C_s の積から k が求まる．時間 t_1 以降は，見かけ上1次反応速度に基づいて分解が進行すると，式 (7.7) より，$\ln C = -kt + \ln C_s$ となり，この t は t_1 を0とみなした時間に相当する．

7.2.5 逐次反応

物質 A が中間生成物 B を経て最終産物 C になる場合のように，逐次的に反応が進行する場合をいう．A から B への反応速度定数を k_1，B から C への反応速度定数を k_2 とすると図 7.3 のように表することができる．

$$A \xrightarrow{k_1} B \xrightarrow{k_2} C$$

図 7.3　逐次反応における物質変化と反応速度定数

こちらの反応速度は 1 次反応速度式に従うと考え，以下に示すように各々の濃度の時間変化により決定される．物質 A，B，C が消失する反応速度式はそれぞれ式 (7.15)，式 (7.16)，式 (7.17) として表せる．

$$\frac{d[A]}{dt} = -k_1[A] \tag{7.15}$$

$$\frac{d[B]}{dt} = k_1[A] - k_2[B] \tag{7.16}$$

$$\frac{d[C]}{dt} = k_2[B] \tag{7.17}$$

k_1 と k_2 を比べたとき，$k_1 > k_2$ の条件では，B の生成濃度は A の初期値に比例する．逆に $k_1 < k_2$ の条件では，生成した B は直ちに C に移行するが，一般に濃度 B は極大値をもち，この極大値到達時間は k_1 および k_2 により決まる．わかりやすいように，k_1 および k_2 の大きさを変えたときに A，B および C の濃度がどのような時間推移を示すかを図 7.4 に示す．

k_1 が k_2 と比べて大きい場合は中間体の B は高い山型のパターンを示すが，k_2 の大きさが増大することで，B の山型は小さくなる．また最終産物である C の変化と比べると，k_1 と比べて k_2 が大きくなることにより C が速やかに生成されることがわかる．この最終産物 C ができる速度は，逐

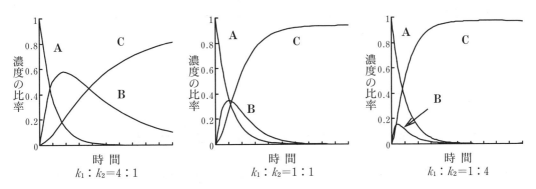

図 7.4　逐次反応における物質 A，B および C の残存濃度比率の推移

次反応において反応速度定数の小さい方に支配される．この反応を支配する段階を律速段階という．

式（7.15），式（7.16）および式（7.17）の積分型の式を以下に示す．物質Aは式（7.7）より，$t=0$のときの濃度を$[A_0]$として，

$$[A] = [A_0]\exp(-k_1 \cdot t) \tag{7.18}$$

中間体Bは，

$$[B] = \frac{k_1}{k_2-k_1}[A_0]\{\exp(-k_1 \cdot t) - \exp(-k_2 \cdot t)\} \tag{7.19}$$

$[A]+[B]+[C]=[A_0]$（一定）とみなせるので，最終産物Cは，

$$[C] = [A_0] - \{[A]+[B]\} \tag{7.20}$$

と表すことができる．したがって，式（7.20）に式（7.18）および式（7.19）を代入して，最終産物Cは，

$$[C] = [A_0]\left\{1 - \frac{1}{k_2-k_1}(k_2\exp(-k_1 \cdot t) - k_1\exp(-k_2 \cdot t))\right\} \tag{7.21}$$

となる．ここで，$k_1=k_2$のとき，分母のk_2-k_1が0となり，算出することができない．そこで，[B]を式（7.22）のように積分式に置き換える．

$$[B] = [B_0] + k_1\int_0^t [A]dt - k_2\int_0^t [B]dt \tag{7.22}$$

0からtまでを積分することで，$k_1=k_2$の場合でも，[B]が求められる．このように考えて[A]，[B]および[C]の関係を捉えたのが図7.4である．

7.2.6 ▶▶ 併発反応

AからBへの反応およびAからCへの反応というように，2種類以上の反応が同時に進行する反応をいう（図7.5）．両反応がともに1次反応速度式に従い進行することを前提として考える．Bが生成する速度定数をk_1，Cが生成する速度定数をk_2とすると，図7.5のように表すことができる．

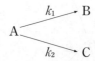

図7.5　併発反応における物質変化と反応速度定数

A，BおよびCの濃度の時間変化により反応速度式は決定される．各々の反応速度式を以下に示す．

$$\frac{d[A]}{dt} = -k_1[A] - k_2[A] = -(k_1 + k_2)[A] \tag{7.23}$$

$$\frac{d[B]}{dt} = k_1[A] \tag{7.24}$$

$$\frac{d[C]}{dt} = k_2[A] \tag{7.25}$$

わかりやすいように，k_1 および k_2 の大きさを変えたときに A，B および C の濃度がどのような変化を示すのかを図 7.6 に示す．

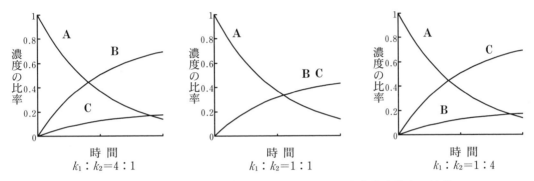

図7.6　併発反応における物質 A，B および C の残存濃度比率の推移

A，B および C の積分した濃度の算出式は，それぞれ式 (7.26)，式 (7.27) および式 (7.28) に示す．

$$[A] = [A_0] \exp(-(k_1 + k_2) \cdot t) \tag{7.26}$$

$$[B] = \frac{k_1}{k_1 + k_2}[A_0]\{1 - \exp(-(k_1 + k_2) \cdot t)\} \tag{7.27}$$

$$[C] = \frac{k_2}{k_1 + k_2}[A_0]\{1 - \exp(-(k_1 + k_2) \cdot t)\} \tag{7.28}$$

B および C の濃度は，k_1，k_2 に比例することがわかる．また，A の半減期は式 (7.29) として表すことができる．

$$t_{1/2} = \frac{\ln 2}{k_1 + k_2} \tag{7.29}$$

7.3 医薬品の安定性に対する pH の影響

7.3.1 特殊酸塩基触媒反応

注射剤のように水溶液の医薬品には,有効成分以外に pH 調整剤,安定化剤,保存剤などの添加物が加わることが多い.このように多種化合物が混在する環境が一般的であり,これらの化合物間の相互作用,溶液に含まれる水素イオン,水酸イオンなどによる影響として,医薬品の分解する速度が決まる.水溶液中の医薬品の安定性を考えるとき,酸と塩基がどのように関わるかを考えることが主であることから,通常,pH との関係を捉えることで医薬品の安定性を把握することが簡便である.緩衝剤のような pH 調整剤,安定化剤などを含む通常の医薬品状態における酸塩基触媒反応を一般酸塩基触媒反応という.一方,水素イオン,水酸イオンおよび水のみが医薬品の安定性に対して影響を及ぼすと考えたときを特殊酸塩基触媒反応という.ここでは,特殊酸塩基触媒反応における pH と医薬品の分解速度定数との関係を理解する.

医薬品の濃度を $[A]$,水素イオンによる触媒作用に基づく速度定数を k_{H^+},水酸イオンによるその速度定数を k_{OH^-},水分子によるその速度定数を k_{H_2O} とすると,医薬品が分解する速度 v は式 (7.30) として表すことができる.

$$v = k_{H^+}[A][H^+] + k_{OH^-}[A][OH^-] + k_{H_2O}[A][H_2O] \tag{7.30}$$

医薬品が分解する反応速度式が,みかけの 1 次反応速度定数 k_{obs} を用いて表されるとき,$v = k_{obs}[A]$ と示すことができる.式 (7.30) の左辺に代入して式 (7.31) が得られる.

$$k_{obs} = k_{H^+}[H^+] + k_{OH^-}[OH^-] + k_{H_2O}[H_2O] \tag{7.31}$$

酸性下においては,水素イオン濃度が高いことから,式 (7.31) は式 (7.32) に置き換えることができる.

$$k_{obs} = k_{H^+}[H^+] \tag{7.32}$$

両辺に対数を取ることで,式 (7.32) は式 (7.33) になり,pH と速度定数の対数値との関係が右下がりの直線関係として表される.なお,pH $= -\log[H^+]$ である.

$$\log k_{obs} = \log k_{H^+} - pH \tag{7.33}$$

塩基性下においては,水酸イオン濃度が高いことから,式 (7.31) は式 (7.34) に置き換える

ことができる.

$$k_{obs} = k_{OH^-}[OH^-] \tag{7.34}$$

両辺に対数を取ることで,式(7.34)は式(7.35)になり,pHと速度定数の対数値との関係が右上がりの直線関係として表される.なお,K_wは水のイオン積であり,$K_w = [H^+][OH^-]$である.

$$\log k_{obs} = \log k_{OH^-} + pH - pK_w \tag{7.35}$$

中性付近では,水分子濃度が水素イオン濃度と水酸イオン濃度の和よりも大きいと考え,式(7.31)は式(7.36)に置き換えることができる.

$$k_{obs} = k_{H_2O}[H_2O] \tag{7.36}$$

式(7.36)は水素イオンおよび水酸イオンが関与しないことから,両辺に対数をとってもみかけの速度定数の対数値はpHに関係なく一定値を示す.

式(7.32)が満たされる酸性領域,式(7.35)が満たされる塩基性領域および水分子が関与する中性付近を考慮したとき,pHと速度定数の対数値は図7.7のように表される.

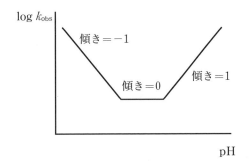

図 7.7 水素イオン,水酸イオンおよび水分子が関与する pH と速度定数の関係

図7.7のようにx軸にpH,y軸に反応速度定数の対数を取りプロットしたグラフをpHプロファイルという.医薬品によっては水素イオンにのみ触媒作用を受ける場合は,酸性領域のグラフ(傾き-1)のみであり,中性から塩基性領域にかけて傾きのない変化を取る.水分子の影響がなく,水素イオンと水酸イオンにより触媒作用を受けて分解が進行する医薬品はV型のpHプロファイルを示す.すなわち,医薬品の性質によりpHプロファイルは異なるが,水素イオン触媒領域の傾きである-1,水酸イオン触媒領域の傾きである+1は変わらない.

分子形とイオン形に解離する医薬品では,水素イオンおよび水酸イオンによる触媒作用が異なるため,pHプロファイルに特長を有する.例として,アスピリンのpHプロファイルを図7.8

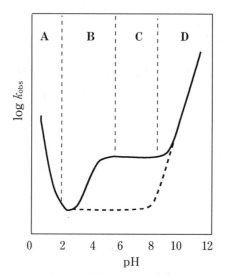

図 7.8 アスピリン（pK_a = 3.5）の pH プロファイル

に示す．

　領域 A は水素イオンが触媒となりアスピリンの分解が進行する．領域 D は水酸イオンが触媒となりアスピリンの分解が進行する．領域 C は中性付近であることから水分子が関与する領域であり，グラフの傾きが 0 に相当する．領域 B はアスピリンの分子形とイオン形の比率が変化する pH 範囲であり，pH 3.5 のときアスピリンの分子形濃度とイオン形濃度は 1：1 の比率で存在するが，pH が 3.5 以下では分子形の比率が増え，逆に pH が 3.5 以上ではイオン形の比率が増える．このとき，分子形と比べてイオン形が触媒作用を受けやすいことからみかけの分解速度定数はイオン形比率の増大に依存して大きくなる．もし，アスピリンが解離しない医薬品であるとしたら，領域 B と領域 C は破線で示される図 7.8 のような pH プロファイルを示すであろう．

7.3.2 ▶▶ 弱電解質の解離平衡

　弱電解質の中で，酸性化合物として酢酸を考える．酢酸は水溶液中において，以下のように解離し，平衡が成り立つ．K_a は酸解離定数と呼ばれる．

$$CH_3COOH \underset{}{\overset{K_a}{\rightleftharpoons}} CH_3COO^- + H^+$$

　K_a は式（7.37）として表せる．式にある［イオン形］および［分子形］はそれぞれの濃度を意味する．

$$K_a = \frac{[イオン形]}{[分子形]}[H^+] \tag{7.37}$$

両辺に対数を取ることで，式 (7.38) が得られる．

$$\mathrm{pH} = \mathrm{p}K_\mathrm{a} + \log\frac{[イオン形]}{[分子形]} \tag{7.38}$$

酢酸の pK_a は 4.76 である．pH を種々設定してイオン形濃度と分子形濃度の比率を式 (7.38) より求めることができる．x 軸に pH，y 軸に分子形濃度の分率を取ったときのグラフを図 7.9 に示す．

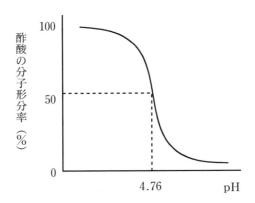

図 7.9 酢酸の分子形分率と pH の関係

pH = pK_a のときに，分子形濃度：イオン形濃度 = 1：1 である．pH が pK_a から 1 小さくなることで分子形濃度：イオン形濃度 = 10：1，pH が pK_a から 2 小さくなることで分子形濃度：イオン形濃度 = 100：1 となる．逆に pH が 4.76 より大きくなることで酢酸のイオン形濃度の比率が増える．

酢酸の全濃度は分子形濃度とイオン形濃度の和になる（式 7.39）．

$$C_\mathrm{S} = [分子形] + [イオン形] \tag{7.39}$$

式 (7.38) より，イオン形濃度 = 分子形濃度 × $(1 + 10^{\mathrm{pH}-\mathrm{p}K_\mathrm{a}})$ に変形して，式 (7.39) に代入することで式 (7.40) が得られる．

$$C_\mathrm{S} = [分子形](1 + 10^{\mathrm{pH}-\mathrm{p}K_\mathrm{a}}) \tag{7.40}$$

弱電解質の中で，塩基性化合物としてアンモニアの塩基解離を考えたいが，水素イオンを放出するアンモニアイオン（酸解離）の解離平衡として捉える．アンモニアイオンは以下のように解離し，平衡が成り立つ．

$$\mathrm{NH_4^+} \xrightleftharpoons{K_\mathrm{a}} \mathrm{NH_3} + \mathrm{H^+}$$

K_a は式 (7.41) として表せる．

$$K_a = \frac{[\text{分子形}]}{[\text{イオン形}]}[\text{H}^+] \tag{7.41}$$

両辺に対数を取ることで，式 (7.42) が得られる．

$$\text{pH} = \text{p}K_a + \log\frac{[\text{分子形}]}{[\text{イオン形}]} \tag{7.42}$$

アンモニアイオンの pK_a は 9.25 である．pH を種々設定してイオン形濃度と分子形濃度の比率を式 (7.42) より求めることができる．x 軸に pH，y 軸に分子形濃度の分率を取ったときのグラフを図 7.10 に示す．酢酸の場合と異なり，pH が pK_a から 1 小さくなることで分子形濃度：イオン形濃度＝1：10，pH が pK_a から 2 小さくなることで分子形濃度：イオン形濃度＝1：100 となる．逆に pH が 9.25 より大きくなることでアンモニアの分子形濃度の比率が増える．

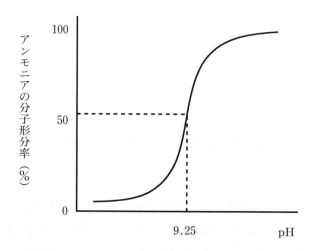

図 7.10　アンモニアの分子形分率と pH の関係

アンモニアの全濃度は分子形濃度とイオン形濃度の和であり，式 (7.39) が成り立つ．

式 (7.42) より，イオン形濃度 ＝ 分子形濃度 × $(1+10^{\text{p}K_a-\text{pH}})$ に変形して，式 (7.39) に代入することで式 (7.43) が得られる．

$$C_S = [\text{分子形}](1+10^{\text{p}K_a-\text{pH}}) \tag{7.43}$$

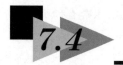 ## 医薬品の安定性に対する温度の影響

一般に医薬品を暖かい場所に保管することで，分解しやすくなることが予測される．それは温

度上昇により医薬品に含まれる物質の分子運動が活発になることで，成分や添加物の分子同士の衝突頻度が増え，分解速度が高まるためと考えられる．では，温度と速度定数との間にはどのような関係が成り立つであろうか．スウェーデンの科学者である Svante August Arrhenius が 1884 年に温度と速度定数との間の関係として式（7.44）を示した．この式は，速度定数 k と絶対温度 T の関係を表すアレニウス式 Arrhenius equation と呼ばれる．A は温度に無関係な定数であり頻度因子という．E_a は 1 モルあたりの活性化エネルギー（J/mol），R は気体定数（8.314 J/K/mol）である．

$$k = A \cdot e^{-E_a/RT} \tag{7.44}$$

式（7.44）を変形して式（7.45）とし，その関係を図 7.11 に示す．

$$\ln k = -\frac{E_a}{R} \cdot \frac{1}{T} + \ln A \tag{7.45}$$

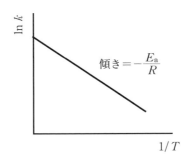

図 7.11 速度定数と絶対温度の関係：アレニウスプロット

このグラフの傾きは温度依存性を示す．グラフの傾きが大きいほど，一定の温度変化による安定性が大きく変動することがわかる．医薬品の安定性はグラフの傾きではなく，y 軸に示される $\ln k$ の値で決まる．すなわち，y 軸の位置が低いほど医薬品の安定性は良いと判断できる．

活性化エネルギーが等しい医薬品の場合，グラフの傾きは同じであることから，何れの温度に置いても $\ln k$ の差は等しいことになる．つまり，医薬品 A のある温度 T_1 における速度定数 k_A と医薬品 B のある温度 T_1 における速度定数 k_B を比較したとき，$\ln k_A$ と $\ln k_B$ の差（$\ln k_A - \ln k_B$）が温度に関係なく等しいため，医薬品 A の速度定数と医薬品 B の速度定数の比（k_A/k_B）が等しいことを意味する．

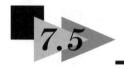

医薬品の安定化

　医薬品を安定化させる重要な目的の1つは，時間経過とともに生じる品質（成分含量，性状など）の低下を抑えることである．すなわち，医薬品の安定性にマイナスに影響を及ぼす要因を見つけ出し，その影響を最小限に抑える手段・対策をとることである．

　医薬品の安定性を環境因子から捉えた場合，温度，湿度，光，酸素，微生物，容器の素材などがある．これらの因子は医薬品の物理的・化学的性質に密接に関わり，成分の溶解度，親水性・疎水性の程度，熱安定性などの物理化学的な特性を環境因子と照らし合わせた検討が実施される．

　包装の変更や配合に伴う成分同士による相互作用に基づく溶解性，分散性，結晶構造，色調などが損なわれることもあり，医薬品の安定性には注意が必要である．これらの要因によって医薬品の安定性が著しく損なわれるメカニズムの解明とともに，対処法も把握する必要があり，それらの要因の影響を事前に防ぐ対策が取られる．最終的に完成した医薬品は，適切な剤形として，また適切な容器の保管され，医療機関において使用される．

　主要な環境因子に関わる医薬品の安定性ならびに安定化に関する具体例を以下に示す．

7.5.1 温　度

　温度と安定性の関係は，"7.4　医薬品の安定性に対する温度の影響"に記載した．アレニウスプロットからわかるとおり，温度の上昇は医薬品の分解速度を高める．通常，温度の影響を受けやすい医薬品は，冷所，冷蔵など低温による保管が添付文書に記されている．温度の影響を受けやすい代表的な医薬品であるニトログリセリンの融点は不安定形が2.8℃，安定形が13.5℃であり，50℃以上の環境で分解が速やかに進行する．インスリンも同様に熱に不安定であるため，処方せんには「凍結を避け，2～8℃に遮光して保存する．」と記されている製品が多い．成分の熱安定性だけではなく，剤形として特に気を配る必要のあるものがある．それは坐剤であり，体温付近で融解するため，添付文書には「室温保存．直射日光を避けてなるべく冷所に保管すること」と記されている．

7.5.2 湿　度

　固形製剤の場合，湿度の影響は水溶性粉体において顕著に観察される．吸湿に伴う潮解，風解は見た目に判断でき，吸湿防止の包装が重要である．具体的には，医薬品がアルミ包装のような防湿フィルムにて包装されることが多い．一包化包装など多剤として同封する場合は，エルダー

の仮説を認識する必要があり，臨界相対湿度の低下が医薬品の安定性に大きく関わる．

7.5.3 ▶▶▶ 光

　光に対して不安定な医薬品は，暗所に保管する対策および遮光フィルム包装の措置が取られる．光に対して影響を受けやすい医薬品として，ニフェジピン，ニソルジピン，ニトレンジピンなどのジヒドロピリジン系カルシウム拮抗剤がある．これらの原薬を蛍光灯に照らすことで，10分程度で分解してしまう．その他，ノルフロキサシン，オフロキサシン，ロメフロキサシンなどのニューキノロン系抗菌剤も同様である．光によって医薬品の安定性が悪くなること以外に別の重要な問題も指摘されている．それはニューキノロン系抗菌剤やカルバマゼピンは，光により生じた副産物が光過敏症を惹起することである．医薬品の安定性の向上は，副産物による副作用の問題も明らかになりつつあるため，一包化包装など容器変更の場合には特に気を配る必要がある．

　その他，身近なものとしてビタミン B_{12} 製剤，ビタミン D_3 製剤，ビタミンK製剤も光により分解が進行するため，製剤のコーティング，カプセル内への封入などの医薬品としての剤形工夫やPTP包装における紫外線をカットするための赤色包装などの処置が取られている．

7.5.4 ▶▶▶ 酸　素

　酸素による酸化を受けやすい医薬品は，包装容器内が窒素置換されたり，脱酸素剤が用いられることで酸化しない工夫がなされている．また液剤ではアスコルビン酸や亜硫酸水素ナトリウムのような酸化防止剤の添加も多い．酸化防止剤の代表的なものを表7.4に示す．

表7.4　代表的な酸化防止剤

亜硝酸ナトリウム	アスコルビン酸	L-アスコルビン酸ステアリン酸エステル
亜硫酸水素ナトリウム	亜硫酸ナトリウム	アルファチオグリセリン
エデト酸ナトリウム	エリソルビン酸	塩酸システイン
乾燥亜硫酸ナトリウム	クエン酸	酢酸トコフェロール
ジクロイソシアヌール酸カリウム	ジブチルヒドロキシトルエン	大豆レシチン
チオグリコール酸ナトリウム	チオリンゴ酸ナトリウム	天然ビタミンE
トコフェロール	d-δ-トコフェロール	濃縮混合トコフェロール
パルミチン酸アスコルビン酸	ピロ亜硫酸ナトリウム	ブチルヒドロキシルアニソール
1,3-ブチレングリコール	ベンゾトリアゾール	
ペンタエリスリチル-テトラキス	[3-(3,5-ジ-t-ブチル-4-ヒドロキシフェニル)プロピオネート]	
没食子酸プロピル	2-メルカプトベンズイミダゾール	

7.5.5 ▶▶▶ 複合体

　2つ以上の化合物がイオン間相互作用，水素結合など種々の分子間力により結合が起こり，2

次化合物として存在するものを複合体という．代表的な複合体を示す．

金属錯体

　金属錯体は，金属イオンに配位子が配位した化合物と定義される．1か所のみで金属と配位できる配位子は単座配位子，2か所で配位できるのは二座配位子と呼ばれる．例として六座配位子のエチレンジアミンテトラ酢酸イオンを図7.12に示す．エチレンジアミンテトラ酢酸イオンはカルシウムイオンなどと容易に結合する．

　その他，白金錯体であるシスプラチンは有名である．配位子から捉えた場合，単座配位子であるクロロ（Cl^-）やシアノ（CN^-），二座配位子であるエチレンジアミン（$NH_2CH_2CH_2NH_2$），三座配位子であるジエチレントリアミン（$NH(C_2H_4NH_2)_2$）などがある．

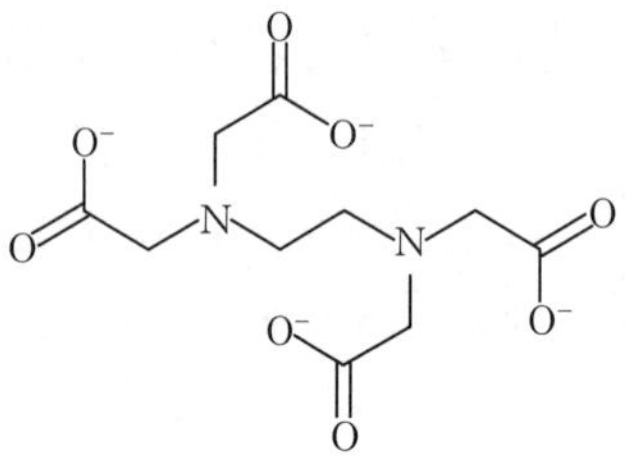

図7.12　エチレンジアミンテトラ酢酸イオンの構造式

包接化合物

　一方の成分分子がつくる格子空間（ホスト分子）に他の成分の分子（ゲスト分子）を閉じこめた構造をとるものである．例としてシクロデキストリンがある．シクロデキストリンは環状のオリゴ糖である．グルコース分子が α-1,4グルコシド結合で結合している．グルコースが6個環状に結合したものを α-シクロデキストリン（図7.13），7個結合したものを β-シクロデキストリン，8個結合したものを γ-シクロデキストリンと呼ぶ．

　その他の包接化合物として，デンプン（ヨウ素を筒状に取り込む），尿素（オクチルアルコー

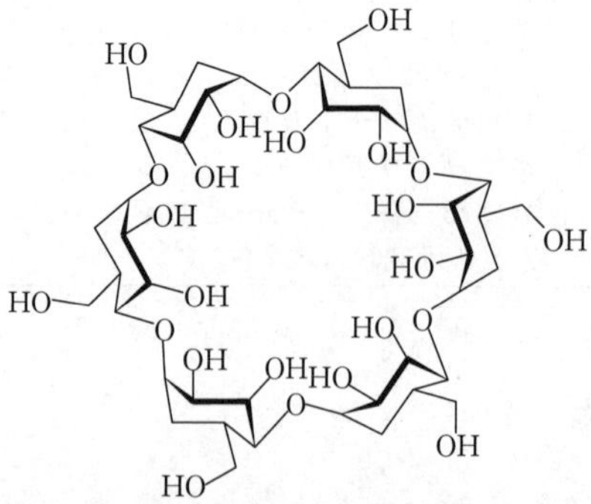

図7.13　α-シクロデキストリンの構造式

ルを筒状に取り込む），デオキシコール酸（パラフィンや脂肪酸を筒状に取り込む），ヒドロキノン（ジフェニル誘導体をカゴ状に取り込む）などがある．

7.5.6 ▶▶▶ 複合体の安定度定数

2つの化合物AおよびBが1：1のモル比で複合体A-Bを形成するとき，その平衡関係は次のように表すことができる．

$$A + B \underset{}{\overset{K}{\rightleftarrows}} A\text{-}B$$

Kは複合体の安定度定数と呼ばれ，式（7.46）として示される．

$$K = \frac{[A\text{-}B]}{[A][B]} \tag{7.46}$$

[A]は化合物Aのモル濃度，[B]は化合物Bのモル濃度，[A-B]は複合体A-Bのモル濃度である．各々の濃度の単位をmol/Lとすると，Kの単位はL/molとなる．

具体例として，固体薬品Aを水に溶解させたときの濃度（溶解度）が0.2 mol/Lであった．この溶液に少しずつ溶解補助剤としてBを添加したところ固体薬品Aの溶解度が図7.14に示す結果を得た．AとBが複合体を形成したと考え，その安定度定数を算出する．

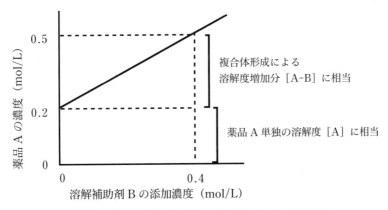

図7.14 溶解補助剤添加における薬品Aの濃度推移

溶解補助剤Bを添加しないとき，薬品Aの濃度は0.2 mol/Lである．この値が薬品A単独の濃度[A]に相当する．溶解補助剤Bを0.4 mol/L加えたとき，薬品Aの濃度が0.5 mol/Lということは，薬品Aの一部が補助剤Bと複合体を形成して溶解していることを意味する．すなわち，増加した0.3 mol/Lが複合体[A-B]中の薬品Aの濃度になる．薬品Aと補助剤Bは1：1のモル比で複合体を形成することから，添加した補助剤Bの中で0.3 mol/Lは複合体を形成していることになる．したがって，添加された補助剤Bのうち，0.3 mol/Lは複合体中のB濃

度，残りの 0.1 mol/L は単独[B]濃度になる．式 (7.46) に当てはめて，式 (7.47) のとおり安定度定数が求まる．

$$K = \frac{[\text{A-B}]}{[\text{A}][\text{B}]} = \frac{0.3}{0.2 \times 0.1} = 15 \text{ L/mol} \tag{7.47}$$

7.5.7 ▶▶ 剤形からみた安定化

安定性を確保するために剤形を適切に選択することで，有益性も高くなる．代表的な剤形の特長を以下に示す．

凍結乾燥注射剤などの凍結乾燥した製剤

水溶液としての保管が安定性に支障をきたす医薬品は，凍結乾燥品として調製されることが多い．水溶液中に溶解した医薬品を凍結後，真空ポンプを用いて減圧する．減圧のまま温度を上げることで水（氷）は液体にならずに気化する（昇華）．圧力を戻すことで完成する．

医薬品中の水分含量はほとんどなく，医薬品を使用するときに水を加えて溶解後に投与される．水の沸点は地上の気圧（760 Torr = 101325 Pa）では 100℃であるが，2.0 Torr（267 Pa）では −10℃，0.1 Torr（13 Pa）では−30℃である．通常，減圧するとき 100 Pa 以下に設定され沸点が−20℃以下になる条件で昇華が行われる．

乳　剤

水に不安定であり脂溶性の高い医薬品は，油相中に医薬品を溶解させ，水相中に分散させることで o/w 型エマルションとして調製できる．この様に水相を油相を上手に利用することで医薬品の安定化を図ることができる．また多層構造の w/o/w 型エマルションや o/w/o 型エマルションなどタイプも様々である．

またエマルションそのものの分散安定性を高めるために，凝集・合一・クリーミングを防止する目的として界面活性剤や糖が使用される．

カプセル剤・フィルムコーティング錠等のコーティングされた製剤

カプセルの基剤はゼラチンやヒプロメロース等が使用され，乳化剤が加えられて調製されることが多い．コーティングは錠剤や顆粒剤等に使用される．カプセルに入れることおよびコーティングすることで，遮光，吸湿防止，吸油防止，酸化防止等の効果がある．

スプレー剤などの圧縮ガスを用いた製剤

酸化防止，外気混入防止など外部と遮断してあることから幅広く安定性を確保できる．

第7章 医薬品の安定性と安定化

7.6 演習問題

問 7.1 ある医薬品（A）が特定の条件下で1次反応に従って分解するとき，この条件におけるAの半減期が231時間であったとすると，30％が分解する時間として，最も近い数値はどれか．ただし，初期の分解量は0とし，$\ln 2 = 0.693$，$\ln 0.7 = -0.357$ とする．

1. 69　　2. 81　　3. 119　　4. 139　　5. 162

(63回国試)

問 7.2 ある薬品が一次反応に従って分解する．その半減期が500日であるとすると，この薬品の残存量が95％まで低下する日数に最も近い値は次のうちどれか．ただし温度条件は同一とし，$\log_e 2 = 0.693$，$\log_e 100 = 4.605$，$\log_e 95 = 4.553$ とする．

1. 20日　　2. 38日　　3. 52日　　4. 82日　　5. 96日

(59回国試)

問 7.3 化学反応に対する温度の影響に関する次の記述のうち誤っているものはどれか．

1. Arrheniusプロットの傾斜から化学反応の活性化エネルギーを求めることができる．
2. Arrheniusプロットが直線を示さないときには，実験した温度範囲内において複数の反応機構が存在する可能性がある．
3. 加熱滅菌温度付近においては，菌の死滅（タンパクの変性）速度に対する温度の影響は，通常の化学反応速度に対する温度の影響よりも小さいことが知られている．
4. van't Hoff式に従えば，可逆反応においては平衡定数の対数を絶対温度の逆数に対してプロットすれば直線を示す．
5. van't Hoffプロットの傾斜が正であれば，化学反応式において左から右への進行が吸熱反応であることを示し，負であれば発熱反応であることを示す．

(75回国試)

問 7.4 薬物のみかけの分解1次速度定数（k）とH^+による触媒定数（k_H）との間に次の関係があり，pH 3における半減期が20時間であった．

$$k = k_H[H^+]$$

pHが2のときの半減期（時間）は次のどれか．

1. 1   2. 2   3. 3   4. 4   5. 5　　　　　　　　　　(72回国試)

問7.5　次の記述は，イオン強度に関するものである．正しいものの組合せはどれか．

a．イオン強度は溶液中のすべてのイオン種について，それぞれのイオンのモル濃度と原子価の積を加え合せたものの$\frac{1}{2}$である．

b．イオン強度は溶液中のすべてのイオン種について，それぞれのイオンのモル濃度と原子価の2乗の積を加え合せたものの$\frac{1}{2}$である．

c．イオン強度は溶液中のすべてのイオン種について，それぞれのイオンのモル濃度の2乗と原子価の2乗の積を加え合せたものの$\frac{1}{2}$である．

d．1価のイオンと1価のイオンとからなる電解質ではモル濃度の2倍の値がそのイオン強度となる．

e　2価のイオンと2価のイオンとからなる電解質ではモル濃度の4倍の値がそのイオン強度となる．

1　(a, d)　　2　(a, e)　　3　(b, d)　　4　(b, e)
5　(c, d)

問7.6　1次反応に従って分解する薬物Aを安定化させるため，(1:1)のモル比でAと複合体を形成する添加剤Bを加えたところ，Aの40％が複合体を形成した．このときのAの分解速度定数（hr^{-1}）に最も近い値は次のどれか．

　ただし，複合体を形成していないAのみが存在するときの加水分解速度定数を$0.01\ hr^{-1}$とし，Bおよび複合体は共に分解しないものとする．

1．0.003　　2．0.004　　3．0.005　　4．0.006　　5．0.01

(65回国試)

問7.7　水溶液中において，薬物Aは1次反応速度式に従い，薬物Bは0次反応速度式に従って分解する．濃度C_0の薬物A，Bそれぞれの水溶液を調製して，一定条件下で保存したところ，1年後に両者とも濃度が$\frac{1}{2}C_0$となった．さらに，同一条件で保存し続けたところ，分解反応が進行し，ある時点で薬物Bの濃度は0になった．その時点での薬物Aの濃度として正しいものはどれか．

1．0　　　　　　　2．$\frac{1}{4}C_0$　　　　　　3．$\frac{1}{8}C_0$

4．$C_0 \ln 2$　　　5．$\frac{1}{2}C_0 \ln 2$

第7章 医薬品の安定性と安定化

(86回国試)

問 7.8 薬物A〜Dについて，それぞれ3種類の異なる含量の水性注射剤（2 mL溶液，アンプル入り）を調製し，それらの40℃における経時的安定性を試験した．次の記述のうち，正しいものの組合せはどれか．

a．薬物Aについて，初期含量に対する残存率が90％となるまでの時間を求めたところ，初期含量に無関係であった．この結果から，薬物Aの分解は0次反応であることがわかった．

b．薬物Bについて，初期含量に対する残存率が90％となるまでの時間を求めたところ，初期含量に反比例していた．この結果から，薬物Bの分解は2次反応であることがわかった．

c．薬物Cについて，初期含量に対する残存率が50％となるまでの時間を求めたところ，初期含量に無関係であった．この結果から，薬物Cの分解は1次反応であることがわかった．

d．薬物Dについて，初期含量に対する残存率が50％となるまでの時間を求めたところ，初期含量の2乗に比例した．この結果から，薬物Dの分解は2次反応であることがわかった．

1 (a, b)　　2 (a, c)　　3 (a, d)　　4 (b, c)　　5 (b, d)

(85回国試)

問 7.9 3つ異なる薬物X, Y, Zの水溶液中での分解反応は，いずれも1次反応式に従うものとする．25℃，同一の初期濃度（C_0）条件を用いて，半減期を求めたところ，それぞれXで2時間，Yで4時間，Zで8時間であった．次の記述の正誤について，正しい組合せはどれか．

a．40℃，初期濃度がC_0の条件のとき，得られる分解反応の半減期の比は，25℃の場合と同じである．

b．25℃，初期濃度が$C_0/2$の条件のとき，得られる分解反応の半減期の比は，25℃，初期濃度をC_0とした場合と同じである．

c．25℃，初期濃度がC_0の条件のとき，8時間後のそれぞれの薬物の残存率比は [X] : [Y] : [Z] = 1 : 4 : 8 である．

	a	b	c
1	正	正	誤
2	正	誤	誤
3	誤	正	正
4	正	誤	正
5	誤	正	誤
6	誤	誤	正

(84回国試)

問 7.10 アスピリンの加水分解は水溶液の場合，擬一次速度過程に従うことが知られている．いま，微細にしたアスピリン結晶を水に懸濁し，一定温度に加温し，残存するアスピ

リンの全量を測定したところ，次の図のような結果が得られた．
この結果から下記の記述について，正しいものの組合せはどれか．

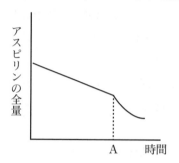

a　A点まで直線となるのは，固体のアスピリンが溶解する速度と，溶解しているアスピリンが析出する速度が等しいからである．
b　A点でアスピリンの固体は液中から消失した．
c　A点までは，固体のアスピリンの加水分解の方が，溶解しているアスピリンの加水分解より速いため，見かけ上ゼロ次速度過程に従うような結果となる．
d　A点から固体のアスピリンも，溶解しているアスピリンも，擬一次速度過程に従って加水分解しはじめた．
e　A点まで直線となるのは，溶解しているアスピリンが加水分解して消失する分，固体のアスピリンが溶解して飽和濃度を保つからである．

1　(a, b)　　2　(a, c)　　3　(b, d)　　4　(b, e)　　5　(c, e)

(83回国試)

問 7.11　次の図はアスピリンの加水分解速度定数（k）に及ぼす pH の影響を示したものである．この図に関する次の記述の正誤について，正しい組合せはどれか．

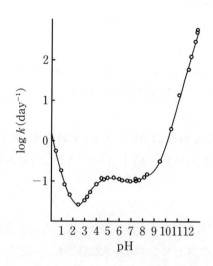

a．この加水分解はアスピリンの懸濁液中での反応であり，擬ゼロ次反応に従う．
b．アスピリンの加水分解は，酸塩基触媒がアスピリンの非イオン形，イオン形に作用するため複雑なpHプロファイルを示す．
c．pH 2以下ではイオン形のアスピリンが，主に水素イオン触媒により分解される．
d．pH 10以上で加水分解速度定数が増大するのは，アスピリンのイオン形の割合がpHと共に増大することによる．

	a	b	c	d
1	誤	正	誤	正
2	正	誤	正	正
3	正	誤	正	誤
4	正	正	正	誤
5	誤	正	誤	誤
6	誤	正	正	正

(82回国試)

問 7.12 薬物Aは水素イオンと水酸化物イオンのみの触媒作用を受けて加水分解され，そのときの1次加水分解速度定数 k は次式で表される．

$$k = k_H[H^+] + k_{OH}[OH^-]$$

ここで，k_H は水素イオンによる触媒反応の速度定数，k_{OH} は水酸化物イオンによる触媒反応の速度定数である．この薬物のpH 1.0とpH 11.0における k はそれぞれ 0.0010 h^{-1} と 0.10 h^{-1} であった．この薬物の加水分解速度が最小となるpHに最も近い値はどれか．1つ選べ．ただし，水のイオン積 $K_w = 1.0 \times 10^{-14}$ とし，pH以外の条件は変化しないものとする．

1. 4.0　2. 5.0　3. 6.0　4. 7.0　5. 8.0

(95回国試)

(古閑健二郎)

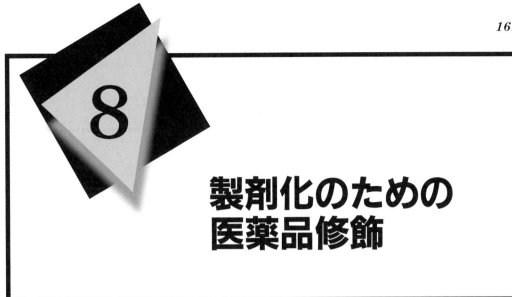

製剤化のための医薬品修飾

　医薬品の創製（創薬）において，薬理活性は高いものの溶解性や安定性が低い，あるいは消化管からの吸収率が低いなどの欠点があり，そのままでは医薬品になりにくい薬物に遭遇することがある．そのような場合，薬物の構造の一部を化学的に修飾してプロドラッグとすることによりこれらの欠点を補う手法がとられることがある．プロドラッグ化は創薬の有効な手段の1つであり，数多くの優れた医薬品が創製されている．

到達目標 ▶▶▶ 代表的なプロドラッグを列挙し，そのメカニズムと有用性について説明できる．

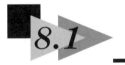 ## 活性代謝物とプロドラッグの概念

　薬物は生体内で代謝を受けて薬理活性を失うものが多いが，代謝を受けてもなお活性が残るものがあり，このような代謝物を活性代謝物 active metabolite という．さらに，未変化体そのものには期待する薬理活性がほとんどなく，もっぱら代謝物のみに薬理作用がある場合，この未変化体をプロドラッグ prodrug といい，活性代謝物を親化合物あるいは活性本体と呼ぶ．一般にプロドラッグは，親化合物の適当な官能基に脱離基（遊離基，修飾基ともいう）を結合させた構造をもち，生体内で比較的容易に親化合物に変換されるように設計されている．

8.2 プロドラッグ化の目的

プロドラッグ化の目的は，以下の3つに大別される（図8.1）．
1. 生物学的利用能の改善　① 溶解性の改善
　　　　　　　　　　　　② 安定性の改善
　　　　　　　　　　　　③ 消化管吸収性の改善
　　　　　　　　　　　　④ 作用の持続化
2. 組織ターゲティング　　（⑤）
3. QOL の向上　　　　　　⑥ 副作用の軽減
　　　　　　　　　　　　⑦ 苦味の改良

これらのうち複数の目的を併せもったプロドラッグや，同一の親化合物であっても，目的によって複数のプロドラッグがつくられることもある．また，プロドラッグの別の欠点を克服するために，プロドラッグをさらにプロドラッグ化することもある．たとえば，抗悪性腫瘍代謝拮抗薬フルオロウラシル（5-FU）の作用持続性を改善したプロドラッグとしてテガフールやカルモフ

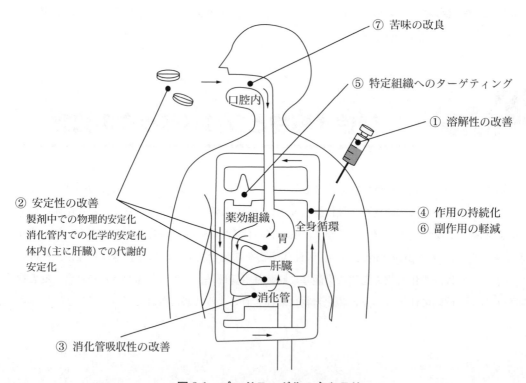

図8.1　プロドラッグ化の主な目的

ールが開発された．一方，ドキシフルリジンは腫瘍細胞でピリミジンヌクレオチドホスホリラーゼ（PyNPase）によって5-FUに変換されることから，組織ターゲティングを目的として開発されたプロドラッグである．さらにドキシフルリジンは正常腸管粘膜に存在するPyNPaseによっても5-FUに変換され，しばしば重篤な下痢を引き起こすため，ドキシフルリジンの消化管安定性を高めるように，さらに修飾したカペシタビンが開発された．このカペシタビンは組織ターゲティングと消化管での安定性，副作用軽減の目的を併せもつプロドラッグといえよう（図8.2）．同様に，抗ウイルス薬のアシクロビルは，ウイルス感染細胞において特異的に活性化しているチミジンキナーゼによって活性本体である三リン酸化体に変換され，ウイルス増殖を抑制する．さらに，このアシクロビルの欠点である低吸収性を改善したプロドラッグがバラシクロビル塩酸塩である（図8.3）．ACE阻害薬カプトプリルのプロドラッグであるアラセプリルは，異なる目的で2箇所の修飾部位に脱離基をもつ．すなわち，メルカプト部分には吸収性を高めるためにアセチル基が導入されているが，一方，アミド部分は体内で徐々に加水分解されるため，親化合物への変換が緩やかに進行し，薬効が持続する（図8.4）．

ステロイドホルモンは，一般には絶対的な溶解度は水に対しても有機溶剤に対してもあまり高

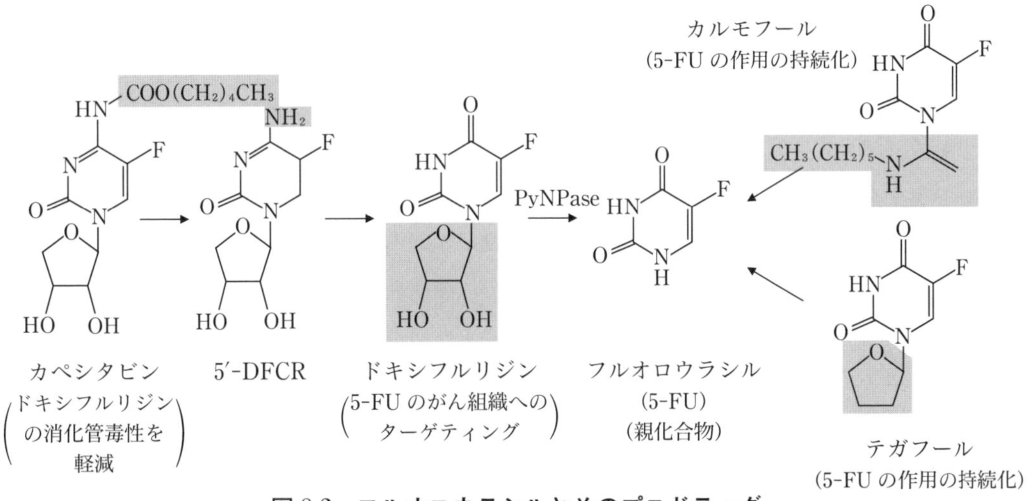

図8.2 フルオロウラシルとそのプロドラッグ

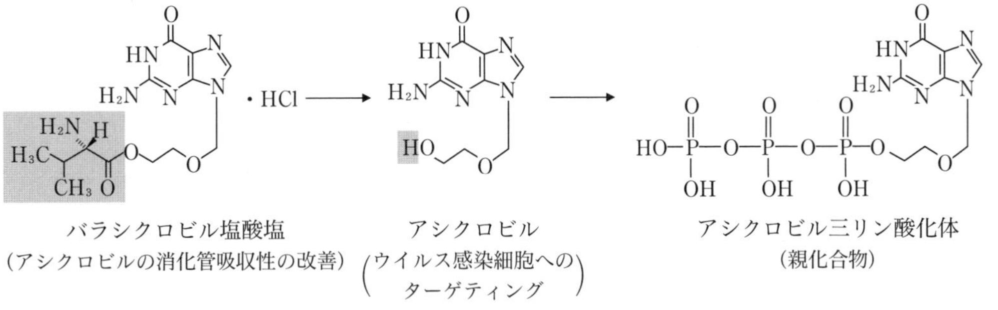

図8.3 アシクロビルとバラシクロビル

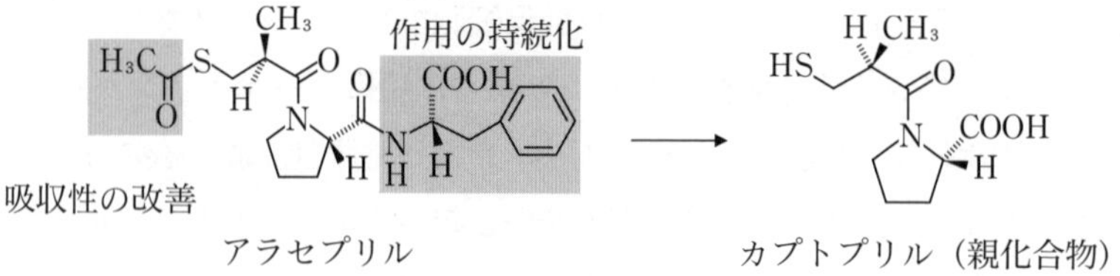

図 8.4　アラセプリル

くない．そこで，特に副腎皮質ホルモンにおいては，水溶性の脱離基を結合させて水溶性を増すことで注射剤としたり，逆に脂溶性の脱離基を結合させて経皮製剤とする工夫がなされている（後述の表 8.2 および図 8.12 参照）．また，特に性ホルモンは体内で速やかに代謝されて失活するため，適当な脱離基で修飾することにより作用の持続化を期待した製剤も開発されており（後述の図 8.17 参照），ステロイドホルモンのプロドラッグ化の目的は多様である．

プロドラッグの中には，親化合物の薬理作用を補強する，あるいは副作用を軽減するような脱離基を結合させた，あたかも"合剤"のようなムーチャルプロドラッグ mutual prodrug と呼ばれるものがある．スルタミシリントシル酸塩水和物は，合成ペニシリン製剤アンピシリンとその分解を抑えるためにβ-ラクタマーゼ阻害薬スルバクタムをエステル結合させたものである．また，プログルメタシンマレイン酸塩はインドール酢酸系解熱消炎鎮痛薬インドメタシンと，その副作用である胃腸障害を抑えるために，胃炎・胃潰瘍治療薬であるプログルミドを結合させたものである（図 8.5）．

プロドラッグには，代謝されて薬効を発現するように意図的に分子設計されたもの以外に，薬効メカニズムが明らかになるに従って，実は代謝物が薬効本体であったという例も少なくない．このような場合は，酸化あるいは還元酵素によって代謝活性化されることが多い．プロピオン酸系消炎鎮痛薬ロキソプロフェンナトリウム水和物のように未変化体の一部が代謝を受けずに排泄されたり，ピラゾロン系解熱鎮痛薬スルピリンのように複数の活性代謝物が生成することもある．また酸化還元酵素によって代謝活性化される場合は酵素誘導や阻害の影響を受けやすい．例えば，抗リウマチ薬レフルノミドはリファンピシンなどの酵素誘導作用を有する薬物を併用すると，活

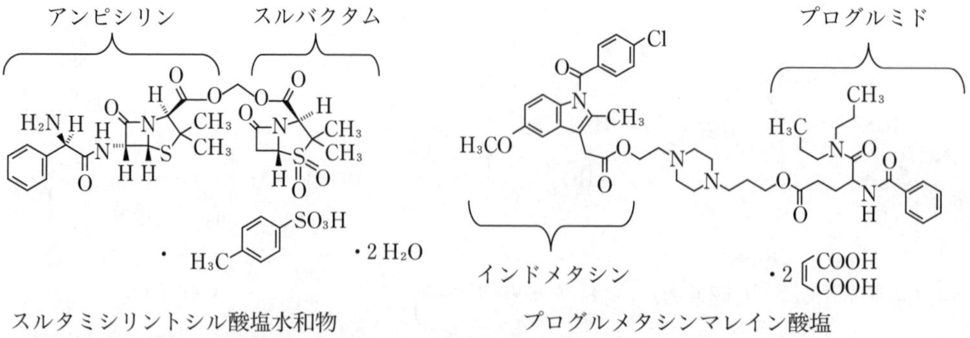

図 8.5　ムーチャルプロドラッグ

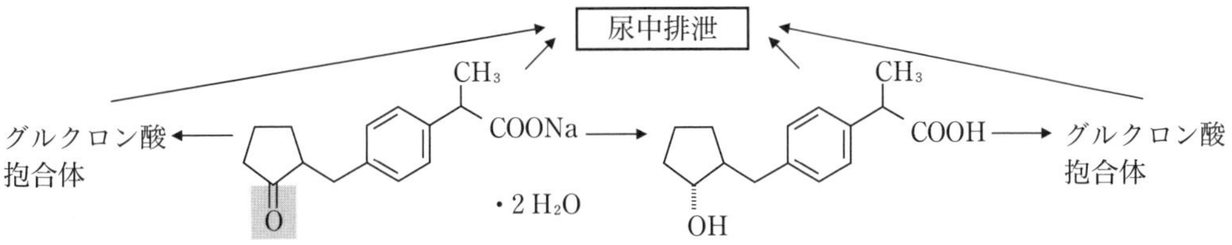

ロキソプロフェンナトリウム塩水和物　　トランス-OH体
（親化合物）

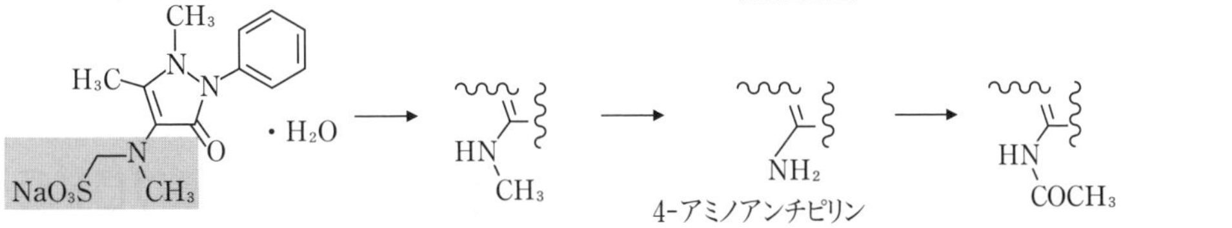

スルピリン水和物　4-メチルアミノアンチピリン（活性代謝物）　4-アミノアンチピリン（アミノピリン）（最も期待される活性代謝物）　4-アセチルアミノアンチピリン（活性代謝物）

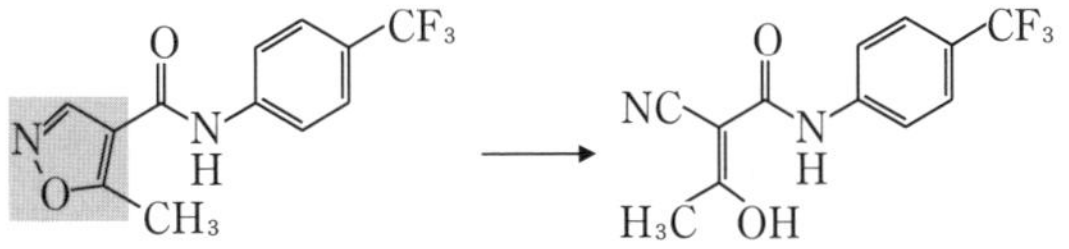

レフルノミド　　イソオキサゾール開環体：A 771726
（親化合物）

図 8.6　ロキソフェン，スルピリン，レフルノミドとその親化合物

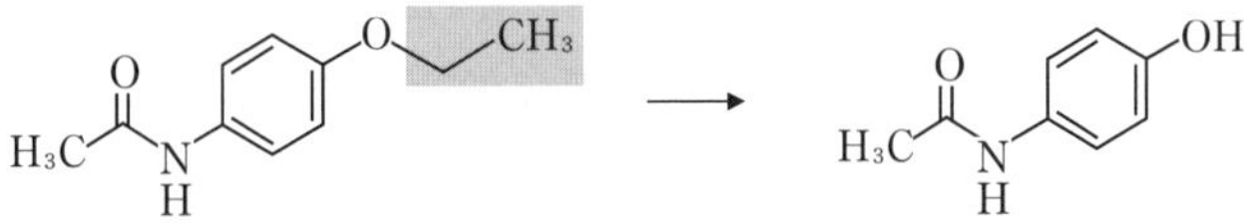

フェナセチン　　アセトアミノフェン
（親化合物）

図 8.7　擬プロドラッグ　フェナセチン

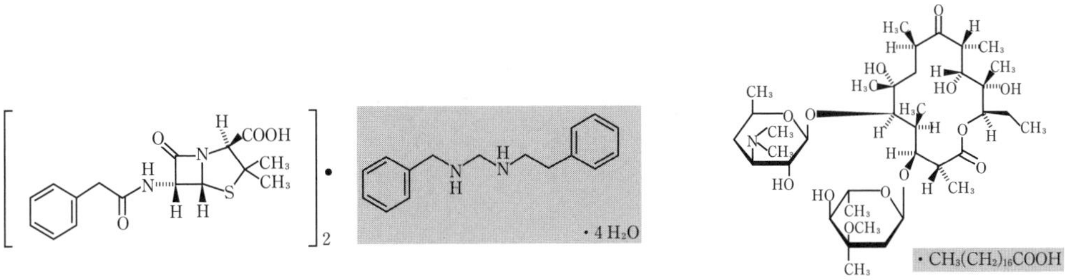

図 8.8　ベンジルペニシリンベンザチン水和物およびエリスロマイシンステアリン酸塩

性代謝物の血中濃度が上昇することが知られている（図8.6）．またアミノフェノール系解熱鎮痛薬アセトアミノフェンを親化合物とするフェナセチンの場合は，もともと親化合物の吸収性も良好であり，プロドラッグ化することの明確な目的が乏しい擬プロドラッグとされている（図8.7）．なお，化学的な修飾でなくとも，親化合物を塩にするような物理的な修飾も広義のプロドラッグに含めることがある．例えば，ペニシリン系抗生物質ベンジルペニシリンは酸に不安定であり，経口投与には不向きであるが，胃内で溶けにくいベンザチン塩とすることで経口投与可能となった．マクロライド系抗生物質エリスロマイシンのステアリン酸塩も同様である（図8.8）．

 代謝活性化に関与する酵素とエステル型プロドラッグ

　分子設計されたプロドラッグは，加水分解酵素によって薬効本体に代謝される例が圧倒的に多い．この場合，親化合物はカルボキシ基（—COOH），ヒドロキシ基（水酸基：—OH），アミノ基（—NH$_2$），もしくはメルカプト基（—SH）を有する．中でも，親化合物と脱離する化合物の組合せとしては，変換効率のよいエステル結合を形成するカルボン酸（R—COOH）とアルコール（R′—OH）の例が多い．プロドラッグに関与する加水分解酵素は，多くの場合，小腸粘膜や肝臓中に存在するエステラーゼが担っており，特にエステルやアミド化合物の加水分解を担っているのは，カルボキシルエステラーゼ（CES）である．CESは活性中心にセリンを有する酵素で，基質特異性が異なる数種のアイソザイムが存在し，その発現には臓器特異性がある．プロドラッグの加水分解速度は，親化合物と脱離基の組合せによって決定され，医薬品の開発を進める上では臨床における最適な速度を推定しながら組合せを設計する必要がある．しかし，げっ歯類では一部のCESが血中にも存在することから，プロドラッグの開発においては動物実験の結果が単純に臨床の予測に有用とは限らないことにも留意するべきである（図8.9，表8.1）．

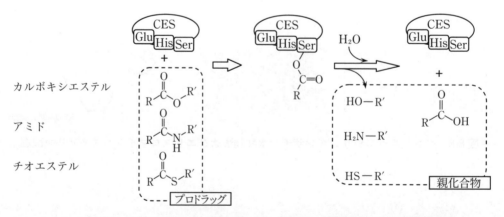

図8.9　カルボキシルエステラーゼ（CES）が触媒する加水分解反応

第8章　製剤化のための医薬品修飾

表8.1　哺乳動物における主なカルボキシルエステラーゼ（CES）

ファミリー	アイソザイム	発現臓器	備　考
CES 1	CES 1 A	肝，脳，肺，マクロファージ	種間で高度に保存されている．
	CES 1 B	肝，腎	アシル CoA などのチオエステルの加水分解
	CES 1 C	血漿（分泌型）	ラット，マウスに存在．ヒト，サルには存在しない．
CES 2		小腸，肝，腎	イヌ小腸には存在しない．
CES 3		肝	薬物代謝への関与は不明
CES 4		小腸，肝	薬物代謝への関与は不明

(T. Satoh, M. Hosokawa (2006) *Chem. Biol. Interact.* **162**：195-211 より抜粋)

エステラーゼとしては CES のほかに，アセチルエステルを基質とするアセチルエステラーゼ，コリンエステルを基質とするコリンエステラーゼ，アセチルコリンのみを基質とするアセチルコリンエステラーゼ，コレステロールエステルを基質とするコレステロールエステラーゼが存在するが，プロドラッグの加水分解への関与はあまり知られていない．またエステラーゼのほかにも消化管内に存在するトリプシンやアミラーゼ，リパーゼ等の膵臓酵素やアミノペプチダーゼ，ジサッカリダーゼ等の小腸上皮細胞に存在する消化酵素がプロドラッグの加水分解に関与する．さらに腸内細菌が有する β-グルクロニダーゼ，スルファターゼ，アミダーゼ等の加水分解酵素，およびニトロ還元酵素，アゾ還元酵素等の還元酵素は，大腸ターゲティングを目的としたプロドラッグの活性化に利用されている．なお，ラクトン（分子内環状エステル）型，エナミン（$R^1R^2C=CR-NR^3R^4$）型などのプロドラッグは，酵素反応に頼らずに親化合物に復元される．例えば，シンバスタチンなどの HMG-CoA 還元酵素阻害剤は，δ-ヒドロキシカルボン酸（4-ヒドロキシカルボン酸）構造をもつことからラクトン構造をつくることができる．この場合，活性化は非酵素的にも進行し，もっぱら周囲の pH に依存する．すなわち消化管上部の弱酸性領域では脂溶性が高いラクトン構造をとるため良好に吸収されるが，吸収された後，血液や組織中の中性領域では δ-ヒドロキシカルボン酸体となり，薬効を発現すると考えられる（図8.10）．

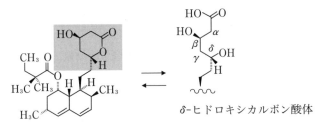

図8.10　シンバスタチン

Topics

エステル型プロドラッグで最も汎用されているのはカルボン酸型親化合物のエチルエステルタイプである．脱離基に酸素などのヘテロ原子を含まない場合は，一般に立体障害の大きい，炭素鎖が長い，

あるいは，分岐や環状構造などの分子量が大きい脱離基をもつエステルほど加水分解は緩やかである．構造式中に2箇所以上のエステル部分を有する脱離基（アシロイロキシメチル基，アシロイロエチル基など）は，2段階以上の反応によって親化合物に復元される．多段階反応であるにもかかわらず，一般に単純な脂肪鎖の脱離基よりも加水分解は速やかである．セフェム系抗生物質のセフテラム，セフジトレン，セフカペンのプロドラッグに使用されているピボキシルエステル（アシロイロメチルエステルの一種）は，一段階で親化合物が復元される経路もあるが，むしろ，加水分解を受けてピバリン酸と化学的に不安定なヒドロキシメチルオキシ体を生成し，さらに非酵素的にホルムアルデヒド（アシロイロエチルエステルの場合はアセトアルデヒド）が脱離して親化合物が復元される．一方，ピバリン酸は低カルニチン症状を惹起することが懸念される．そのため，親化合物の復元の過程でピバリン酸を生成せず，代わってアセトアルデヒド，二酸化炭素，アルコール（イソプロパノール）を生成するプロキセチル基が導入されたセフェム系抗生物質のセフポドキシムプロキセチルや，アルコールとしてシクロヘキサノールを生成するヘキセチル基（国際名ではシレキセチル基）を脱離基とするセフェム系抗生物質のセフォチアムヘキセチル，アンギオテンシン-II受容体拮抗薬のカンデサルタンシレキセチルなどが開発されている．さらに，アンギオテンシン-II受容体拮抗薬オルメサルタンメドキソミルや合成ペニシリン製剤レナンピシリンに使われているメドキソミル基は，脱離基の末端の環状カルボニル部分が加水分解を受けたのち，二酸化炭素とジアセチル（最終的にはジオール体）が生成し，アルデヒドは生成しないため，さらに安全性が高まっていると考えられる．なお，メ

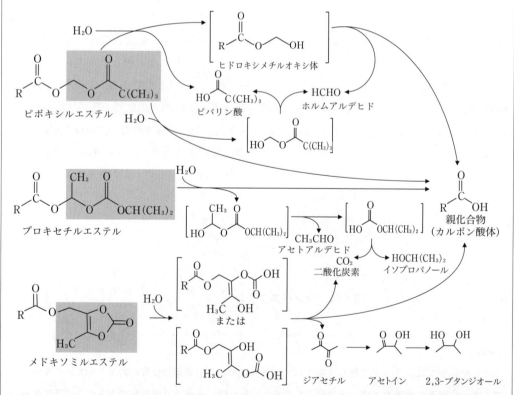

図8.11　ピボキシルエステル，プロキセチルエステル，メドキソミルエステルの脱離様式

ドキソミル基はカルボン酸の脱離基としてだけでなく，ニューキノロン系抗菌剤プルリフロキサシンのように二級アミンの脱離基としても利用されている（図8.11）．

8.4 プロドラッグの例

8.4.1 溶解性の改善

水に溶けにくい親化合物に水溶性の脱離基を結合させて注射液や点眼液，点耳液・点鼻液として利用されており，ヒドロキシ基をもつ難溶性のステロイドではコハク酸やリン酸などでエステル化したプロドラッグが知られている．なお，リン酸エステルは血中のホスファターゼによって加水分解を受ける（表8.2）．

表8.2 溶解性の改善を目的としたプロドラッグ

	親化合物	R		用法
副腎皮質ホルモン	デキサメタゾン	$-PO_3Na_2$ $-CO(CH_2)_{14}CH_3$ $-COCH_3$ $-CO(C_6H_4)-mSO_3Na$	リン酸エステルナトリウム パルミチン酸エステル[1)] 酢酸エステル[2)] メタスルホ安息香酸エステルナトリウム	静注・筋注 静注(リポソーム製剤) 筋注など(懸濁注射液) 静注・筋注
	ヒドロコルチゾン	$-PO_3Na_2$ $-CO(CH_2)_2COONa$	リン酸エステルナトリウム コハク酸エステルナトリウム	静注 静注・筋注
	プレドニゾロン	$-CO(CH_2)_2COONa$ $-PO_3Na_2$	コハク酸エステルナトリウム リン酸エステルナトリウム	静注・筋注 直腸内注入
	ベタメタゾン	$-PO_3Na_2$ $-COCH_3$	リン酸エステルナトリウム 酢酸エステル[2)]	静注・筋注・点眼など 筋注など(懸濁注射液)
	メチルプレドニゾロン	$-CO(CH_2)_2COONa$ $-COCH_3$	コハク酸エステルナトリウム 酢酸エステル[2)]	静注 筋注など(懸濁注射液)
リンコマイシン系抗生物質	クリンダマイシンリン酸エステル			静注・筋注・塗布など

表 8.2 つづき

分類		薬剤名	構造	投与経路
トリアゾール系	抗真菌薬	ホスフルコナゾール（→フルコナゾール）		静注
	解熱鎮痛薬	スルピリン	図 8.6 参照	皮下注，筋注など

1) 脂溶性を高めることで，リポソーム製剤として注射液としている．
2) 酢酸エステルは必ずしも親化合物の水溶性を高めることはないが，液体中で良好に分散（懸濁）するため，筋肉内注射液として使用される．作用の持続化も図られる．

8.4.2 ▶▶ 安定性の改善

製剤中での物理的安定化と，酸性条件下で不安定な物質の胃内での化学的安定化，消化管や体内での分解を抑えるための酵素的安定化に分けられる．ビタミンE製剤酢酸トコフェロールは，エステル化して難溶化することで製剤的な安定性を図ったものである．マクロライド系抗生物質エリスロマイシンは，胃内の酸性条件下では分子内ヘミアセタール結合を起こして失活してしまうため，エチルコハク酸エステルにして難溶化することで失活化を防いでいる．エノシタビンは，代謝拮抗性抗悪性腫瘍薬シタラビンの4位アミノ基を修飾したプロドラッグであり，シチジンデアミラーゼによる脱アミノ化を抑制したものである．これらの安定性の改善は作用の持続化にも通ずる（図 8.12）．

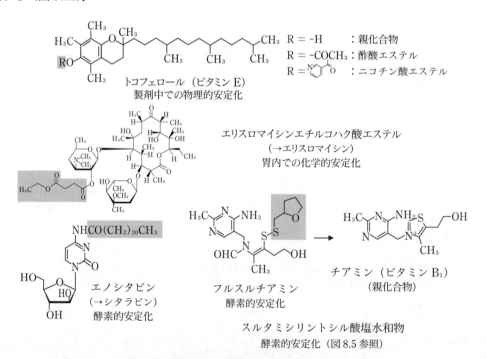

図 8.12 安定性の改善を目的としたプロドラッグ

8.4.3 ▶▶▶ 消化管吸収性の改善

消化管吸収性の改善を目的としたものは，プロドラッグ化のなかで最も例が多い．脂溶性の脱離基を結合させ分子全体の脂溶性を増大させることで吸収性を改善する手法であり，当然，親化合物は分子内にカルボン酸（カルボキシ基）などの水溶性の官能基をもつ場合が多い．高血圧治療薬であるACE阻害薬（プリル系降圧薬，図8.13）やアンギオテンシンⅡ受容体拮抗薬（ARB＝サルタン系降圧薬，図8.14）は，薬理作用の発現にジカルボン酸構造，あるいはカルボン酸構造が必須である．またペネム系（表8.3）およびセフェム系抗生物質（表8.4）においてカルボン酸構造が抗菌活性に必須であるが，これらは水溶性が高く消化管吸収されにくい．そこでこのカルボン酸を脂溶性の脱離基でエステル化することによってプロドラッグ化し，吸収性の改善が図られている．一方，抗ウイルス薬バラシクロビルや抗サイトメガロウイルス化学療法剤バルガンシクロビル，α_1刺激薬ミドドリンは親化合物とアミノ酸のバリンやグリシンを結合させたものである．これらの場合は消化管上皮に存在するトランスポーターの基質にすることで

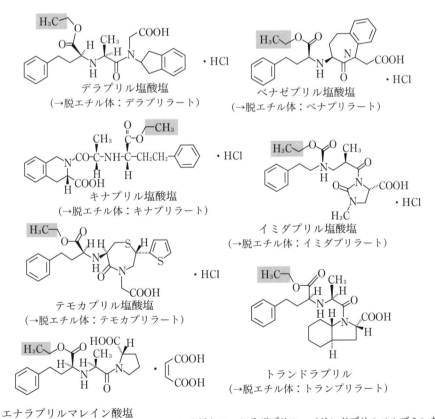

図8.13 消化管吸収性の改善を目的としたプリル系降圧薬のプロドラッグ

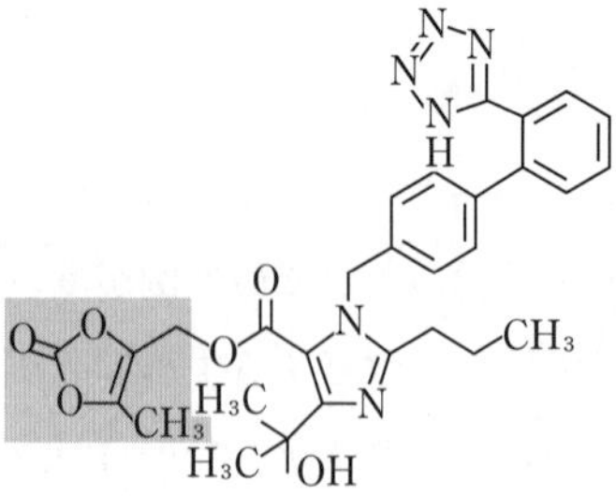

オルメサルタンメドキソミル
(→カルボン酸体：オルメサルタン)

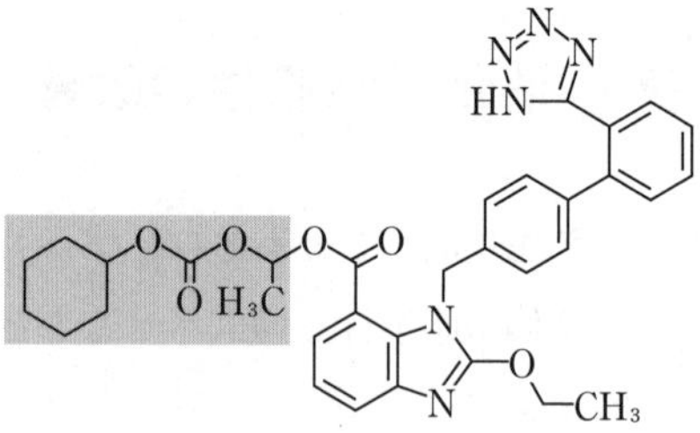

カンデサルタンシレキセチル
(→カルボン酸体：カンデサルタン)

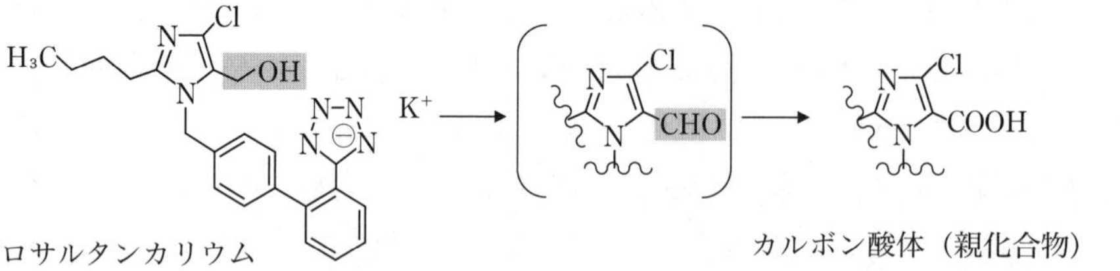

ロサルタンカリウム

カルボン酸体（親化合物）
ロサルタン自身にも活性がある．

図 8.14　消化管吸収性の改善を目的としたサルタン系降圧薬のプロドラッグ

表 8.3　消化管吸収性の改善を目的としたアンピシリンのプロドラッグ

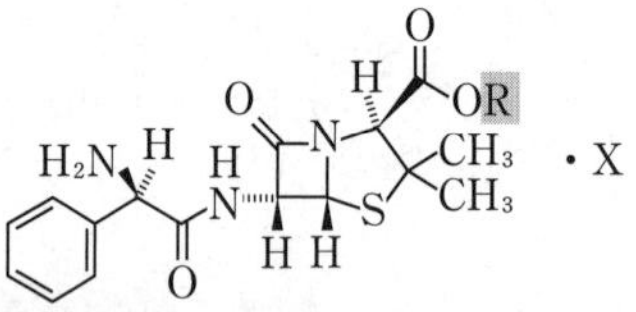

R	X	
-H	3 H_2O	アンピシリン水和物（親化合物）
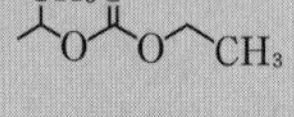 $CH(CH_3)OCOOC_2H_5$	HCl	バカンピシリン塩酸塩
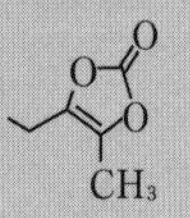 (メチルジオキソレノン)	HCl	レナンピシリン塩酸塩

吸収性が改善していると考えられている（図 8.15）．一方，副腎皮質ホルモンのヒドロキシ基に脂肪酸を結合させることにより，脂溶性を増大させて経皮吸収性の改善を図ったプロドラッグが開発されており，ベタメタゾンのプロドラッグである吉草酸ベタメタゾンなどが知られている（図 8.16）．

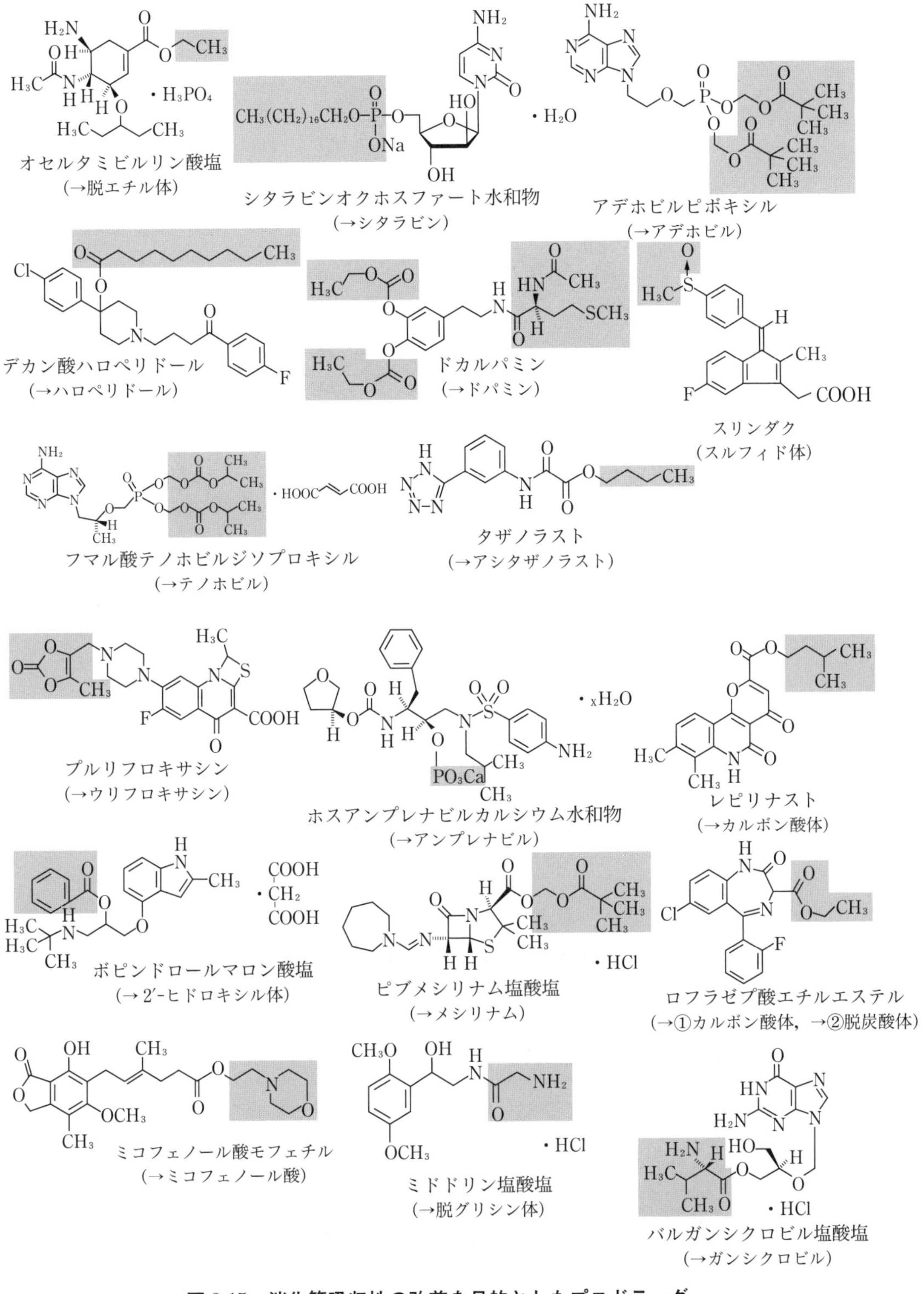

第 8 章　製剤化のための医薬品修飾　　*173*

図 8.15　消化管吸収性の改善を目的としたプロドラッグ

表 8.4 消化管吸収性の改善を目的としたセフェム系抗生物質のプロドラッグ

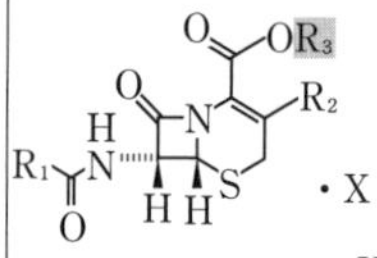

	R₁	R₂	R₃（脱離基）	X	
	(フラン-CH₃ オキシム)	-CH₂OC(O)NH₂	イソプロピル炭酸エステル	−	セフロキシムアキセチル（→セフロキシム）
	(アミノチアゾール)	-OCH₃	イソプロピル炭酸エステル	−	セフポドキシムプロキセチル（→セフポドキシム）
	(アミノチアゾール)	テトラゾリルメチル	ピボキシル	−	セフテラムピボキシル（→セフテラム）
	(アミノチアゾール)	チアゾリルビニル	ピボキシル	−	セフジトレンピボキシル（→セフジトレン）
	(アミノチアゾールブテニル)	-CH₂OC(O)NH₂ (環状カーバメート)		HCl・H₂O	セフカペンピボキシル塩酸塩水和物（→セフカペン）
	(エチルアミノチアゾール)	ジメチルアミノエチル-テトラゾリル-SEt	シクロヘキシル-イソプロピル炭酸エステル	2HCl	セフォチアムヘキセチル塩酸塩（→セフォチアム）

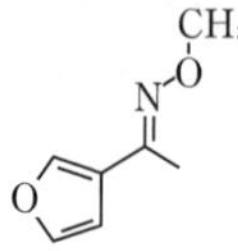

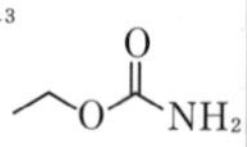

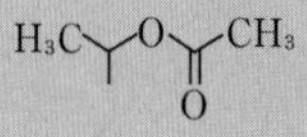

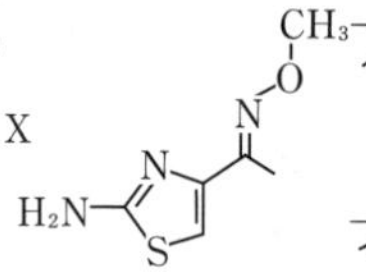

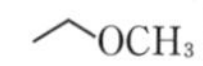

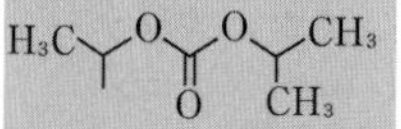

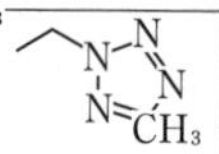

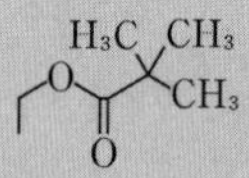

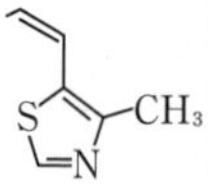

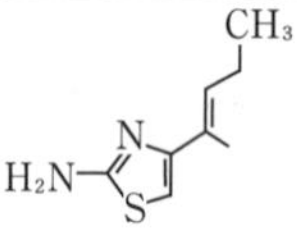

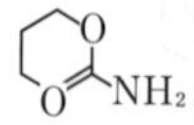

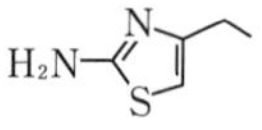

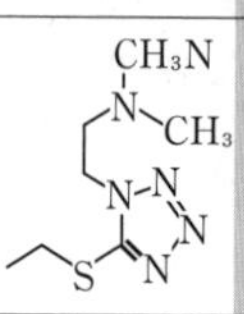

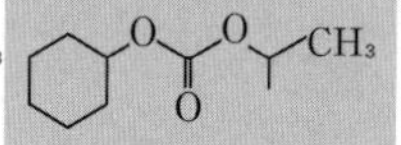

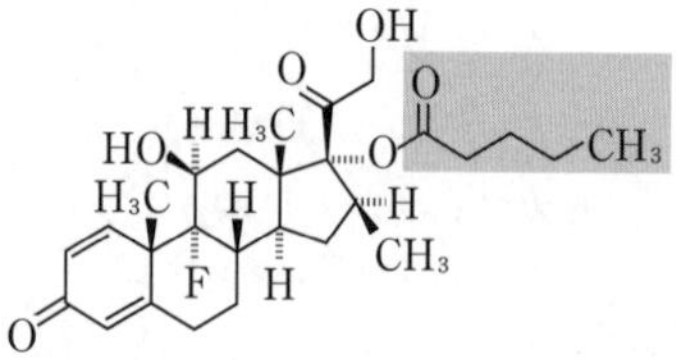

ベタメタゾン吉草酸エステル
（→ベタメタゾン）

図 8.16 経皮吸収性の改善を目的としたプロドラッグ

8.4.4 ▶▶ 作用の持続化

　プロドラッグから親化合物への変換速度を制御したり，親化合物の物理化学的性質を修飾して組織貯留性を高めることで作用の持続化が図れる場合がある．ステロイドホルモンは一般に代謝が早く，生体内で速やかに不活性化する．これらのプロドラッグが注射剤（テストステロンのエナント酸エステルおよびプロピオン酸エステル，安息香酸エストラジオールなど），経口剤（コルチゾン酢酸エステルなど），および点眼剤（プレドニゾロン酢酸エステル）として開発されており，いずれも緩やかに親化合物に変換されるため，作用の持続化に寄与している．抗悪性腫瘍

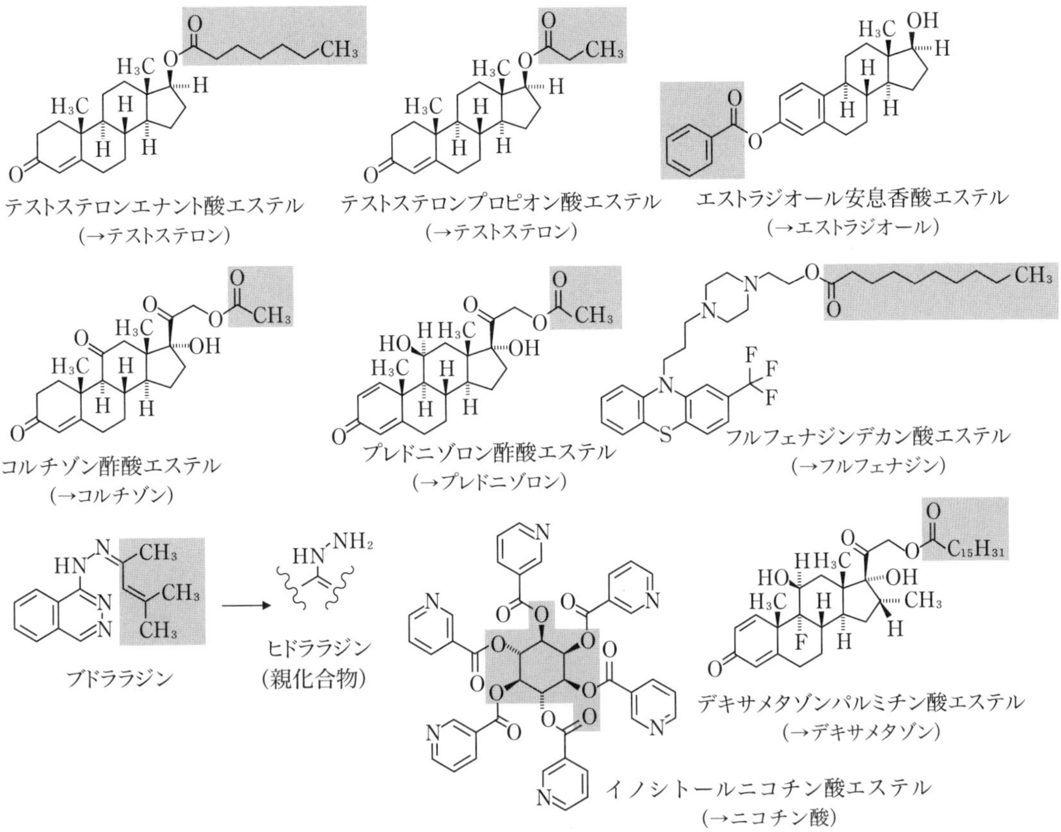

第8章　製剤化のための医薬品修飾

テストステロンエナント酸エステル
（→テストステロン）

テストステロンプロピオン酸エステル
（→テストステロン）

エストラジオール安息香酸エステル
（→エストラジオール）

コルチゾン酢酸エステル
（→コルチゾン）

プレドニゾロン酢酸エステル
（→プレドニゾロン）

フルフェナジンデカン酸エステル
（→フルフェナジン）

ブドララジン　→　ヒドララジン（親化合物）

イノシトールニコチン酸エステル
（→ニコチン酸）

デキサメタゾンパルミチン酸エステル
（→デキサメタゾン）

図 8.17　作用の持続化を目的としたプロドラッグ
アラセプリルについては図 8.4 参照．

薬テガフールやカルモフールは，親化合物の 5-FU よりも脂溶性が高く，消化管吸収性が改善されているが，同時に血中や組織中に貯留して長時間にわたり 5-FU を放出する（図 8.17）．

8.4.5 ▶▶ 組織ターゲティング

冒頭で述べた抗悪性腫瘍薬 5-FU のプロドラッグであるカペシタビンやドキシフルリジン，抗ウイルス薬バラシクロビルなど，薬効を発現させたい組織に特異的に分布する酵素を利用することで，組織標的化を図ったプロドラッグが開発されている．潰瘍性大腸炎治療薬のサラゾスルファピリジンは大腸のアゾ還元酵素により加水分解されて，抗炎症作用をもつ 5-アミノサリチル酸（5-ASA）と抗菌作用をもつスルファピリジンに変換される．5-ASA 自身は経口投与した場合，消化管上部で良好に吸収されることから大腸に到達しない．なおスルファピリジンの濃度は大腸では著しく低いことから，遊離したスルファピリジンの潰瘍性大腸炎治療への寄与は乏しいと考えられている．このほか，緩下薬ピコスルファートナトリウムも大腸において腸内細菌によ

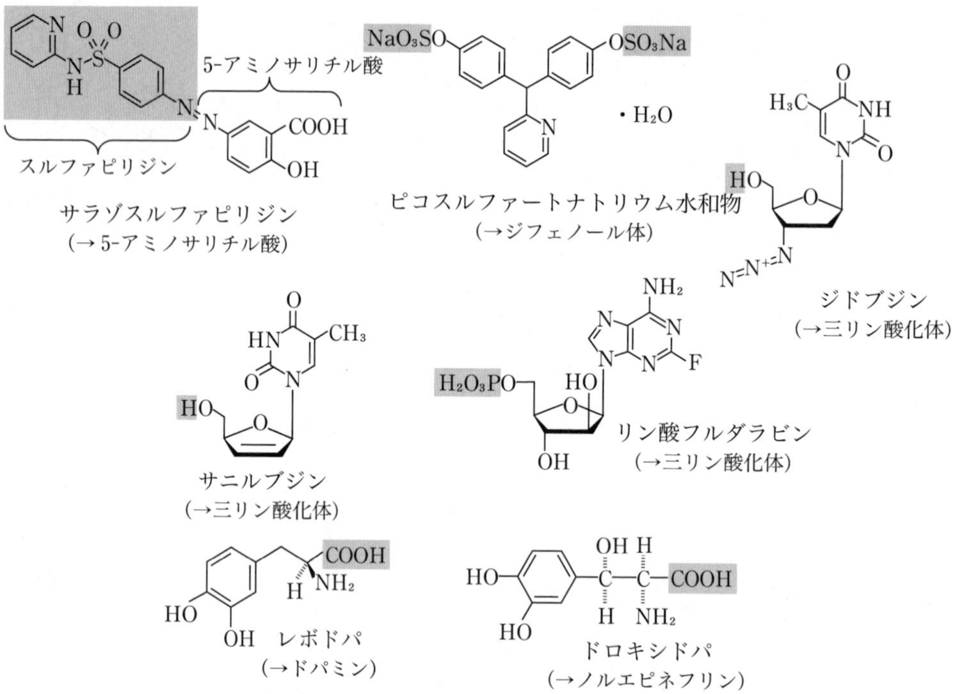

図 8.18 組織ターゲティングを目的としたプロドラッグ

って親化合物に変換され，大腸粘膜に直接作用する．一方，生体本来の機能を利用した組織ターゲティングによるプロドラッグ化も進められている．抗パーキンソン薬レボドパやドロキシドパは，それぞれドパミンおよびノルエピネフリンの誘導体であり，血液脳関門を通過して脳内に取り込まれたのち，ドパミンやノルエピネフリンに転換されて薬理作用を発揮するが，この場合，プロドラッグの血液脳関門の通過はトランスポーターによる能動輸送が関与していると考えられる（図 8.18）．

8.4.6 ▶▶▶ 副作用の軽減

非ステロイド系抗炎症薬は薬理活性にカルボキシル基が必須であるが，同時に胃腸障害を惹起するため，これを回避するためにエステル型のプロドラッグが設計されている．アセメタシン，プログルメタシンおよびインドメタシンファルネシルはいずれもインドール酢酸系解熱消炎鎮痛薬インドメタシンを親化合物とするプロドラッグである．I 型 DNA トポイソメラーゼ阻害型抗悪性腫瘍薬の塩酸イリノテカンは，活性代謝物 SN-38 の消化器症状，骨髄抑制などの毒性を軽減するために設計されたプロドラッグであるが，実際には肝臓で復元された SN-38 は腸肝循環するため，消化器への副作用は完全には消えない（図 8.19）．

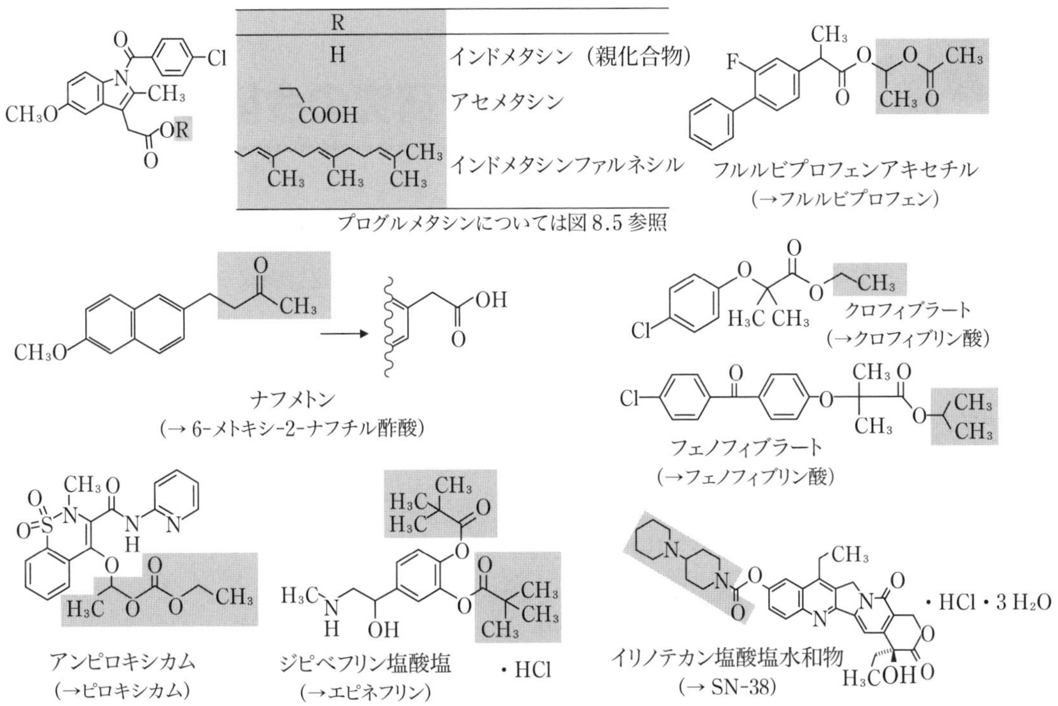

図 8.19　副作用の軽減を目的としたプロドラッグ

8.4.7 ▶▶ 苦味の改良（矯味）

この場合は，水溶性の親化合物に脱離基を結合させて難溶性とし，口腔内での溶解を防ぐことにより苦味を軽減するというものである．抗生物質クロラムフェニコールのパルミチン酸エステルが知られている（図 8.20）．

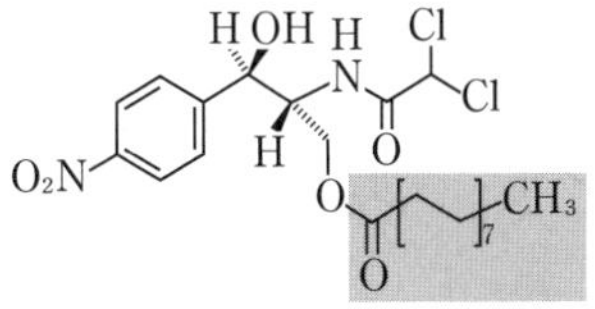

クロラムフェニコールパルミチン酸エステル
(→クロラムフェニコール)

図 8.20　苦味の改善を目的としたプロドラッグ

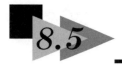

8.5　プロドラッグ研究の今後の展望

　吸収性の改善の項でも示したように，活性本体にアミノ酸などの生体成分を結合させて，ペプチドなどの生体内物質に似せた構造とすることで，能動的に消化管吸収や特定の組織への移行の改善を図ろうとする試みが現在も進められており，塩酸ゲムシタビン，ジドブジンなどを親化合物とする L-バリンエステル体の開発が進行している（図8.21）．一方，一般に解離形（イオン形）の分子は生体膜を通過しないことを利用して，脳内への組織ターゲティング手法が提案されている．コリンエステラーゼ作用をもつ 2-プラドキシムは四級ピリジニウム塩（四級アンモニウム塩）で，血液脳関門（BBB）を通過できない．そこで，これを還元しジヒドロピリジン構造とすると，脂溶性が高まり BBB を通過しやすくできる．このジヒドロピリジン誘導体は，脳

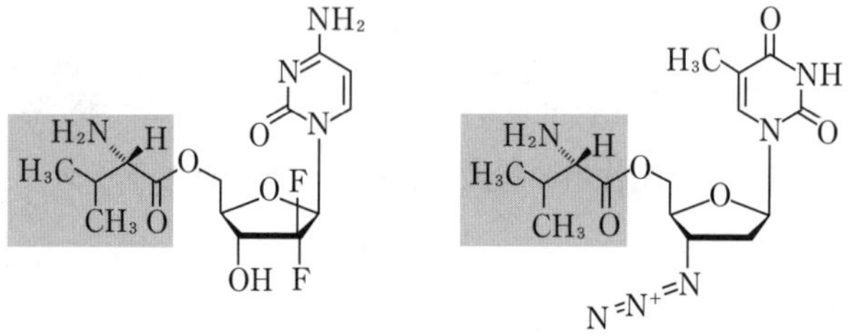

図8.21　ゲムシタビン（左）およびジドブジン（右）の L-バリンエステル体

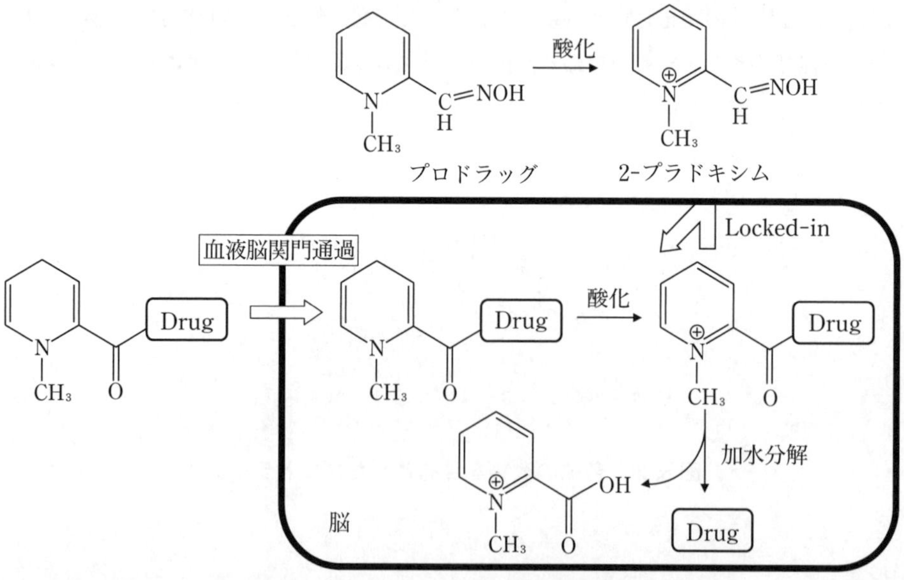

図8.22　2-プラドキシムと N-メチルジヒドロピリジン誘導体を脱離基とするプロドラッグの概念

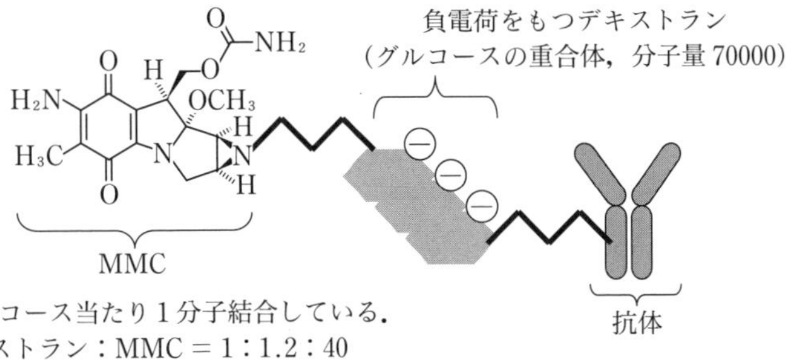

第8章 製剤化のための医薬品修飾

負電荷をもつデキストラン
（グルコースの重合体，分子量70000）

MMC

抗体

MMCは14〜17個のグルコース当たり1分子結合している．
分子数比は，抗体：デキストラン：MMC＝1：1.2：40

図8.23　マイトマイシンC（MMC）の高分子プロドラッグの概念

内に移行したのち酵素的に酸化されて2-プラドキシムに復元されると，今度は逆に脳内から出にくくなり，いわゆる脳内に"釘付けlocked in"の状態となるため，脳内移行性が高まることが期待される．このメカニズムを応用したN-メチルジヒドロピリジンを脱離基とするプロドラッグの開発も提案されている（図8.22）．

さらに，特定の組織指向性をもった高分子キャリアと低分子薬物の結合体として，高分子プロドラッグと呼ばれる薬物の開発が進められている．たとえば抗腫瘍性抗生物質マイトマイシンC（MMC）は，高分子として負電荷をもつデキストランを結合させた場合，MMC単独に比べて数百倍のがん細胞への蓄積が認められ，さらに負電荷のデキストランと抗ヒト大腸がんマウスモノクローナル抗体を結合させた場合は，デキストランのみに比べてさらに5倍程度の蓄積性の向上が認められている（図8.23）．今後は，このような生体機能を利用した，比較的精密な組織ターゲティングを目指したプロドラッグ化研究が進められると考えられる．

8.6 アンテドラッグ

プロドラッグとは対照的に，投与局所で作用し，循環系に入ると速やかに代謝されて不活性化し，全身的な副作用を軽減させるように工夫した薬物を**アンテドラッグ** antedrug といい，皮膚塗布の抗炎症ステロイドで実用化されている．酪酸プロピオン酸ヒドロコルチゾンは，皮膚において抗炎症作用を発現した後，循環系に入ると加水分解されて活性の弱いヒドロコルチゾンに変換されることから，副腎重量減少などの全身的副作用が少ない（図8.24）．

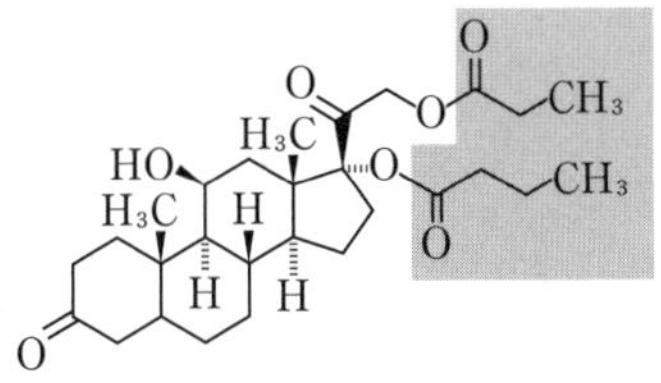

図8.24　アンテドラッグ：酪酸プロピオン酸ヒドロコルチゾン
（→活性の低い代謝物：ヒドロコルチゾン）

8.7 演習問題

問 8.1 次の薬物とその活性代謝物との対応のうち，正しいものの組合せはどれか．

薬 物	活性代謝物
a　プリミドン	フェニトイン
b　アミトリプチリン	ノルトリプチリン
c　イミプラミン	デシプラミン
d　ニトラゼパム	ジアゼパム
e　アロプリノール	オキシプリノール

1　(a, b, c)　　2　(a, b, d)　　3　(a, d, e)
4　(b, c, d)　　5　(b, c, e)　　6　(c, d, e)

問 8.2 次の記述の中で正しいものはどれか．

a　カルモフールは，組織ターゲティングを目的として開発されたフルオロウラシルのプロドラッグである．

b　スルタミシリントシル酸塩水和物は，抗菌性抗生物質のスルバクタムとその分解を抑えるために，β-ラクタマーゼ阻害剤アンピシリンをエステル結合させたムーチャルプロドラッグである．

c　プロドラッグの加水分解に関与するカルボキシルエステラーゼは，基質特異性が異なる数種のアイソザイムが存在するが，その発現には種差や臓器特異性は認められない．

d　レボドパは能動輸送によって血液脳関門を通過したのち，ドパミンに転換されて薬理作用を発揮する．

e　酪酸プロピオン酸ヒドロコルチゾンは，作用の持続化を目的としたヒドロコルチゾンのプロドラッグである．

（荻原　琢男）

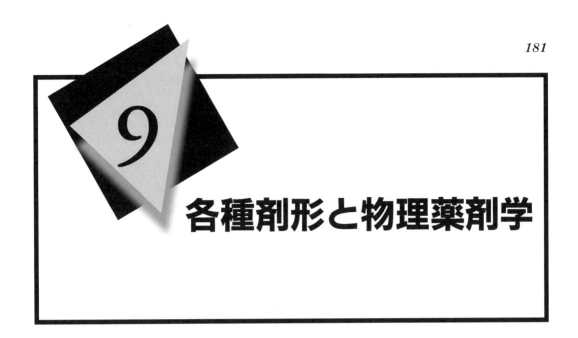

各種剤形と物理薬剤学

 製剤の種類

　製剤の種類は，第十六改正日本薬局方（日局 16）の製剤総則に定義されている．日局 16 改正にあたっては，臨床で汎用されている製剤を収載するために製剤の分類が，以下の方針で変更となった．まず製剤を投与経路および適用部位の別で大分類，さらに製剤の形状で中分類し，その中で機能や特性に特徴のある剤形を小分類として分離して規定した．ただし，生薬関連製剤は別に分類されている．

　こうすることによって品質管理上の留意点が共通するものが同じカテゴリーに分類されるようになった．

　具体的な剤形 dosage forms とその分類，定義を示す．

局方製剤総則中の各剤形の分類と定義（日局16）

大分類		中分類		小分類	定　義
製剤各条					製剤各条は，剤形の定義，製法，試験法，容器・包装及び貯法を示すものである．
1	経口投与する製剤 Preparations for Oral Administration	1.1.	錠剤 Tablets		錠剤は，経口投与する一定の形状の固形の製剤である．本剤には，口腔内崩壊錠，チュアブル錠，発泡錠，分散錠及び溶解錠が含まれる．
				1.1.1. 口腔内崩壊錠 Orally Disintegrating Tablets/Orodispersible Tablets	口腔内崩壊錠は，口腔内で速やかに溶解又は崩壊させて服用できる錠剤である．
				1.1.2. チュアブル錠 Chewable Tablets	チュアブル錠は，咀嚼して服用する錠剤である．
				1.1.3. 発泡錠 Effervescent Tablets	発泡錠は，水中で急速に発泡しながら溶解又は分散する錠剤である．
				1.1.4. 分散錠 Dispersible Tablets	分散錠は，水に分散して服用する錠剤である．
				1.1.5. 溶解錠 Soluble Tablets	溶解錠は，水に溶解して服用する錠剤である．
		1.2.	カプセル剤 Capsules		カプセル剤は，経口投与する，カプセルに充てん又はカプセル基剤で被包成形した製剤である．本剤には，硬カプセル剤及び軟カプセル剤がある．
		1.3.	顆粒剤 Granules		顆粒剤は，経口投与する粒状に造粒した製剤である．本剤には，発泡顆粒剤が含まれる．
				1.3.1. 発泡顆粒剤 Effervescent Granules	発泡顆粒剤は，水中で急速に発泡しながら溶解又は分散する顆粒剤である．
		1.4.	散剤 Powders		散剤は，経口投与する粉末状の製剤である．
		1.5.	経口液剤 Liquids and Solutions for Oral Administration		経口液剤は，経口投与する，液状又は流動性のある粘稠なゲル状の製剤である．本剤には，エリキシル剤，懸濁剤，乳剤及びリモナーデ剤が含まれる．
				1.5.1. エリキシル剤 Elixirs	エリキシル剤は，甘味及び芳香のあるエタノールを含む澄明な液状の経口液剤である．
				1.5.2. 懸濁剤 Suspensions	懸濁剤は，有効成分を微細均質に懸濁した経口液剤である．
				1.5.3. 乳剤 Emulsions	乳剤は，有効成分を微細均質に乳化した経口液剤である．
				1.5.4. リモナーデ剤 Lemonades	リモナーデ剤は，甘味及び酸味のある澄明な液状の経口液剤である．
		1.6.	シロップ剤 Syrups		シロップ剤は，経口投与する，糖類又は甘味剤を含む粘稠性のある液状又は固形の製剤である．本剤には，シロップ用剤が含まれる．
				1.6.1. シロップ用剤 Preparations for Syrups	シロップ用剤は，水を加えるとき，シロップ剤となる顆粒状又は粉末状の製剤である．ドライシロップ剤と称することができる．
		1.7.	経口ゼリー剤 Jellies for Oral Administration		経口ゼリー剤は，経口投与する，流動性のない成形したゲル状の製剤である．
2	口腔内に適用する製剤 Preparations for Oro-mucosal Application	2.1.	口腔用錠剤 Tablets for Oro-mucosal Application		口腔用錠剤は，口腔内に適用する一定の形状の固形の製剤である．本剤には，トローチ剤，舌下錠，バッカル錠，付着錠及びガム剤が含まれる．

	大分類		中分類		小分類	定 義
				2.1.1.	トローチ剤 Troches/Lozenges	トローチ剤は，口腔内で徐々に溶解又は崩壊させ，口腔，咽頭などの局所に適用する口腔用錠剤である．
				2.1.2.	舌下錠 Sublingual Tablets	舌下錠は，有効成分を舌下で速やかに溶解させ，口腔粘膜から吸収させる口腔用錠剤である．
				2.1.3.	バッカル錠 Buccal Tablets	バッカル錠は，有効成分を臼歯と頬の間で徐々に溶解させ，口腔粘膜から吸収させる口腔用錠剤である．
				2.1.4.	付着錠 Mucoadhesive Tablets	付着錠は，口腔粘膜に付着させて用いる口腔用錠剤である．
				2.1.5.	ガム剤 Medicated Chewing Gums	ガム剤は，咀嚼により，有効成分を放出する口腔用錠剤である．
		2.2.	口腔用スプレー剤 Sprays for Oro-mucosal Application			口腔用スプレー剤は，口腔内に適用する，有効成分を霧状，粉末状，泡沫状又はペースト状などとして噴霧する製剤である．
		2.2.	口腔用半固形剤 Semi-solid Preparations for Oro-mucosal Application			口腔用半固形剤は口腔粘膜に適用する製剤であり，クリーム剤，ゲル剤又は軟膏剤がある．
		2.4.	含嗽剤 Preparations for Gargles			含嗽剤は，口腔，咽頭などの局所に適用する液状の製剤である．本剤には，用時溶解する固形の製剤が含まれる．
3	注射により投与する製剤 Preparations for Injection	3.1.	注射剤 Injections			注射剤は，皮下，筋肉内又は血管などの体内組織・器官に直接投与する，通例，溶液，懸濁液若しくは乳濁液，又は用時溶解若しくは用時懸濁して用いる固形の無菌製剤である．本剤には，輸液剤，埋め込み注射剤及び持続性注射剤が含まれる．
				3.1.1.	輸液剤 Parenteral Infusions	輸液剤は，静脈内投与する，通例，100 mL以上の注射剤である．
				3.1.2.	埋め込み注射剤 Implants/Pellets	埋め込み注射剤は，長期にわたる有効成分の放出を目的として，皮下，筋肉内などに埋め込み用の器具を用いて，又は手術により適用する固形又はゲル状の注射剤である．
				3.1.3.	持続性注射剤 Prolonged Release Injections	持続性注射剤は，長期にわたる有効成分の放出を目的として，筋肉内などに適用する注射剤である．
4	透析に用いる製剤 Preparations for Dialysis	4.1.	透析用剤 Dialysis Agents			透析用剤は，腹膜透析又は血液透析に用いる液状若しくは用時溶解する固形の製剤である．本剤には，腹膜透析用剤及び血液透析用剤がある．
				4.1.1.	腹膜透析用剤 Peritoneal Dialysis Agents	腹膜透析用剤は，腹膜透析に用いる無菌の透析用剤である．
				4.1.2.	血液透析用剤 Hemodialysis Agents	血液透析用剤は，血液透析に用いる透析用剤である．
5	気管支・肺に適用する製剤 Preparations for Inhalation	5.1.	吸入剤 Inhalations			吸入剤は，有効成分をエアゾールとして吸入し，気管支又は肺に適用する製剤である．本剤には，吸入粉末剤，吸入液剤及び吸入エアゾール剤がある．
				5.1.1.	吸入粉末剤 Dry Powder Inhalers	吸入粉末剤は，吸入量が一定となるように調製された，固体粒子のエアゾールとして吸入する製剤である．

	大分類		中分類		小分類	定義
				5.1.2.	吸入液剤 Inhalation Solutions	吸入液剤は、ネブライザなどにより適用する液状の吸入剤である。
				5.1.3.	吸入エアゾール剤 Metered-Dose Inhalers	吸入エアゾール剤は、容器に充てんした噴射剤と共に、一定量の有効成分を噴霧する定量噴霧式吸入剤である。
6	目に投与する製剤 Preparations for Ophthalmic Application	6.1.	点眼剤 Ophthalmic Preparations			点眼剤は、結膜嚢などの眼組織に適用する、液状、又は用時溶解若しくは用時懸濁して用いる固形の無菌製剤である。
		6.2.	眼軟膏剤 Ophthalmic Ointments			眼軟膏剤は、結膜嚢などの眼組織に適用する半固形の無菌製剤である。
7	耳に投与する製剤 Preparations for Otic Application	7.1.	点耳剤 Ear Preparations			点耳剤は、外耳又は中耳に投与する、液状、半固形又は用時溶解若しくは用時懸濁して用いる固形の製剤である。
8	鼻に適用する製剤 Preparations for Nasal Application	8.1.	点鼻剤 Nasal Preparations			点鼻剤は、鼻腔又は鼻粘膜に投与する製剤である。 本剤には、点鼻粉末剤及び点鼻液剤がある。
				8.1.1.	点鼻粉末剤 Nasal Dry Powder Inhalers	点鼻粉末剤は、鼻腔に投与する微粉状の点鼻剤である。
				8.1.2.	点鼻液剤 Nasal Solutions	点鼻液剤は、鼻腔に投与する液状、又は用時溶解若しくは用時懸濁して用いる固形の点鼻剤である。
9	直腸に適用する製剤 Preparations for Rectal Application	9.1.	坐剤 Suppositories for Rectal Application			坐剤は、直腸内に適用する、体温によって溶融するか、又は水に徐々に溶解若しくは分散することにより有効成分を放出する一定の形状の半固形の製剤である。
		9.2.	直腸用半固形剤 Semi-solid Preparations for Rectal Application			直腸用半固形剤は肛門周囲又は肛門内に適用する製剤であり、クリーム剤、ゲル剤又は軟膏剤がある。
		9.3.	注腸剤 Enemas for Rectal Application			注腸剤は肛門を通して適用する液状又は粘稠なゲル状の製剤である。
10	腟に適用する製剤 Preparations for Vaginal Application	10.1.	腟錠 Tablets for Vaginal Use			腟錠は、腟に適用する、水に徐々に溶解又は分散することにより有効成分を放出する一定の形状の製剤である。
		10.2.	腟用坐剤 Suppositories for Vaginal Use			腟用坐剤は、腟に適用する、体温によって溶融するか、又は水に徐々に溶解若しくは分散することにより有効成分を放出する一定の形状の半固形の製剤である。
11	皮膚などに適用する製剤 Preparations for Cutaneous Application	11.1.	外用固形剤 Solid Dosage Forms for Cutaneous Application			外用固形剤は、皮膚(頭皮を含む)又は爪に、塗布又は散布する固形の製剤である。
				11.1.1.	外用散剤 Powders for Cutaneous Application	外用散剤は、粉末状の外用固形剤である。
		11.2.	外用液剤 Liquids and Solutions for Cutaneous Application			外用液剤は、皮膚(頭皮を含む)又は爪に塗布する液状の製剤である。 本剤には、リニメント剤及びローション剤が含まれる。
				11.2.1.	リニメント剤 Liniments	リニメント剤は、皮膚にすり込んで用いる液状又は泥状の外用液剤である。
				11.2.2.	ローション剤 Lotions	ローション剤は、有効成分を水性の液に溶解又は乳化若しくは微細に分散させた外用液剤である。

第9章 各種剤形と物理薬剤学

大分類		中分類		小分類	定義
	11.3.	スプレー剤 Sprays for Cutaneous Application			スプレー剤は，有効成分を霧状，粉末状，泡沫状，又はペースト状などとして皮膚に噴霧する製剤である．本剤には，外用エアゾール剤及びポンプスプレー剤がある．
			11.3.1.	外用エアゾール剤 Aerosols for Cutaneous Application	外用エアゾール剤は，容器に充てんした液化ガス又は圧縮ガスと共に有効成分を噴霧するスプレー剤である．
			11.3.2.	ポンプスプレー剤 Pump Sprays for Cutaneous Application	ポンプスプレー剤は，ポンプにより容器内の有効成分を噴霧するスプレー剤である．
	11.4.	軟膏剤 Ointments			軟膏剤は，皮膚に塗布する，有効成分を基剤に溶解又は分散させた半固形の製剤である．本剤には，油脂性軟膏剤及び水溶性軟膏剤がある．
	11.5.	クリーム剤 Creams			クリーム剤は，皮膚に塗布する，水中油型又は油中水型に乳化した半固形の製剤である．油中水型に乳化した親油性の製剤については油性クリーム剤と称することができる．
	11.6.	ゲル剤 Gels			ゲル剤は，皮膚に塗布するゲル状の製剤である．本剤には，水性ゲル剤及び油性ゲル剤がある．
	11.7.	貼付剤 Patches			貼付剤は，皮膚に貼付する製剤である．本剤には，テープ剤及びパップ剤がある．
			11.7.1.	テープ剤 Tapes/Plasters	テープ剤は，ほとんど水を含まない基剤を用いる貼付剤である．本剤には，プラスター剤及び硬膏剤を含む．
			11.7.2.	パップ剤 Cataplasms/Gel Patches	パップ剤は，水を含む基剤を用いる貼付剤である．
生薬関連製剤各条					
生薬関連製剤 Preparations Related to Crude Drugs					生薬関連製剤は，主として生薬を原料とする製剤であり，エキス剤，丸剤，酒精剤，浸剤・煎剤，茶剤，チンキ剤，芳香水剤及び流エキス剤を含む．
1	エキス剤 Extracts				エキス剤は，生薬の浸出液を濃縮して製したもので，通例，次の2種類がある．（ⅰ）軟エキス剤（ⅱ）乾燥エキス剤
2	丸剤 Pills				丸剤は，経口投与する球状の製剤である．
3	酒精剤 Spirits				酒精剤は，通例，揮発性の有効成分をエタノール又はエタノールと水の混液に溶解して製した液状の製剤である．
4	浸剤・煎剤 Infusions and Decoctions				浸剤及び煎剤は，いずれも生薬を，通例，常水で浸出して製した液状の製剤である．
5	茶剤 Teabags				茶剤は，通例，生薬を粗末から粗切の大きさとし，一日量又は一回量を紙又は布の袋に充てんした製剤である．
6	チンキ剤 Tinctures				チンキ剤は，通例，生薬をエタノール又はエタノールと精製水の混液で浸出して製した液状の製剤である．
7	芳香水剤 Aromatic Waters				芳香水剤は，精油又は揮発性物質を飽和させた，澄明な液状の製剤である．
8	流エキス剤 Fluidextracts				流エキス剤は，生薬の浸出液で，その1mL中に生薬1g中の可溶性成分を含むように製した液状の製剤である．ただし，成分含量に規定のあるものはその規定を優先する．

（大塚　誠，細谷健一）

経口投与する製剤

　経口投与製剤は内服薬とも呼ばれ、服用が容易であり、最もよく使用されている。形状から分類すると固形製剤、液状製剤がある。前者には、カプセル剤、顆粒剤、散剤、錠剤が含まれ、後者には、経口液剤、シロップ剤がある。錠剤の中には、口腔内崩壊錠、チュアブル錠、発泡錠、分散錠、溶解錠が含まれる。その他の剤形として経口ゼリー剤がある。これらに共通して求められる特徴としては、主に、消化管内での溶出性がある。経口投与製剤でも液状製剤と比較すると、固形製剤は携帯や貯蔵において便利であり、主薬の安定性の面でもすぐれている。さらに、製剤技術を駆使することによって、主薬の放出を制御し、薬効発現の調節を行うことができる。

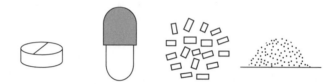

図 9.1　錠剤、カプセル剤、顆粒剤、散剤

9.2.1　カプセル剤　Capsules

　カプセル剤は、経口投与する、カプセルに充てんまたはカプセル基剤で被包成形した製剤で、硬カプセル剤と軟カプセル剤の2種類がある。

1) 製造法

a) 硬カプセル剤

　硬カプセル剤は、カプセルに有効成分をそのまま、もしくは有効成分に適切な賦形剤などの添加物を混和して均質としたもの、または適切な方法で粒状もしくは成型物としたものを、そのままたは軽く成型して充てんして製する。徐放化または腸溶化したものを、充てんすることもできる。また、カプセル基剤の構成成分を変える、またはカプセルに適切な剤皮を施すことにより徐放性カプセル剤または腸溶性カプセル剤とすることもできる。硬カプセルの剤皮には、ゼラチンやヒプロメロース（HPMC）が用いられている。

　ゼラチンは湿気で軟化しやすい欠点があり、湿気をさけて保存する必要があるが、ヒプロメロース（HPMC）は近年開発された剤皮であり、吸湿性も小さく、ゼラチンにみられる過度の乾燥による破損も少ない。

　硬カプセルは円筒形にキャップとボディーからなり（図9.1）、その大きさは通例000号より5

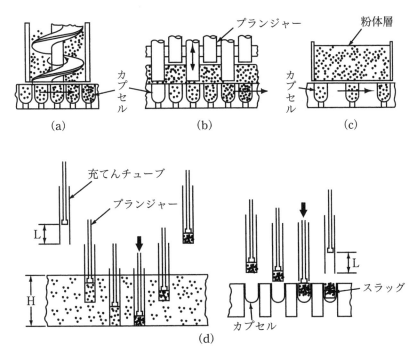

図 9.2 硬カプセルへの粒子の充てん法
(a) オーガー型　(c) ディスク型
(b) タンプ型　　(d) プレス型
(粟津荘司ら編集（1992）最新薬剤学 第 6 版, p.208, 廣川書店)

号（000, 00, 0, 1, 2, 3, 4, 5）までの 8 種類がある．号数が大きくなるほど容量は小さくなり，0 号の容積は約 0.7 mL であり，これより大きい号数は通常ヒト用として用いられ，000，00 号は通常動物用として用いられている．

図 9.2 に自動充てんによる硬カプセル剤の製造工程を示す．充てんする粉末や顆粒の流動性がよい場合は，オーガー型（粉末用）やディスク型（顆粒用）などが使用されて自然充てんが可能となる．一方，流動性の悪い場合は，タンプ型やプレス型などが使用されて，プランジャーで強制的に流動させて充てんさせる．これら以外に最近，液状薬品用の硬カプセル充てん機が開発されている．

b) 軟カプセル剤

軟カプセル剤は，有効成分をそのままたは有効成分に適切な賦形剤などを加えたものを，ゼラチンなどの適切なカプセル基剤にグリセリンまたはソルビトールなどを加えて塑性を増し，一定の形状に被包成型する．必要に応じてカプセル基剤に着色剤，保存剤などを加えることができる．

軟カプセル剤では，通常油状または懸濁状の医薬品が充てんされ，製法にはゼラチンフィルムに内封され打ち抜かれる打ち抜き法（図 9.3）とシームレスカプセルを製造する滴下法がある．

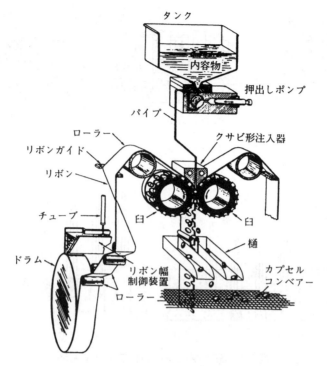

図9.3 軟カプセル剤の製造方法
(医薬品の投与剤形, p.148, 1983, 医歯薬出版)

2) 試験法

硬カプセル剤および軟カプセル剤は，錠剤などの他の内服固形剤と同様に，溶出試験法または崩壊試験法に適合しなければならない．カプセルの崩壊試験には水を用いる．内容物が腸溶性顆粒の場合には，さらに内容の顆粒について腸溶性顆粒の崩壊試験を行う．日局16では，硬カプセル剤と軟カプセル剤に分けて，一般試験法の製剤均一性試験中の質量偏差試験を設けている．

9.2.2 ▶▶ 顆粒剤　Granules

顆粒剤は，経口投与する粒状に造粒した製剤である．通例，有効成分に賦形剤，結合剤，崩壊剤もしくはそのほかの適切な添加剤を加えて混和して均質とした後，粒状に製したものである．18号（850 μm）ふるいを全量通過し，30号（500 μm）ふるいに残留するものは，全量の10％以下のものを細粒剤と称することができる．なお，日局16で顆粒剤，散剤の定義が変更になったことの経過措置として，微粒状に造粒したものでも，18号（850 μm）ふるいを全量通過し，30号（500 μm）ふるいに残留するものが，全量の5％以下のものを散剤と称することができる．

散剤は調剤上の取り扱いやすさ，服用のしやすさなどに多くの難点をもっているが，顆粒剤は流動性がよく，服用量の調節を比較的容易に行える特徴をもっている．一方，流動性のよさによ

って他の散剤や顆粒剤との混合が難しい．

1) 製造法

　顆粒剤の造粒法は操作法から，粉末に結合剤溶液を加えて造粒する湿式造粒法と粉末を圧縮して造粒する乾式造粒法に分けられる（図9.4）．湿式造粒法は，造粒の機構から，押出し造粒法，流動層造粒法，転動造粒法，解砕造粒法，噴霧造粒法，撹拌造粒法などに分類される．乾式造粒法は，水や熱に不安定な医薬品の場合，ローラー等でペレットに成型した後，粉砕機で粒状として整粒する（図9.5）．

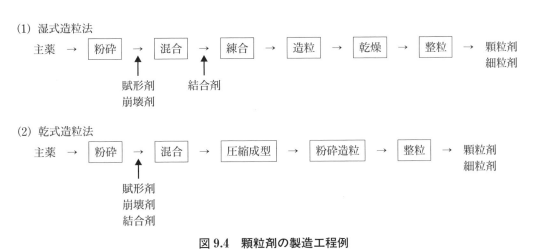

図 9.4　顆粒剤の製造工程例

a) 押出し造粒法

　押出し造粒法は，原料医薬品と添加剤を混合した後，結合剤溶液を加えて練合し，パンチングメタル（スクリーン）などの一定の孔径から湿潤塊を押出して成型する．代表例としては円筒押出し造粒装置がある．押出し造粒法での造粒品は，円柱状の形状となるが，整粒により球形化することも可能である．

b) 流動層造粒法

　流動層造粒法は，多量の空気で吹き上げた原料粉末に結合剤溶液を噴霧して造粒する装置であり，混合，造粒，乾燥を同一装置内で連続的に行うことが可能である．

c) 転動造粒法

　転動造粒法は，遠心力と重力を巧みに利用して，粉末を転動させる手法である．転動している粉末に結合剤溶液を噴霧して粉末を付着，凝集させて造粒する．粒度分布の均一な球形顆粒の製造に適している．通常は核となる芯物質を加えて造粒を行い，時間を短縮する．

d) 解砕造粒法

　解砕造粒法は，粉末をあらかじめ圧縮成型したものあるいは練合して湿潤塊としたものを破砕して粒状に成型する手法である．

(a)

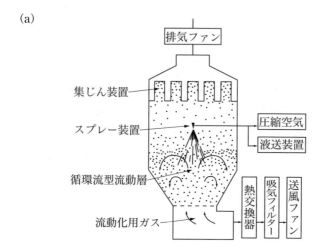

(b)

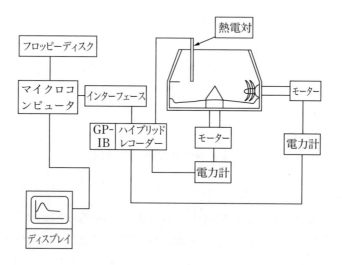

(c)

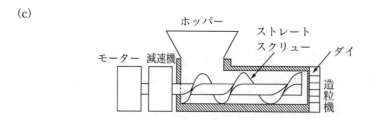

図 9.5 造粒で用いられる装置
(a) 流動層造粒装置　(b) 転動造粒装置　(c) 押出し造粒装置（スクリュー式）

e）噴霧造粒法

噴霧造粒法は，医薬品粉末を油脂類などの添加剤と混合した後，一定の孔径のノズルから吹き出し，冷却または乾燥で造粒物を得る手法である．

f）撹拌造粒法

撹拌造粒法は，減圧造粒装置があり，減圧したチャンバー内で粉末を撹拌しながら結合剤溶液を加えて造粒する．

2）試験法

顆粒剤は，錠剤などの他の内服固形剤と同様に，溶出試験法または崩壊試験法に適合しなければならない．ただし，発泡顆粒剤のうち溶解させる製剤には適用しない．また，製剤の粒度の試験法に準じてふるうとき，30号（500 μm）ふるいに残留するものが10％以下のものは，崩壊試験法に適用しない．

顆粒剤は調剤用に使用されるもの以外に，1回服用量を分包した製剤が多く用いられる．分包されたものは，通常1回で全量を服用するので，主薬の含有量は錠剤やカプセル剤と同様に一定の範囲内にある必要があり，製剤均一性試験法に適合する必要がある．製剤均一性試験法のうち，主薬に量を直接測定する含量均一性試験法の適用が望ましいが，内容物が均一で明らかに偏りなどが認められない場合には質量偏差試験法に替えることができる．

3）発泡顆粒剤

発泡顆粒剤は水中で急速に発泡しながら溶解または分散する顆粒剤である．本剤を製するには通例，適切な酸性物質，および炭酸塩または炭酸水素塩が用いられる．X線診断造影用発泡剤などがある．

9.2.3 ▶▶▶ 散剤 Powders

散剤は，経口投与する粉末状の製剤である．有効成分に賦形剤，またはそのほかの適切な添加剤を加えて混和して均質にしたものである．

散剤は，製造法が比較的簡単で製造コストが安い，他剤との混合が可能である，細かい用量の調節ができるなどの利点を有するが，一方では，発塵性，飛散性，吸湿性，流動性が悪いなどの調剤上取り扱いが困難であるなどの難点を有する．このため，最近ではいわゆる造粒散剤，細粒剤が主として使用されている．

1）製造法

散剤は，一般に図9.6のような工程で製造される．また，造粒散剤，細粒剤は顆粒剤の製造工程（図9.4）に準じている．

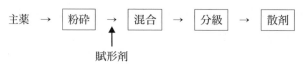

図 9.6 散剤の製造工程例

a) 粉　砕

粉砕 milling とは，固体粒子を圧縮，せん断，摩擦，衝撃などの機械的な力で粒子を破砕して粒子径を小さくする操作である．粉砕操作は，固体粒子の大きさを揃えたり，粒子を微細化して比表面積を増大させ，溶解速度を高めたり，他の成分との混合を容易にする目的として行われる．代表的な粉砕機を図 9.7 に示す．

① **ハンマーミル**：高速に回転するハンマーで固体粒子に衝撃を与え粉砕する．
② **ボールミル**：円筒状の容器内に入れてある鋼鉄あるいは磁性ボールの摩擦，衝撃で固体粒子を粉砕する．
③ **ジェットミル**：圧縮空気を噴出させ，固体粒子どうしあるいは粒子と壁との衝突で粉砕する．

b) 分　級

分級とは，粉粒体をそれぞれの大きさに従って分ける操作であり，原料粉末や中間製品の粒度を調節したり，粗粒の除去を目的として行われる．分級の方法には，ふるいを用いて，振動や音波などの力で分級するふるい分け法と気体流体力学的な力を利用して，粉体の重力や遠心力などの差から分級する気流分級法がある（図 9.8）．気流分級法は微粒子をも分級可能であり，また大量に分級するときにも向いている．

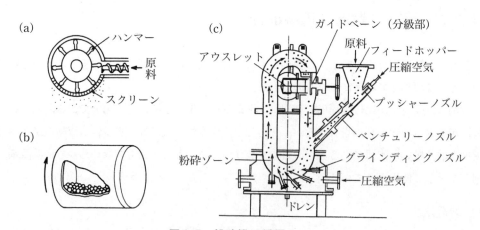

図 9.7 粉砕機の種類
(a) ハンマーミル　(b) ボールミル　(c) ジェットミル
(寺田勝英，伊藤智夫編 (2007) パートナー薬剤学, p.77, 南江堂)

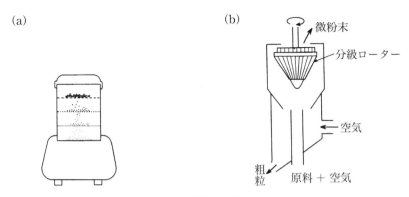

図9.8 分級機の種類
(a) ふるい振とう機　(b) 遠心式分級機（ミクロンセパレーター）
(寺田勝英，伊藤智夫編（2007）パートナー薬剤学，p.77，南江堂)

c) 混　合

混合 mixing とは2種以上の異なる粉粒体を混ぜ合わせて均一な組成とする操作をいう．混合には粉体の粒子径，粒子形状，密度，帯電性，流動性，付着性や，混合装置の大きさが影響する．均一な混合物を得るためには，粒子径が小さく，粒子密度が近いことが必要である．したがって粒子径あるいは密度が大きく異なる粉粒体の混合においては，混合性が悪く分離しやすくなる．

調剤などの小規模の混合の場合は，乳鉢と乳棒を使用するが，大量の場合は，回転型混合機あるいは撹拌装置をもつ固定型混合機を用いる．回転型混合機は容器を回転させて混合する方法で，V型混合機や2重円錐型（タブルコーン型，W型）混合機がある．撹拌装置をもつ固定型混合機は，容器を固定させ，容器内を撹拌翼で混合する方法で，旋回スクリュー型やリボン型がある（図9.9）．この方法は，湿った粉体でも混合が可能である．固体と液体とを混合することを練合，あるいは捏和（ねつわ）という．

2) 試験法

散剤は調剤用に使用されるもの以外に，1回服用量を分包した製剤が多く用いられる．分包さ

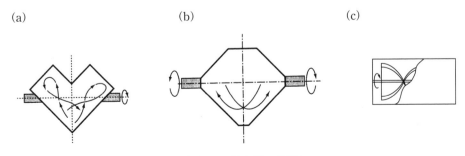

図9.9 混合機の種類
(a) V型混合機　(b) 2重円錐型（W型）混合機　(c) 撹拌装置をもつ固定型混合機

れたものは，通常1回で全量を服用するので，主薬の含有量は錠剤やカプセル剤と同様に一定の範囲内にある必要があり，製剤均一性試験法に適合する必要がある．製剤均一性試験法のうち，主薬に量を直接測定する含量均一性試験法の適用が望ましいが，内容物が均一で明らかに偏りなどが認められない場合には質量偏差試験法に替えることができる．

9.2.4 ▶▶ 錠剤 Tablets

錠剤は，経口投与する一定の形状の固形の製剤である．本剤には，口腔内崩壊錠，チュアブル錠，発泡錠，分散錠および溶解錠が含まれる．

錠剤は，服用に対して計測単位として取り扱うことができ，調剤，保管，携帯，服用に便利であり，経済性にもすぐれている．さらに，速溶性錠剤以外に，製剤加工による腸溶性，徐放性な

(1) 顆粒圧縮法
 1) 湿式造粒法

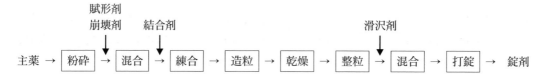

 2) 乾式造粒法

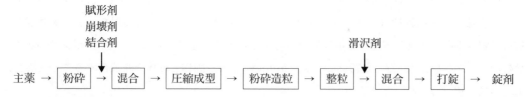

(2) 直接粉末圧縮法
 1) 直接圧縮法（直打法）

 2) 半乾式顆粒圧縮法（セミ直打法）

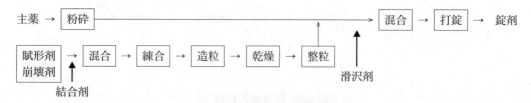

図9.10 錠剤の製造工程例

どの機能を付与することも容易であるため，有効性および安全性を高めることが可能である．このような理由により，錠剤は固形製剤のなかで最も繁用されている剤形である．

1) 製造法

圧縮錠（錠剤）の製造法は，用いる配合末の性状によって，顆粒圧縮法（あるいは間接圧縮法）と直接粉末圧縮法に分類できる（図9.10）．

a) 顆粒圧縮法

顆粒圧縮法は，湿式造粒法あるいは乾式造粒法（図9.10）により打錠用顆粒をつくり，それ

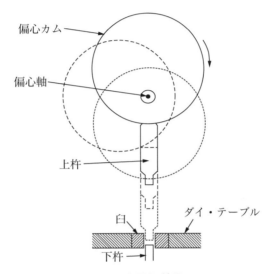

図9.11 単発打錠機

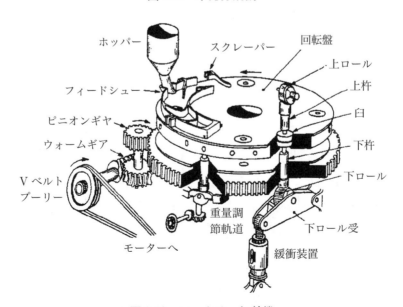

図9.12 ロータリー打錠機

を打錠機で圧縮成型する．顆粒は粉末に比べ流動性がよく，打錠機の臼への充てん性にもすぐれている．さらに，顆粒は打錠時に変形しやすく，打錠成型が容易である．

b) 直接粉末圧縮法

直接粉末圧縮法には，直接圧縮法（直打法）と半乾式顆粒圧縮法（セミ直打法）がある．顆粒をつくる際の水分や乾燥時の熱による影響が少ないので主薬の安定性にすぐれている．直接圧縮法は，主薬に賦形剤，結合剤，崩壊剤，滑沢剤を加えて混合して，そのまま打錠機で圧縮成型する方法である．顆粒圧縮法に比べて製造工程が短縮できる長所がある．一方，顆粒圧縮法に比べて，混合末の流動性が劣るため質量変動が大きくなりやすく，さらに主薬の分量が比較的多い場合などは打錠が困難となる．また，結合剤には圧縮成型にすぐれた結晶セルロースを用いることが多い．

半乾式顆粒圧縮法は，添加剤（賦形剤，崩壊剤，結合剤）で予製顆粒をつくり，それに主薬と滑沢剤を加えて混合して，打錠機で圧縮成型する方法である．成型性，結合性，流動性に乏しい医薬品の製錠に適している．

c) 製　錠

打錠機には少量生産用の単発打錠機（図 9.11）と大量生産用のロータリー打錠機（図 9.12）があり，そのほかに有核錠，多層錠など特殊な錠剤を製造する装置もある．打錠機による圧縮成型は，臼，上杵，下杵によってなされており，基本的には顆粒あるいは粉末の「臼への充てん→圧縮→錠剤の排出」のサイクルが繰り返し行われている（図 9.13）．錠剤の重量は充てん時の下杵の位置により，硬度は圧縮時の上杵と下杵によって決定される．

d) 打錠障害

打錠時の圧縮過程で，粉体層内部に取り込まれた空気，杵や臼と粉体の付着性によって錠剤に障害が起こり，主に 4 つに分類される（図 9.14）．

① **キャッピング** capping：錠剤の上面が帽子状に剥離する現象．

　　原因：顆粒の過乾燥，微粉末過量

② **ラミネーション** lamination：錠剤の中央部より 2 層に分離する現象．

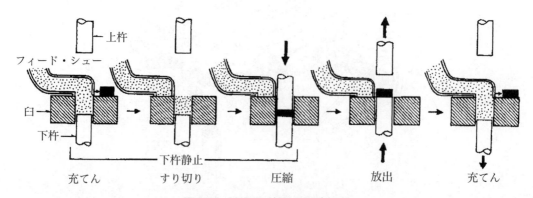

図 9.13　単発打錠機の製造工程

原因：圧縮速度の過大，結合剤不足，滑沢剤過量
③ **スティッキング** sticking：錠剤の表面の一部が杵に付着し，錠剤表面が欠損する現象．
原因：結合剤過量，滑沢剤不足，顆粒の乾燥不足，微粉末過量
④ **バインディング** binding：錠剤と臼表面の摩擦が大きく，錠剤の側面に傷ができる現象．
原因：圧縮圧過大，滑沢剤不足

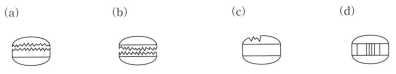

図 9.14　錠剤の打錠障害
（a）キャッピング　（b）ラミネーション　（c）スティッキング　（d）バインディング

e) コーティング

コーティング coating は，錠剤，顆粒剤および細粒剤の表面を白糖もしくは糖アルコール類である高分子で被覆する操作である．コーティングの目的は，外観を良くし，薬物の不快なにおいや苦味をマスキングし，防湿による薬物の安定性向上および薬物の放出制御などである．

① **糖衣** sugar coating

古くから行われているコーティングで，図 9.15 のコーティングパンを使用し，防水コーティング→サブコーティング→スムージング→カラーリング→ポリッシング（つや出し）の順に行い，多層の糖を中心としたコーティングを行う．防水コーティングにはシェラックなどが用いられ，ポリッシングにはワックス類が用いられている．糖衣は，仕上がりは美しく，防湿効果も高い利点がある．一方で皮膜は厚く，全重量の 10 % になることもあり，コーティングに要する時間が極めて長いなど製造上の難点となる．

② **フィルムコーティング** film coating

用いるフィルム基剤により，錠剤に異なった機能を付与できる．水溶性コーティング剤であるヒドロキシプロピルセルロース（HPC）やヒプロメロース（HPMC）を数 $10\,\mu m$ コーティングすることで糖衣よりも短時間で苦味のマスキングが可能である．酸に不溶で，腸内 pH で溶解するフィルム基剤であるセラセフェート（CAP）やヒプロメロースフタル酸エステル（HPMCP）をコーティング（腸溶性コーティング enteric coating）することで腸溶性製剤となる．また，水に不溶性フィルム基剤であるエチルセルロースをコーティングすることで徐放性製剤をつくることができる．錠剤のコーティングには，主にコーティングパン（図 9.15）を，顆粒や細粒のコーティングには流動層装置（図 9.5）を用いて行う．

2) 試験法

錠剤は，他の内服固形剤と同様に，溶出試験法または崩壊試験法に適合しなければならない．ただし，発泡錠のうち有効成分を溶解させる製剤および溶解錠には適用しない．錠剤は，製剤均

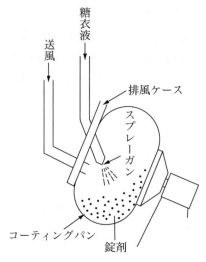

図 9.15 コーティングパン

一性試験法に適合する必要がある．錠剤中の薬物の定量は，通例，複数の錠剤を用いて行うため，一錠ずつ薬物量を測定する含量均一性試験法が重要視される．

3) 口腔内崩壊錠　Orally Disintegrating Tablets/Orodispersible Tablets

口腔内崩壊錠は，口腔内で速やかに溶解または崩壊させて服用できる錠剤である．

本剤は，適切な崩壊性を有することが必要である．唾液程度の少量の水で溶け嚥下困難な患者や水分制限されている患者への適応が期待されている．

4) チュアブル錠　Chewable Tablets

チュアブル錠は，咀嚼して服用する錠剤である．本剤は，服用時の窒息を防止できる形状とすることが求められる．

5) 発泡錠　Effervescent Tablets

発泡錠は，水中で急速に発泡しながら溶解または分散する錠剤である．水に入れて液状にして服用する．

本剤を製するには，通例，適切な酸性物質，および炭酸塩または炭酸水素塩を用いる．

6) 分散錠　Dispersible Tablets

分散錠は，水に分散して服用する錠剤である．

7) 溶解錠　Soluble Tablets

溶解錠は，水に溶解して服用する錠剤である．

9.2.5 ▶▶ 固形製剤用添加剤

日局16製剤総則において，添加剤は，製剤に含まれる有効成分以外の物質で，有効成分および製剤の有用性を高める，製剤化を容易にする，品質の安定化を図る，または使用性を向上させるなどの目的で用いられる．製剤には，必要に応じて適切な添加剤を加えることができる．用いる添加剤はその製剤の投与量において薬理作用を示さず，無害でなければならない．また，添加剤はその有効成分の治療効果を妨げるものであってはならないと記載されている．

固形製剤に用いる添加剤を使用目的に従って分類すれば，賦形剤，結合剤，崩壊剤，滑沢剤，コーティング剤などとなる．しかし，実際には1種類の添加剤が，2つ以上の目的のために用いられることがある．例えば，デンプンは賦形剤として用いられるとともに，水分を吸って膨潤する性質のあることから崩壊剤としての作用も期待して使用される．

1) 賦形剤　Diluents

賦形剤は，主薬の容積が小さいときには一定の容積を与える必要があり，このために加えられる添加剤をいう．賦形剤は，単に増量剤としての機能だけでなく，適当な流動性や結合性を与えることを期待したり，あるいは崩壊性や溶解性に影響させるように加えたりすることもある．
① 糖類：乳糖，白糖，ブドウ糖
② デンプン類：トウモロコシデンプン，バレイショデンプン
③ 無機塩類：軽質無水ケイ酸，合成ケイ酸アルミニウム，メタケイ酸アルミン酸マグネシウム

2) 結合剤　Binders

結合剤は，粉体に適当な結合力を与えて固形製剤を成型しやすくする目的で使用される．
① 湿式造粒法の結合剤：デンプン類，ヒドロキシプロピルセルロース（HPC），カルメロース（カルボキシメチルセルロース，CMC），カルメロースナトリウム（カルボキシメチルセルロースナトリウム，CMC-Na），ポビドン（PVP）
② 直接圧縮法（直打法）の結合剤：結晶セルロース

3) 崩壊剤　Disintegrants

崩壊剤は，錠剤や顆粒剤のような成型された固形製剤が経口投与後，一次粒子まで崩壊，分散し，主薬が溶解しやすくすることを目的として用いられる．このため固形製剤を成型する場合には，水分により崩壊しやすいように崩壊剤が添加される．錠剤の崩壊では一般に，膨潤，湿潤熱，ぬれ，液の表面張力，毛細管現象などが崩壊に関与するものと知られている．一般にぬれやすく，水分により膨潤して崩壊しやすくなるようなものが用いられており，代表的な崩壊剤として，デ

ンプン類，カルメロースナトリウム（CMC-Na）およびカルメロースカルシウム（カルボキシメチルセルロースカルシウム，CMC-Ca）などがある．

4）滑沢剤　Lubricants

滑沢剤は，打錠機の臼や杵への付着を防止し，摩擦を減少させる目的で用いられる．主な滑沢剤として，タルク，ステアリン酸マグネシウムおよびステアリン酸カルシウムなどがある．

5）コーティング剤

① **水溶性コーティング剤**（胃溶性コーティング基剤）：ヒドロキシプロピルセルロース（HPC），ヒプロメロース（HPMC），酸性領域で溶解するアミノアルキルメタアクリレートコポリマー E（Eudragit E）
② **腸溶性コーティング剤**：セラセフェート（CAP），ヒプロメロースフタル酸エステル（HPMCP），メタアクリル酸コポリマー（Eudragit L, S）
③ **徐放性コーティング剤**：エチルセルロース，アミノアルキルメタアクリレートコポリマー R（Eudragit RS）

6）他の添加剤

分子カプセルとしてシクロデキストリンが，生体適合性素材として乳酸・グリコール酸共重合体がある．乳酸・グリコール酸共重合体は，マイクロカプセル（マイクロスフェア）に用いられて，作用を持続化させた注射用DDS製剤として応用されている．

9.2.6　▶▶　経口液剤

経口液剤は経口投与する液状または流動性のある粘稠なゲル状の製剤であり，エリキシル剤，懸濁剤，乳剤およびリモナーデ剤が含まれる．

1）エリキシル剤　Elixirs

エリキシル剤は，通例，甘味および芳香のあるエタノールを含む澄明な液状の内用剤である．
調製方法は，医薬品またはその浸出液にエタノール，精製水，芳香剤および白糖，そのほかの糖類または甘味剤を加えて溶かし，ろ過またはそのほかの方法によって澄明な液とする方法が用いられる．
本剤に用いる容器は，気密容器とする．
市販品としてフェノバールエリキシル®（主成分フェノバルビタール，抗てんかん薬），ジゴキシンエリキシル（主成分ジゴキシン，強心薬）がある．

2) 懸濁剤　Suspensions

懸濁剤は，有効成分を微細均質に懸濁した経口液剤である．

調製方法は，固形の有効成分に懸濁化剤またはそのほかの適切な添加剤と精製水または油を加え，適切な方法で懸濁し，全体を均質とする．

懸濁化剤としては，カルメロースナトリウム，アビセル RC 591 NF，アルギン酸ナトリウム，アラビアゴムが知られている．

本剤に用いる容器は，気密容器とする．

本剤は別に規定するもののほか，溶出試験法に適合する．

3) 乳剤　Emulsion

乳剤は，有効成分を微細均質に乳化した経口液剤である．

調製方法は，液状の有効成分に，乳化剤と精製水を加え，適切な方法で乳化し，全体を均質とする．必要に応じて，用時混和して均質とする．

乳化剤としては，アラビアゴム，トラガント，ゼラチン，ポリソルベート 80 が知られている．

本剤に用いる容器は，気密容器とする．

4) リモナーデ剤　Lemonades

リモナーデ剤は，甘味と酸味があり，通例，澄明な液状の内用剤である．

調製方法は，塩酸，クエン酸，酒石酸または乳酸のいずれかに単シロップおよび精製水を加えて溶かし，必要に応じてろ過して製する方法が用いられる．本剤は用時調製するが 10 倍濃厚液を予製する場合もある．

本剤に用いる容器は，気密容器とする．

局方収載品としては，塩酸リモナーデ（食欲増進，胃酸欠乏症に用いられる）がある．リモナーデの名称はレモンの果汁に砂糖水を加えた清涼飲料水に由来するものである．

[処方] 塩酸リモナーデ

希塩酸	5 mL
単シロップ	80 mL
精製水	適量
全量	1000 mL

9.2.7　▶▶▶　シロップ剤　Syrups

シロップ剤は，白糖の溶液または白糖，そのほかの糖類もしくは甘味剤を含む医薬品を比較的濃稠な溶液または懸濁液などとした液状の内用剤である．本剤には，医薬品の性質により，用時

水を加えてシロップ剤となる顆粒状または粉末状の製剤（シロップ用剤 Preparations for Syrups；ドライシロップ）がある．

ドライシロップ剤は，用時溶解または懸濁して用いられる．主薬が溶液に溶けた状態では，不安定なものに利用される．主薬に懸濁化剤と賦形剤（白糖）を加える．抗生物質，化学療法剤の製剤がある．

調製方法は，白糖，そのほかの糖類もしくは甘味剤の溶液または単シロップに医薬品を加えて溶解，混和，懸濁または乳化し，必要に応じて混液を煮沸した後，熱時ろ過して製する方法が用いられる．

試験法としては，本剤のうち，用時溶解または懸濁して用いるもので，1回服用量ずつ包装した形態のもの（分包）は，製剤均一性試験法（p.278）に適合する必要がある．

本剤に用いる容器は，気密容器とする．局方には，単シロップ（矯味剤），トリクロホスナトリウムシロップ（催眠鎮静薬），セネガシロップ（去痰薬），トウヒシロップ（矯味剤），トコンシロップ（解毒薬）が収載されている．

9.2.8 ▶▶ 経口ゼリー剤 Jellies for Oral Administration

経口ゼリー剤は，経口投与する，流動性のない成形したゲル状の製剤である．

本剤を製するには，通例，有効成分に添加剤および高分子ゲル基剤を加えて混和し，適切な方法でゲル化させ一定の形状に成形する．

本剤は，別に規定するもののほか，製剤均一性試験法に適合する．

本剤は，別に規定するもののほか，溶出試験法に適合する．または適切な崩壊性を有する．

高カリウム血症改善剤（主成分，ポリスチレンスルホン酸カルシウム）などに応用されている．

（細谷健一，大塚　誠）

9.3　口腔内に適用する製剤

口腔内に適用される製剤には，口腔用錠剤（トローチ剤，舌下錠，バッカル錠，付着錠，ガム剤），口腔用スプレー剤，口腔用半固形剤，含嗽剤が含まれる．

9.3.1 ▶▶ 口腔用錠剤 Tablets for Oro-mucosal Application

口腔用錠剤は，口腔内に適用する一定の形状の固形の製剤である．

本剤には，トローチ剤，舌下錠，バッカル錠，付着錠およびガム剤が含まれる．

本剤は，錠剤の製法に準じる．

本剤は，別に規定するもののほか，製剤均一性試験法に適合する．

本剤は，適切な溶出性または崩壊性を有する．

1) トローチ剤　Troches/Lozenges

トローチ剤は，口腔内で徐々に溶解または崩壊させ，口腔，咽頭などの局所に適用する口腔用錠剤である．

本剤は，服用時の窒息を防止できる形状とする．口腔粘膜および咽頭粘膜局所での殺菌，消炎作用を期待されたものがある．

2) 舌下錠　Sublingual Tablets

舌下錠は，有効成分を舌下で速やかに溶解させ，口腔粘膜から吸収させる口腔用錠剤である．

3) バッカル錠　Buccal Tablets

バッカル錠は，有効成分を臼歯と頬の間で徐々に溶解させ，口腔粘膜から吸収させる口腔用錠剤である．

4) 付着錠　Mucoadhesive Tablets

付着錠は，口腔粘膜に付着させて用いる口腔用錠剤である．

本剤を製するには，通例，ハイドロゲルを形成する親水性高分子化合物を用いる．

5) ガム剤　Medicated Chewing Gums

ガム剤は，咀嚼により，有効成分を放出する口腔用錠剤である．

本剤を製するには，通例，植物性樹脂，熱可塑性樹脂およびエラストマーなどの適切な物質をガム基剤として用いる．

9.3.2 ▶▶ 口腔用スプレー剤　Sprays for Oro-mucosal Application

口腔用スプレー剤は，口腔内に適用する，有効成分を霧状，粉末状，泡沫状またはペースト状などとして噴霧する製剤である．

本剤を製するには，通例，次の方法による．

(ⅰ) 溶剤などに有効成分及び添加剤を溶解または懸濁させ，必要に応じて，ろ過した後，液化ガスまたは圧縮ガスと共に容器に充てんする．

(ⅱ) 有効成分および添加剤を用いて溶液または懸濁液を調製し，容器に充てん後，スプレー用ポンプを装着する．

本剤のうちの定量噴霧式製剤は，別に規定するもののほか，適切な噴霧量の均一性を有する．
本剤に用いる容器は，通例，気密容器または耐圧性の容器とする．

9.3.3 ▶▶▶ 口腔用半固形剤　Semi-solid Preparations for Oro-mucosal Application

口腔用半固形剤は口腔粘膜に適用する製剤であり，クリーム剤，ゲル剤または軟膏剤がある．
　本剤を製するには，通例，有効成分を添加剤と共に精製水およびワセリンなどの油性成分で乳化するか，または高分子ゲルもしくは油脂を基材として有効成分及び添加剤と共に混和して均質とする．
　（ⅰ）口腔用クリーム剤は，クリーム剤の製法に準じる．
　（ⅱ）口腔用ゲル剤は，ゲル剤の製法に準じる．
　（ⅲ）口腔用軟膏剤は，軟膏剤の製法に準じる．
　本剤のうち，変質しやすいものは，用時調製する．
　本剤で多回投与容器に充てんするものは，微生物の発育を阻止するに足りる量の適切な保存剤を加えることができる．本剤は，口腔粘膜に適用する上で適切な粘性を有する．本剤に用いる容器は，通例，気密容器とする．製剤の品質に水分の蒸散が影響を与える場合は，低水蒸気透過性の容器を用いるか，または低水蒸気透過性の包装を施す．

9.3.4 ▶▶▶ 含嗽剤　Preparations for Gargles

含嗽剤は，口腔，咽頭などの局所に適用する液状の製剤である．本剤には，用時溶解する固形の製剤が含まれる．
　本剤を製するには，通例，有効成分に溶剤および添加剤を加えて混和して均質に溶解し，必要に応じて，ろ過する．用時溶解する固形の製剤の場合は，錠剤，顆粒剤などの製法に準じる．
　本剤の分包品は，別に規定するもののほか，製剤均一性試験法に適合する．
本剤に用いる容器は，通例，気密容器とする．製剤の品質に水分の蒸散が影響を与える場合は，低水蒸気透過性の容器を用いるか，または低水蒸気透過性の包装を施す．
　アズレンスルホン酸ナトリウム水和物の顆粒製剤などがある．

（細谷健一，大塚　誠）

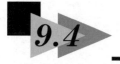

注射により投与する製剤

局方における無菌製剤には，注射剤，輸液剤あるいは点眼剤および眼軟膏剤の眼科用剤がある．

これらの製剤はいずれも無菌的に調製されるが，直接体液中に投与される場合が多く，組織への適用性を高めるため pH や浸透圧を調整する必要がある．以下，注射剤，輸液剤，点眼剤を扱う上で重要な，pH，浸透圧，滅菌法および無菌操作法について記載し，その後，注射剤，輸液剤等について詳述する．

9.4.1 　緩衝液　Buffer Solutions

1) 緩衝液と pH

血液・体液の pH は 7.4 といわれている．また，健康な人の涙液は，覚醒時で pH 7.45 ± 0.15，眼瞼を長時間閉じた状態で pH は約 7.25 とわずかに低下する．血液は，アシドーシス，アルカローシス等の体液異常を回避するため，厳密な pH の調節がなされている．一方，注射剤や点眼液の pH が，血液や涙液の pH と大きく異なると疼痛や組織への刺激の原因となったりするためこれらの製剤の pH は理想的には，血液の pH と同一のものが望まれる．しかし，

表 9.1　通常用いられている緩衝液と調節可能な pH 範囲

pH 範囲	共役酸	共役塩基	調節可能な pH 範囲	緩衝液の名称
0〜4	HCl	(KCl)	1.0〜2.2	Clark & Lubs
	HCl	グリシン	1.0〜3.7	Sørensen
	HCl	クエン酸水素二ナトリウム	1.0〜5.0	Sørensen
	HCl	フタル酸水素カリウム	2.2〜4.0	Clark & Lubs
	クエン酸	NaOH	2.2〜6.5	Gomori
	クエン酸	クエン酸三ナトリウム	3.0〜6.2	Gomori
4〜8	酢酸	酢酸ナトリウム or NaOH	3.7〜5.6	Michaelis
	フタル酸水素カリウム	NaOH	4.0〜6.2	Clark & Lubs
	クエン酸水素二ナトリウム	NaOH	5.0〜6.3	Sørensen
	KH_2PO_4 or NaH_2PO_4	Na_2HPO_4	5.7〜8.0	Sørensen
	HCl	トリスヒドロキシメチルアミノメタン	7.2〜9.0	Gomori
8〜12	H_3BO_3	ホウ砂	7.6〜9.2	Gomori
	HCl	ホウ砂	7.9〜9.2	Sørensen
	H_3BO_3	NaOH	7.8〜10.0	Clark & Lubs
	グリシン	NaOH	8.6〜10.0	Sørensen
	NH_4Cl	NH_4OH	8.3〜9.2	Michaelis
	ホウ砂	NaOH	9.2〜10.0	Sørensen
	$NaHCO_3$	Na_2CO_3	9.2〜10.7	Delory
	HCl	Na_2CO_3	10.2〜11.0	Delory
	Na_2HPO_4	NaOH	11.0〜12.0	Kolthoff
12〜13	(KCl)	NaOH	12.0〜13.0	

製剤の最適なpHを決定するには，さらに薬物の安定性，溶解性，投与部位からの吸収性なども総合的に考え合わせる必要がある．pHを調節するためには，必要に応じ，まず，無害の酸またはアルカリが添加されるが，そのpHを維持する目的で緩衝液が加えられる．

緩衝液は，いわゆる共通イオン効果により緩衝能を発揮する．緩衝液から得られるpHは，弱酸あるいは弱塩基とその塩（共役塩基あるいは共役酸）との濃度比で決まり，次のHenderson-Hasselbalchの式により示される（第2章，溶液の束一性と浸透圧の項参照）．

弱酸からなる緩衝液では，

$$\mathrm{pH} = \mathrm{p}K_a + \log \frac{[\mathrm{salt}]}{[\mathrm{acid}]} \tag{9.1}$$

弱塩基からなる緩衝液では，

$$\mathrm{pH} = \mathrm{p}K_a + \log \frac{[\mathrm{base}]}{[\mathrm{salt}]} \tag{9.2}$$

となる．いずれの場合も，弱酸の濃度 [acid] あるいは弱塩基の濃度 [base] が，塩の濃度 [salt] に等しいとき，緩衝液のpHはそれぞれの酸，塩基の$\mathrm{p}K_a$に等しい．ただし，これらの式はイオン強度を無視した場合の近似式であり，厳密には，高濃度における実際の有効濃度とのずれなど，完全解離からのずれを表す活量係数を考慮する必要がある．表9.1に通常用いられる緩衝液の種類と調節可能なpH範囲を示す．

注射剤ではクエン酸塩，リン酸塩，酢酸塩などの緩衝液がよく用いられ，ホウ酸およびその塩は毒性のために使用しない．点眼剤ではHind-Goyan緩衝液（ホウ酸pH 5.0，リン酸塩pH 6.5），Gifford緩衝液（ホウ酸/炭酸塩pH 5～8.5）などが用いられる．

2）緩衝能　Buffer Capacity

pH 7.0の純水1 Lに1 mol/LのNaOH 1 mLを加えると，$[\mathrm{OH}] = 10^{-3}$ mol/LでpH = 11になる．酢酸（$\mathrm{p}K_a = 4.76$）と酢酸ナトリウム，各0.1 mol/Lからなる緩衝液のpHは式(9.1)から

$$\mathrm{pH} = 4.76 + \log \frac{0.1}{0.1} = 4.76$$

となる．

この溶液1 Lに1 mol/LのNaOH 1 mLを加えると，

$$\mathrm{AH} + \mathrm{OH}^- \longrightarrow \mathrm{A}^- + \mathrm{H_2O}$$

と反応が進行するが，

$$\mathrm{pH} = 4.76 + \log \frac{0.1 + 0.001}{0.1 - 0.001} = 4.77$$

となって，pHの変動幅 $\Delta\mathrm{pH} = 0.01$ で，pHはほとんど変化せず緩衝作用を示していることがわかる．

一方，緩衝液の塩濃度を1/100に減少させた場合，

$$\mathrm{pH} = 4.76 + \log\frac{0.001}{0.1} = 2.76$$

となり，pK_a よりかなり酸性になる．そして，この溶液 1 L に 1 mol/L の NaOH 1 mL を加えると，

$$\mathrm{pH} = 4.76 + \log\frac{0.001 + 0.001}{0.1 - 0.001} = 3.07$$

となり，pH の変動幅 $\Delta\mathrm{pH} = 0.31$ で大きく変化し，緩衝作用が低下していることがわかる．

このような緩衝液の緩衝能力を示す指標として緩衝能 buffer capacity（β）が用いられる．式（9.1）および式（9.2）からわかるように，緩衝成分の総和が同じであれば，成分のモル比が 1：1 のときに緩衝能は最大となる．van Slyke は緩衝能（β）を，加えられた強酸あるいは強塩基量（ΔX）と，その時の pH 変動幅（$\Delta\mathrm{pH}$）の比として次の式で定義した．

$$\beta = \frac{\Delta X}{\Delta \mathrm{pH}} = \frac{2.303\,[\mathrm{B}]_\mathrm{T} K_a [\mathrm{H}^+]}{(K_a + [\mathrm{H}^+])^2} \tag{9.3}$$

ここで，緩衝塩総濃度：$[\mathrm{B}]_\mathrm{T} = [\mathrm{salt}] + [\mathrm{acid}]$ あるいは $[\mathrm{salt}] + [\mathrm{base}]$

式（9.3）に従えば，緩衝能は緩衝液を構成する緩衝塩濃度が高いほど大きく，$\mathrm{pH} = pK_a$ のときに最大になることがわかる．したがって，緩衝能の大きな緩衝液を得るには，目的の pH に近い pK_a の酸あるいは塩基を選択し，通常，$pK_a \pm 1$ の範囲内で緩衝液の pH を調整し，緩衝液濃度を大きくすればよく，通常，0.02〜0.5 mol/L を用い，緩衝能として 0.01〜0.1 とすることが多い．

例 題 ▶▶ 9.1

ギ酸（pK_a 3.75）とギ酸ナトリウムを成分とする緩衝液で，ギ酸の濃度が 0.1 mol/L，ギ酸ナトリウムの濃度が 1.0 mol/L の場合，この緩衝液の pH を求めよ．ただし，イオン強度の影響は無視するものとする．

9.4.2 ▶▶ 等張化剤　Isotonic Agents

細胞や組織間隙の体液あるいは血液，涙液は種々の有機化合物や無機イオンを含んでおり，その浸透圧は 7.1 気圧（約 300 mOsm）で，ほぼ 0.9 ％（0.154 mol/L）の塩化ナトリウム水溶液の浸透圧に等しい．これらと同じ浸透圧を示す溶液を等張溶液 isotonic solution，それより高い浸透圧の溶液を高張溶液 hypertonic solution，低い溶液を低張溶液 hypotonic solution という．等張ではない溶液を用いると，投与部位に刺激があるのみならず，溶血や組織障害などを引き起こすので，注射剤や点眼剤はできるかぎり塩化ナトリウムやブドウ糖などの等張化剤を加えて等張溶液とすることが望ましい．

1）凝固点降下法（氷点降下法）

血液や涙液の氷点降下度は 0.52°C であり，氷点降下度は医薬品溶液中のそれぞれの化合物の氷点降下度の和になる．したがって，与えられた医薬品溶液の等張化のために必要な等張化剤の添加量は次式から求めることができる．

$$a + bx = 0.52 \qquad x = (0.52 - a)/b \tag{9.4}$$

a：与えられた医薬品溶液の氷点降下度

b：加えるべき等張化剤の 1 w/v ％ 溶液の氷点降下度

x：等張にするため溶液 100 mL に加える等張化剤の量

例題 ▶▶ 9.2

次の 100 mL のピロカルピン塩酸塩点眼液を等張にするための塩化ナトリウム量を求めよ．

処方	ピロカルピン塩酸塩	3.0 g
	塩化ナトリウム	
	滅菌精製水	全量 100 mL

ただし，ピロカルピン塩酸塩 1 w/v ％溶液の氷点降下度は 0.134°C，塩化ナトリウム 1 w/v ％溶液の氷点降下度は 0.578°C（0.9 ％で 0.52°C）である．

2）食塩当量法（食塩価法）

ある医薬品の食塩当量（食塩価）とは，その医薬品 1 g を水に溶かすとき，これと同じ浸透圧を示す塩化ナトリウムの量として表したものである．等張食塩液（生理食塩液）100 mL 中には塩化ナトリウム 0.9 g が溶解している．したがって，食塩当量が c の医薬品 x g が溶解された溶液 100 mL 中に等張化のために加えるべき塩化ナトリウムの量（y g）は次式から計算できる．

$$cx + y = 0.9 \qquad y = 0.9 - cx \tag{9.5}$$

c：あたえられた医薬品の食塩当量

x：医薬品溶液 100 mL に溶解されている医薬品の量（g），

y：医薬品溶液に加えるべき塩化ナトリウム量（g）

塩化ナトリウム以外の等張化剤を用いて等張化するときは，ここで得られた塩化ナトリウム量をその等張化剤の食塩当量で割ればよい．

例 題 ▶▶▶ 9.3

例題 9.2 の 100 mL の点眼液について，等張にするための塩化ナトリウムあるいはブドウ糖の添加量を，食塩当量法を用いて求めよ．ただし，ピロカルピン塩酸塩およびブドウ糖の食塩当量はそれぞれ 0.24 および 0.18 である．

3）等張容積法（容積価法）

ある医薬品の等張容積とは，その医薬品 1 g を水に溶かすとき等張にするために必要な水の量を表したものである．したがって，等張容積が d の医薬品 x g が溶解された溶液 100 mL 中に，等張化のために加えるべき塩化ナトリウムの量（y g）は次式から計算できる．塩化ナトリウムの等張容積は 111.1 である．

$$dx + 111.1\,y = 100 \qquad y = \frac{100 - dx}{111.1} \tag{9.6}$$

d：与えられた医薬品の等張容積
x：医薬品溶液 100 mL 中に溶解されている医薬品の量（g）
y：医薬品溶液に加えるべき塩化ナトリウム量（g）

例 題 ▶▶▶ 9.4

例題 9.2 の 100 mL の点眼液について等張にするための塩化ナトリウムあるいはブドウ糖の添加量を等張容積法で求めよ．ピロカルピン塩酸塩およびブドウ糖の等張容積は，それぞれ 26.7 および 20.0 である．

種々の医薬品および添加剤の氷点降下度，食塩当量および等張容積を表 9.2 に示す．

ある医薬品の 1 w/v ％溶液の氷点降下度（F），食塩当量（E）および等張容積（V）の間には次の関係式が成り立つ．

$$\frac{F}{0.52} = \frac{E}{0.9} = \frac{V}{100} \tag{9.7}$$

すなわち，$F = 0.578E = 0.0052V$，$E = 1.731F = 0.009V$，$V = 192.3F = 111.1E$

4）グラフ法

図 9.16 に示すような，ある医薬品の氷点降下度曲線と塩化ナトリウムの氷点降下度曲線の逆曲線から，等張化に必要な塩化ナトリウム量を求める方法である．

2 w/v ％ピロカルピン塩酸塩点眼液 100 mL を等張化するときは，図 9.16 の縦軸のピロカル

表 9.2 氷点降下度，食塩当量および等張容積

化合物名	1.0 w/v %溶液の氷点降下度 (℃)	食塩当量 (g)	等張容積 (mL)	化合物名	1.0 w/v %溶液の氷点降下度 (℃)	食塩当量 (g)	等張容積 (mL)
アンピシリンナトリウム	0.090	0.16	19.2	硝酸カリウム	0.323	0.56	62.2
亜硫酸水素ナトリウム	0.353	0.61	62.2	硝酸銀	0.190	0.33	36.7
塩化カリウム	0.439	0.76	92.8	ピロカルピン硝酸塩	0.131	0.23	25.7
塩化カルシウム（2 H_2O）	0.298	0.51	—	スルベニシリンナトリウム	0.124	0.22	23.9
塩化ナトリウム	0.578	1.00	111.1	セファロチンナトリウム	0.095	0.17	—
ベンザルコニウム塩化物	0.091	0.16	—	炭酸ナトリウム（無水）	0.404	0.70	77.8
ベンゼトニウム塩化物	0.028	0.05	—	炭酸水素ナトリウム	0.381	0.65	72.3
エチルモルヒネ塩酸塩	0.088	0.16	17.8	チオ硫酸ナトリウム	0.180	0.31	34.4
エピネフリン塩酸塩	0.165	0.29	32.3	ニコチン酸アミド	0.148	0.26	28.9
エフェドリン塩酸塩	0.169	0.30	33.3	尿素	0.341	0.59	65.5
オキシテトラサイクリン塩酸塩	0.081	0.14	15.6	フェノール	0.199	0.35	38.9
コカイン塩酸塩	0.091	0.16	17.7	ブドウ糖（無水）	0.100	0.18	20.0
ジブカイン塩酸塩	0.076	0.13	14.3	フルオレセインナトリウム	0.182	0.31	34.3
テトラカイン塩酸塩	0.109	0.18	20.0	プロピレングリコール	0.262	0.45	—
テトラサイクリン塩酸塩	0.078	0.14	15.7	ペニシリンGカリウム	0.104	0.18	20.0
ナファゾリン塩酸塩	0.155	0.27	25.5	ベンジルアルコール	0.095	0.17	18.9
ピロカルピン塩酸塩	0.134	0.24	26.7	ホウ酸	0.283	0.50	55.7
プロカイン塩酸塩	0.122	0.21	23.3	ホウ砂	0.241	0.42	46.7
ベノキシネート塩酸塩	0.104	0.18	20.0	ポリソルベート80	0.010	0.02	—
モルヒネ塩酸塩	0.086	0.15	16.7	ヨウ化カリウム	0.205	0.34	37.8
リドカイン塩酸塩	0.125	0.22	—	硫酸亜鉛水和物	0.085	0.15	16.7
カルベニシリンナトリウム	0.118	0.20	—	アトロピン硫酸塩水和物	0.073	0.13	14.3
クロラムフェニコール	0.078	0.014	15.7	ゲンタマイシン硫酸塩	0.030	0.05	5.2
コハク酸エステルナトリウム				ストレプトマイシン硫酸塩	0.038	0.07	7.7
クエン酸ナトリウム	0.178	0.31	34.4	ポリミキシンB硫酸塩	0.049	0.09	10.0
グリセリン	0.202	0.35	38.8	硫酸マグネシウム（無水）	0.184	0.32	—
クロロブタノール	0.069	0.24	20.0	硫酸マグネシウム（7 H_2O）	0.094	0.17	—
メチルプレドニゾロン	0.051	0.09	—	リン酸二水素カリウム（無水）	0.252	0.44	48.9
コハク酸エステルナトリウム				リン酸二水素ナトリウム（無水）	0.263	0.46	51.1
サリチル酸フィゾスチグミン	0.090	0.16	17.7	リン酸二水素ナトリウム（2 H_2O）	0.202	0.36	40.0
スコポラミン臭化水素酸塩水和物	0.068	0.12	13.3	リン酸水素二ナトリウム（7 H_2O）	0.307	0.53	55.5
ホマトロピン臭化水素酸塩水和物	0.096	0.17	19.0	リン酸水素二ナトリウム（12 H_2O）	0.126	0.22	—
メチルホマトロピン臭化物	0.106	0.19	21.0				

（日本薬剤師会編（1999）第十改定調剤指針，p.145，薬事日報社より一部名称変更して引用）

ピン塩酸塩液濃度に相当する点（20）から横軸に平行線を引き，ピロカルピン塩酸塩の氷点降下度曲線との交点 A から垂線を下し，塩化ナトリウムの氷点降下度曲線の逆曲線との交点 B から横軸に平行線を引き，縦軸との交点 4.5 が，等張に必要な塩化ナトリウムの量（g/L）を示す．したがって，100 mL の溶液に必要な塩化ナトリウム量は 0.45 g である．

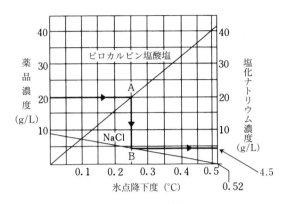

図 9.16　グラフ法
（日本薬剤師会編（1999）第十改定調剤指針, p.144, 薬事日報社より一部改変して引用）

5）浸透圧（mOsm）の計算法

　製剤設計の場合，浸透圧としてオスモル濃度が用いられる．オスモル濃度には質量オスモル濃度 osmolality（osmol/kg）と容量オスモル濃度 osmolarity（osmol/L）があり，実用的には後者が用いられ，単位として Osm（osmol/L）を用いる．浸透圧は溶解した溶液中の粒子の数，すなわち，溶液中の分子状の化合物と解離したイオン状の化合物の数の和に比例し，1 Osm は，溶液 1 L 中にアボガドロ数（6.022×10^{23}/mol）に等しい個数の粒子が存在する濃度を表す．1 Osm の 1/1000 を 1 mOsm という．

　ブドウ糖（分子量 180）のような非電解質溶液の浸透圧は次式で求められる．

$$\frac{\text{ブドウ糖の含量（g/L）}}{\text{分子量}} \times 1000 \ (\text{mOsm})$$

たとえば，等張の 5％ブドウ糖水溶液の浸透圧は，$\frac{50}{180} \times 1000 = 278$ mOsm

である．また，塩化ナトリウム（分子量 58.5）のような強電解質の浸透圧は，

$$\frac{\text{塩化ナトリウムの含量（g/L）}}{\text{分子量}} \times \text{イオン数} \times 1000 \ (\text{mOsm})$$

となり，たとえば，等張の 0.9％塩化ナトリウム溶液では，NaCl が Na^+ と Cl^- とに完全解離してイオン数が 2 個であるので，$\frac{9}{58.5} \times 2 \times 1000 = 308$ mOsm となる．したがって，等張とは約 300 mOsm の浸透圧を示すものである．

［電解質濃度の計算］

　体液中の電解質濃度の臨床検査値は mEq（ミリグラム当量）で表し，電解質輸液では，一般的に電解質濃度を mEq で示す．1 mEq とは，$\frac{\text{原子量（mg）}}{\text{原子価}}$ で表される．

　電解質濃度の計算には，① mg％（または mg/dL）から mEq/L への計算，

$$\text{mg}\% \times \frac{\text{原子価}}{\text{原子量（mg）}} \times 10 \ (\text{mEq/L})$$

と，②溶質 1 g 当たりの mEq 係数から計算する方法がある．

たとえば，①の方法で，0.9％塩化ナトリウム注射液の Na^+，Cl^- の mEq/L を求めると，0.9％は 100 mL 中に NaCl として 900 mg が溶解しており，Na^+，Cl^- の 1 ミリ原子量は 22.99 および 35.45 であるので，

$$Na^+ \quad 900\,mg \times (22.99/58.44) \times (1/22.99) \times 10 = 154\,mEq/L$$
$$Cl^- \quad 900\,mg \times (35.45/58.44) \times (1/35.45) \times 10 = 154\,mEq/L$$

すなわち，1 L 中の溶質の mg 数を分子量で除した値に電荷数を掛けたものが各イオンの mEq/L の値になる．

次に，②の方法で計算すると，塩化ナトリウム 1 g 当たりの Na^+，Cl^- の mEq 係数は，NaCl の分子量が 58.44 であるから，1 mEq の質量は 58.44 mg，したがって，1000（mg）/58.44（mg）= 17.11 mEq となり，1 g の mEq 係数は，Na^+ および Cl^- ともに 17.11 となる．0.9％塩化ナトリウム注射液は 1 L 中に 9 g の NaCl を含有するから，Na^+ および Cl^- は，それぞれ 17.11 × 9 = 154 mEq/L となる．

また，この電解質の mEq から浸透圧濃度を計算するには，1 価のイオンでは 1 mEq/L = 1 mOsm，2 価のイオンでは 1 mEq/L = 1/2 mOsm となるので容易に換算することができる．

例 題 ▶▶ 9.5

2 w/v％塩化カルシウム注射液の Ca^{2+}，Cl^- の mEq/L はいくらか．（$CaCl_2$ の分子量は 110.98，日局塩化カルシウム水和物は 2 水塩であるが，注射液の場合の濃度は $CaCl_2$ の量として表示する．）また，この注射液の浸透圧を求めよ．

9.4.3 ▶▶ 滅菌法および無菌操作法ならびに超ろ過法

1）滅菌法

日局 16 では，滅菌について以下のように定義している．

「滅菌とは，物質中のすべての微生物を殺滅又は除去することをいう．滅菌法は，一般に，微生物の種類，汚染状況，滅菌されるものの性質及び状態に応じて，その方法の適切な選択と操作法及び条件の適正化を検討して行う．滅菌の適否は，通例，無菌試験法によって判定する．滅菌操作は，温度，圧力などが目的とする滅菌条件に適合していることを十分に確認して行わなければならない．なお，滅菌条件の選定又は滅菌効果の確認などを行うとき，それぞれの滅菌方法に適した滅菌指標体を用いることができる．」

一方，抜き取り試験である無菌試験のみで，注射剤の全数を保証するには検出感度が低いこと

が危惧されていた．近年，製造工程の検証（プロセスバリデーション）が定着し，工程を科学的に管理することによって，製品の無菌性をより確かに保証できることが判明したため，日局15製剤総則には，「製造工程のバリデーション及び適切な工程管理とその記録の照査により，高度な水準での無菌性が恒常的に保証される場合には，出荷時の試験において無菌試験を省略することができる（パラメトリック・リリース）．」としている．日局16では通則12でこの規定が踏襲されている．

最終滅菌法を適用するに当たっては，被滅菌物に存在する微生物の数と種類（バイオバーデン）を定期的または一定滅菌単位ごとに測定する必要があり，本法を適用するには通例，汚染菌の最大生存率が10^{-6}以下の無菌性保証水準が得られる条件で滅菌を行う．

製剤に関係する滅菌法は，次のように分けられる．

a）加熱法

① 乾熱法（乾燥空気中で加熱して微生物のタンパク質を変性させ殺滅する）

通例，160～170℃：2時間，170～180℃：1時間，180～190℃：30分の条件で行われ，調製器具，バイアル・アンプルなどの容器および油性注射剤の滅菌に用いる．

② 高圧蒸気法（飽和水蒸気中で加熱して微生物のタンパク質を凝固させ殺滅させる）

日局16に，115～118℃：30分，121～124℃：20分，126～129℃：15分の条件が示されており，オートクレーブが汎用されている．

③ その他，不完全な方法であるが，流通蒸気法（100℃の流通蒸気中で30～60分間），煮沸法（15分間以上煮沸），間けつ法（1日1回，80～100℃，30～60分間，3～5回加熱）なども用いられる．

加熱滅菌における温度効果

一般に微生物の死滅速度は，一定温度のもとで化学反応における見かけの1次反応過程と同様に進行し，次式で示される．

$$N = N_0 e^{-kt} \tag{9.8}$$

ここで，N：生菌数，N_0：滅菌前の生菌数，k：微生物の死滅速度定数である．また，kの温度依存性についてはアレニウス式が成立する．

$$k = A \exp(-E_a/RT) \tag{9.9}$$

式（9.8）で示される活性化エネルギーは，医薬品の分解における活性化エネルギー（83.7 kJ/mol程度）に比べて大きく，約293 kJ/molである（図9.17）．すなわち，加熱による滅菌効果は医薬品の分解よりも温度変化に対してはるかに敏感で，高温短時間で加熱滅菌するほうが，医薬品の分解を少なくして効率よく滅菌することができる．

一方，式（9.8）におけるk値を用いて，最初に存在していた菌数を1/10に減少させる（つまり初発菌数の90％を死滅させる）に要する時間（分単位で表す）D値（decimal reduction value）が求められる．

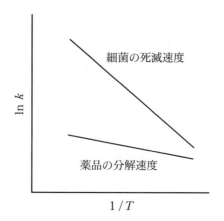

図 9.17　細菌の死滅速度と温度の関係

$$D = 2.303/k \tag{9.10}$$

b）ろ過法

　適当なろ過装置によってろ過し，微生物を除去する方法である．主として気体，水，可溶性で熱に不安定な医薬品溶液の滅菌に用い，メンブランフィルター（孔径は 0.22 あるいは 0.45 μm）を用いる．このようなフィルターは細菌や真菌を取り除くことができるが，ウイルスやマイコプラズマを取り除くことはできない．本法は，細菌チャレンジ試験によってフィルターの滅菌性能を非破壊的に予測する完全性試験が必要で，最も微細なマーカー菌である *Brevundimonas diminuta* が滅菌指標体のバイオロジカルインジケータ biological indicator として用いられる．

c）照射法

　① 放射線法：ガンマ線あるいは X 線照射によって微生物を殺滅する．
　② 紫外線法：紫外線（254 nm 付近）照射によるが，透過力はきわめて弱い．
　③ 高周波法：たとえば 2450±50 MHz の高周波の照射により，薬物溶液内部から発生する熱を利用して滅菌する．滅菌には発熱するための水分が必要で，作用機序は加熱法と同じである．
　①，② はガラス製，ゴム製，プラスチック製の物品に，③ は密封容器に充てんされた液状または水分含量の多い製品に適する．

d）ガス法

　通例，酸化エチレンガス，ホルムアルデヒドガス，過酸化水素ガスなどを用い，容器，医用器具，製造設備・機器の滅菌に汎用されている．医薬品に用いる場合，滅菌後の残留ガスと医薬品ないし医薬品添加剤との反応による副生成物に注意する必要がある．

2) 無菌操作法

無菌操作法とは，原料段階からろ過滅菌などの一連の無菌工程を経た後に，無菌環境下で無菌的に医薬品を製造する方法をいう．医薬品を最終容器（医薬品が最終的に用いる容器）に充てんした後に滅菌する最終滅菌法を適用できない医薬品に用いる技術である．

本操作法を用いて無菌医薬品を製造する場合は，通例，あらかじめ使用するすべての器具および材料を滅菌した後，環境微生物数および微粒子数が適切に管理された無菌設備内において，適切な無菌操作法を用いて一定の無菌性保証水準（汚染菌の最大生存確率10^{-6}以下：製品100万個に1個の非無菌製品が存在する水準）を得られるように行う．

この操作法を可能にしたのは，HEPAフィルター（高性能粒子除去用空気ろ過器）の開発と各工程のバリデーションによる科学的に検証された高度な無菌管理技術が開発されたことによる．無菌室（クリーンルーム）内で，精度の高いHEPAフィルターを通した層流発生装置のクリーンブースやクリーンベンチを用いて，局所的に高度の無菌性を保つ方法が広く採用されている．通常，この無菌操作はClass 100の環境下で行うが，Class 100とは1立方フィート中に存在する$0.5\mu m$以上の微粒子数が100個以下であることを意味する．これは，1立方メートル中3530個以下に相当する．

さらに最近では，最大の汚染源であるヒトの関与を限りなく排除した，トンネルのような局部的な高度の無菌・無塵空間であるアイソレーター内に種々の製造設備・機器を隔離して，通常の施設内で注射剤や点眼剤を製造する方法の導入も進んでいる．

3) 超ろ過法

すべての種類の微生物およびエンドトキシンを除去できる逆浸透膜，限外ろ過膜などを用い，十字流ろ過方式（ろ過する水をろ過面と平行に流しながらろ過することによって，ろ過面の詰まり，汚れなどが減少する利点がある方法）で水をろ過する方法である．本法は「精製水」および「注射用水」の製造に用いられるが，「注射用水」の製造に用いるときは，膜モジュールに微生物および分子量6000以上の物質を除去できるものを用いる．

9.4.4 ▶▶ 注射剤 Injections

注射剤は，「皮下，筋肉内又は血管などの体内組織・器官に直接投与する，通例，溶液，懸濁液若しくは乳濁液，又は用時溶解若しくは懸濁して用いる固形の無菌製剤」である．

表 9.3 注射剤の主な条件

① 無菌である
② エンドトキシンが限度以内あるいは発熱性物質を含まない
③ 不溶性異物を含まない
④ 不溶性微粒子が限度以内
⑤ 浸透圧, pH が血清・体液のそれに近い
⑥ 溶血性や投与部位における組織障害性が認められない

表 9.3 に示すように, 本剤は特に, 直接体内に投与するものであるため, 異物, 微生物あるいは発熱性物質（パイロジェン）の汚染があってはならない. また, 浸透圧, pH は投与部位とほぼ同じで, 溶血性や組織障害性がないことが要件である.

1) 注射剤の適用部位と種類

適用部位によって分類すると図 9.18 に示すように, 静脈内注射 intravenous injection（I.V.）, 動脈内注射 intraarterial injection（I.A.）, 筋肉内注射 intramuscular injection（I.M.）, 皮下注射 subcutaneous injection（S.C.）, 皮内注射 intracutaneous injection（I.C.）, 鞘内（脳・脊髄腔内）注射 intrathecal injection, 関節腔内注射 intraarticular injection などがある. これらは部位により異なるが, 通常, 少量の短時間内注射 bolus injection である. さらに, 100 mL 以上の量で, 点滴注射（DIV）などで時間をかけて注入する大容量の注射剤として輸液 parenteral infusion がある（p.223）. 特に生体に必要な糖質, アミノ酸, 脂肪, ビタミン, 電解質, 微量元素などの栄養素を完全に補給することを目的とした高カロリー輸液 total par-

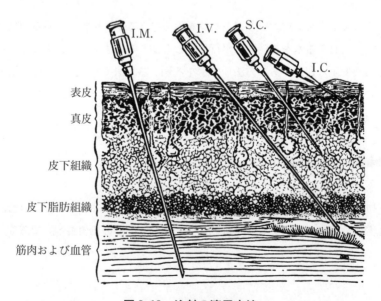

図 9.18　注射の適用方法
（井口定男監修（1983）新総合薬剤学II, p.52, 医歯薬出版より引用）

enteral nutrition, TPN (intravenous hyperalimentation, IVH) は浸透圧が高いので末梢静脈には投与せず，血流量の多い鎖骨下静脈に留置したカテーテルから注入し栄養を補給する．多量に使用するので，これらの輸液には保存剤を加えることはできない．

剤形で分類すると，医薬品が澄明に溶解している水性注射剤，油性注射剤などの非水性注射剤，溶解せず分散している水性懸濁注射剤，油性懸濁注射剤，乳濁性注射剤などがある．さらに，有効成分が溶液中で分解または失活することを防ぐために，使用時に溶解，分散して使用する固形の凍結乾燥注射剤や粉末注射剤などがある．懸濁性注射剤中の粒子径は，通例，150 μm 以下，乳濁性注射剤中の粒子径は 7 μm 以下とし，懸濁性注射剤および w/o 型乳濁性注射剤は静脈内に投与することはできないが，水性溶剤に分散した o/w 型乳濁性注射剤は静脈内投与が可能である．両剤とも脊髄腔内には投与しない．

その他に，充てん済みシリンジ剤，カートリッジ剤，埋め込み注射剤や持続性注射剤（p. 224）がある．

2）製造法

溶液注射剤の調製は，医薬品を溶解し，滅菌工程を経て，アンプル・バイアルなどの注射剤用容器に充てん，密封して最終容器での最終滅菌を経て製品とする．製造は，細菌やかび類の微生物汚染とそれらの増殖による発熱性物質の産生，および空気中の浮遊性微粒子の混入などを防止するため，よくバリデーションされた無菌施設・設備・操作法を用いて，よく教育された作業従事者によって実施される．汚染防止のため，溶解から充てん，滅菌，密封に至る操作はできるだけ速やかに行う（図 9.19）．

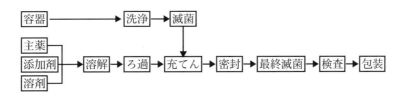

図 9.19　溶液注射剤の製造工程

a）溶液注射剤

熱に不安定な医薬品の場合は，溶解，ろ過滅菌の後，無菌操作法 aseptic preparation によって充てん，密封し，高圧蒸気滅菌などの最終加熱滅菌工程を省略する．

b）懸濁性および乳濁性注射剤

懸濁性および乳濁性注射剤は，主薬溶液をろ過滅菌した後，微細結晶として懸濁化剤を加えて懸濁しあるいは乳化剤を加え乳濁した後，充てんして密封する（図 9.20）．両剤とも，一般に加熱滅菌により分散性などの製剤特性が変化するため，ろ過滅菌した後の工程は無菌操作法により

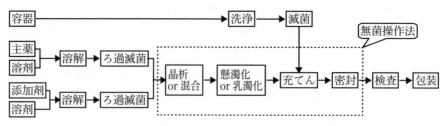

図 9.20 懸濁性および乳濁性注射剤の製造工程

行い，最終滅菌工程を省略する．

c) 用時溶解あるいは分散する固形状注射剤

多くの抗生物質，ホルモン製剤に適用されている．LH-RH 高活性誘導体酢酸リュープロレリンの1か月および3か月間徐放型懸濁性射剤リュープリン (p.224) が開発され広く使用されているが，これは生体内分解性高分子の乳酸・グリコール酸共重合体に主薬が多核マイクロカプセルとして含有された用時懸濁性注射剤である．長期放出制御のメカニズムがポリマーの加水分解で，分散媒中で分解するため，用時再分散する凍結乾燥粉末がバイアル中に密封されている（図 9.21(b)）．図 9.21 には製剤をバイアル中で凍結乾燥する方法 (a) と，トレー中で凍結乾燥後，篩過粉砕してバイアル充てんする方法 (b) が示してある．いずれも，ろ過滅菌後は密封するまで無菌操作法で製造される．

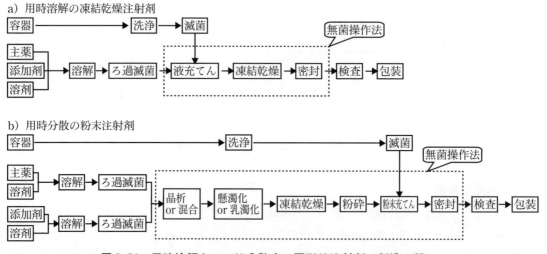

図 9.21 用時溶解あるいは分散する固形状注射剤の製造工程

3) 溶 剤

注射剤に用いる溶剤は無害で，医薬品の治療効果や品質試験に支障をきたすものであってはならない．

① 水性溶剤

蒸留または超ろ過で製した「注射用水」を用いるが，生理食塩液，リンゲル液またはその他の適当な水性溶剤を代用することができる．これらの溶剤は皮内，皮下および筋肉内投与のみに用いるものを除きエンドトキシン試験法（p.290）に適合しなければならない．ただし，エンドトキシン試験法の適用が困難な場合，発熱性物質試験を用いることができる．

② 非水性溶剤

水溶性のものとしてエタノール，グリセリン，プロピレングリコール，マクロゴール（ポリエチレングリコール）などの有機溶剤も溶解補助，加水分解の防止などの目的で用いられる．油性のものとして植物油（オリブ油，ゴマ油，ダイズ油，ラッカセイ油，ツバキ油，ナタネ油，トウモロコシ油など），合成された中鎖脂肪酸のモノグリセリド，ジグリセリドあるいはトリグリセリド，高級脂肪酸エステル（オレイン酸エチル）などが，医薬品を溶解あるいは懸濁して，持続性の筋肉内注射剤や脂肪乳剤などとして使用される．

4）添加剤

添加剤には安定化剤，溶解補助剤，等張化剤，pH調節剤，緩衝剤，無痛化剤，懸濁化剤，乳化剤，保存剤などがあり，用時溶解あるいは分散して用いる注射剤には賦形剤を加えることができる．しかし，着色だけを目的とする物質を加えてはならない．

① 安定化剤

安定化剤としては，抗酸化剤（ピロ亜硫酸ナトリウム0.1％，亜硫酸水素ナトリウム，アスコルビン酸），充てんガス（窒素，二酸化炭素），キレート剤（EDTA，チオグリコール酸，チオ乳酸，チオグリセリン），緩衝剤，水溶性有機溶剤などが使用される（表9.4）．医薬品の中には酸化分解を受けやすいものが多く，還元作用を有する抗酸化剤は重要で，酸化反応を触媒する金属イオンの不活性化のためのキレート剤も使用される．

表9.4 注射剤中の安定化剤の例

主 薬	安定化剤
アミノ酸輸液，アドレナリン	亜硫酸水素ナトリウム
アミノフィリン	エチレンジアミン
フルマゼニル	エデト酸ナトリウム（EDTA）
アスコルビン酸	ピロ亜硫酸ナトリウム，L-システイン
チアミン塩化物塩酸塩	チオグリコール酸
トコフェロール	ビタミンA
二相性インスリン水性懸濁注	亜鉛
アルブミン	アセチルトリプトファン＋カプリル酸ナトリウム
グロブリン（凍結乾燥）	乳糖，精製白糖
ペプチド薬	アルブミン，ゼラチン，アルギニン，ソルビトール，マンニトール，ポリソルベート80

表9.5　注射剤中の保存剤の例

主　薬	保存剤
ワクチン，血清	フェノール，チメロサール
アドレナリン	クロロブタノール
インスリン	フェノール，クレゾール
チアミン塩化物塩酸塩	パラオキシ安息香酸エステル類
デキサメタゾンリン酸エステル	パラオキシ安息香酸エステル類
アスコルビン酸	パラオキシ安息香酸メチル
プレドニゾロン酢酸エステル	ベンザルコニウム塩化物

表9.6　注射剤中の溶解補助剤の例

主　薬	溶解補助剤
アジピオドン	メグルミン
カフェイン	安息香酸ナトリウム
フィトナジオン	ポリオキシエチレン硬化ヒマシ油（HCO-60）
エノシタビン，メナテトレノン	ポリオキシエチレン硬化ヒマシ油
リボフラビン	ニコチン酸アミド
テオフィリン	エチレンジアミン
オキシテトラサイクリン（静注）	N-ヒドロキシエチルラクタミド
オキシテトラサイクリン（筋注）	プロピレングリコール
デスラノシド	エタノール（10%）
ジゴキシン	エタノール，プロピレングリコール，ベンジルアルコール

② 保存剤

　注射剤は一度開封すれば微生物汚染を生じると考えなければならない．特に，分割使用するバイアル注射剤では注射針を刺すことによる汚染が危惧され，原則として保存剤を加える．ただし，輸液など多量に投与するものには加えてはいけない．表9.5に示すように，パラオキシ安息香酸エステル類（メチルパラベン，エチルパラベン，プロピルパラベン），ベンジルアルコール，クロロブタノール，フェノール，クレゾール，ベンザルコニウム塩化物，ベンゼトニウム塩化物などが用いられる．パラオキシ安息香酸エステル類は，複数組み合わせて用いるほうが，溶解度が増加し殺菌効果も増強する．

③ 溶解補助剤

　水に難溶性の医薬品の溶解性を高めるもので（表9.6），水溶性のアルコール類，有機酸，有機窒素化合物，界面活性剤などがあり，可溶性の複合体形成によるものもある．

④ 無痛化剤

　局所麻酔薬（プロカイン塩酸塩，キシロカイン塩酸塩），保存剤としても使用されているベンジルアルコール，フェノール，クロロブタノール，さらに，ブドウ糖，多価アルコール（イノシトール），アミノ酸などが用いられる．

⑤ 等張化剤

塩化ナトリウム，ブドウ糖，グリセリンなどがよく用いられる．

⑥ 緩衝剤

通常，クエン酸塩，酢酸塩，リン酸塩などを用いる．ホウ酸およびその塩は点眼剤には用いるが，注射剤には毒性の観点で使用しない．

⑦ 懸濁化剤および乳化剤

水性懸濁注射剤あるいは乳濁性注射剤には，カルメロースナトリウム（CMC-Na），アルギン酸ナトリウムなどの高分子化合物，ポリソルベート80などの界面活性剤およびゼラチン，レシチン，コレステロールなどが，油性懸濁注射剤にはチキソトロピー（揺変性）性を与えるモノステアリン酸アルミニウムなどが用いられる．

5）配合変化

注射剤は単独で用いるのみならず，複数の注射剤を種々の割合で混合して用いる（混注）場合が多い．したがって，混注にあたっては着色，濁り，沈殿，主薬の分解・変性などの変化をあらかじめ試験（混注試験）し，配合の可否を判定することが重要である（表9.7，表9.8）．

表9.7　外観変化が認められる例

pH変化によるもの	デヒドロコール酸注射液＋チアミン塩化物塩酸塩注射液 　pHの低下によりデヒドロコール酸が析出（白沈） フロセミド注射液＋チアミン誘導体注射液 　pHの低下によりフロセミドが析出（白沈） クロルプロマジン塩酸塩注射液＋アミノフィリン注射液 　pHの上昇によりクロルプロマジンが析出（白沈）
pH変化と無関係のもの	炭酸ナトリウム注射液＋塩化カルシウム水和物注射液 　炭酸水素カルシウムが生成し析出（白沈） ATP注射液＋グルコン酸カルシウム水和物注射液 　リン酸カルシウムが生成し析出（白沈）

表9.8　外観変化は認められないが含量の低下が認められる例

アンピシリンナトリウム注射液＋ブドウ糖注射液 　pHの低下とブドウ糖によるアンピシリンの分解促進 アミノ酸輸液とチアミン塩化物塩酸塩およびチアミン誘導体注射液 　アミノ酸輸液中の安定化剤亜硫酸ナトリウムによるチアミンの分解促進

6）貯　法

貯蔵中の安定性を保証するため，遮光や低温での保存が規定されている注射剤がある（表9.9）．

表 9.9 低温保存が規定されている注射剤の例

保存方法	注射剤	有効期限
凍結を避けて冷所（1〜15℃）で保存	オキシトシン注射液 バソプレシン注射液 インスリン注射液	製造後 36 か月 製造後 36 か月 製造後 24 か月
凍結を避けて 5℃以下で保存	スキサメトニウム塩化物注射液	製造後 12 か月

7）注射剤の容器

容器としては，ガラス製アンプル，バイアル，シリンジ，カートリッジ，プラスチック製ボトル，ソフトバッグ，ゴム栓などがあり，洗浄，滅菌，乾燥，脱パイロジェンして用いる．素材で分類すると，ガラス容器とプラスチック製水性注射剤容器がある．原則としてガラス容器が用いられるが，内容物との相互作用などについて十分検討されている場合，プラスチック容器の使用が許可されている．ブドウ糖注射液，果糖注射液，生理食塩液，リンゲル液，デキストラン注射液などで使用されている．また，抗生物質の用時溶解型点滴注射剤で，溶解液のバッグを押すことによって隣に充てんされている薬物と混合・溶解できる，容積の小さいプラスチック製ソフトダブルバッグが開発され，その使用が増加している．

8）表示の規定

内容物については表示しなければならないが，次の内容物については記載を必要としない．
① 注射用水，② 0.9 w/v％以下の塩化ナトリウム溶液，③ pH 調節のための無害の酸・アルカリ，④ 空気と置換した充てんガスの二酸化炭素・窒素ガス．

9）市販注射剤の例

a）インスリン製剤（糖尿病）

① 特　徴（表 9.10）

多くはカートリッジに充填され，自己投与が容易なペン型注射器が使用されている．

② 保存と有効期限

「凍結を避け，冷所に保存」「製造後 24 か月」

③ 保存剤と等張化剤

インスリン注射液

　保存剤：フェノールおよびクレゾール

　等張化剤：濃グリセリン（塩化ナトリウムは強熱残分試験に支障をきたす）

他のインスリン製剤では一般に用いられる保存剤および等張化剤が用いられている．

表9.10 インスリン製剤の特徴

注射剤	特徴	持続期間
インスリン リスプロ インスリン アスパルト インスリン グルリジン	遺伝子組換え－超速効性	3～5時間
インスリン注射液 中性インスリン注射液	溶液－速効性	6～8時間 約8時間
イソフェンインスリン水性懸濁注射液 インスリン亜鉛水性懸濁注射液 結晶性インスリン亜鉛水性懸濁注射液	懸濁液－持続性	24時間 24時間 18～28時間
インスリン グラルギン インスリン デテミル	溶解インスリンアナログ－持効型	約24時間

④ 配合変化

アミノフィリン注射液：pHの上昇によりインスリンが失活する．
リン酸緩衝液：インスリン亜鉛水性懸濁注射剤は白濁する．

b) ブドウ糖注射剤（水・エネルギーの補給）

① 滅 菌

通例，100℃，30分間の蒸気滅菌．ろ過滅菌を行うこともある．高温によって5-ヒドロキシメチルフルフラールを生成し黄色に着色する（純度試験の項目に規定されている）．保存剤は加えてはならない．

② pH：3.5～6.5

熱分解により有機酸（ギ酸，レブリン酸）を生成するためで，高濃度になるほど酸性に傾く．

③ エンドトキシン試験が義務づけられている．

10) 日局規定の試験法

日局16の一般試験法に記載されている注射剤の試験法としては，エンドトキシン試験法および発熱性物質試験法，無菌試験法，製剤均一性試験法，注射剤の採取容量試験法，注射剤の不溶性異物検査法および不溶性微粒子試験法，注射剤用ガラス容器試験法，プラスチック製医薬品容器試験法，輸液用ゴム栓試験法がある．これらの試験法の詳細については9.12に記述されている．

9.4.5 ▶▶ 輸液剤 Parenteral Infusions

輸液剤は，静脈内投与する，通例，100mL以上の注射剤である．多くの輸液剤が使用されているが，主として，水分補給，電解質補正，栄養補給などの目的で投与されるが，持続注入による治療を目的にほかの注射剤と混合して用いることもある．

9.4.6 ▶▶ 埋め込み注射剤　Implants/Pellets

　埋め込み注射剤は，長期にわたる有効成分の放出を目的として，皮下，筋肉内などに埋め込み用の器具を用いて，または手術により適用する固形またはゲル状の注射剤である．
　本剤を製するには，通例，生分解性高分子化合物を用い，ペレット，マイクロスフェアまたはゲル状の製剤とする．ペレットとしてはLH-RHアゴニストのゴセレリン酢酸塩を含有する乳酸・グリコール酸共重合体の埋め込み剤があり1回の局所麻酔下での投与で4週間効果が持続する．
　本剤は，別に規定するもののほか，製剤均一性試験法に適合し，適切な放出特性を有する．
　本剤には，注射剤の不溶性異物検査法，注射剤の不溶性微粒子試験法および注射剤の採取容量試験法を適用しない．

9.4.7 ▶▶ 持続性注射剤　Prolonged Release Injections

1) 定義等

　持続性注射剤は，長期にわたる有効成分の放出を目的として，皮下または筋肉内などに適用する注射剤である．
　本剤を製するには，通例，有効成分を植物油などに溶解もしくは懸濁するか，または生分解性高分子化合物を用いたマイクロスフェアの懸濁液とする．
　本剤は，適切な放出特性を有する．

2) リュープロレリン徐放性注射剤（前立腺がん，子宮内膜症，閉経前乳がんなど）

①　特　徴
　4週間持続（1カ月型）の持続性注射剤で，4週間おきに皮下（欧米は筋肉内）に投与する．用時，添付の懸濁用液（分散媒）で分散し，泡立てないように注意しながら，十分に懸濁して沈降する前に投与する．懸濁剤であるため静脈内に入らないよう注意が必要である．主薬の酢酸リュープロレリンは生体内分解性ポリマーである乳酸・グリコール酸共重合体（PLGA）に多核のマイクロカプセルとして包含されており，ポリマーの加水分解によって長期間徐放される．現在，3カ月型が開発され繁用されている．

② 有効期限
　室温保存，3年間

③ 保存剤と等張化剤
　分散安定性は良好であるが，保存剤が添加されていないので懸濁後は直ちに使用する．等張化

剤および凍結乾燥時の賦形剤としてマンニトールが添加されている．浸透圧比は約1．懸濁用液は，懸濁化剤としてカルメロースナトリウム，ポリソルベート80を含む．

④ 粒子径と投与法

マイクロカプセルの粒子径は平均20 μm であり，注射針は25ゲージまたはそれより太いものを用い容易に投与できる．投与に際して，局所麻酔薬を必要としない．

⑤ 残留溶媒

マイクロカプセルの調製にジクロロメタンを使用しているが，よく制御された製造法によって，USPの基準（500 ppm以下）を大幅にクリアしたおおよそ100 ppm以下である．

⑥ プレフィルドディスポーザブル注射筒キット製剤

懸濁用液が添付されたバイアル製剤以外に，マイクロカプセルと懸濁用液がゴムプランジャーを隔てて1本のガラスシリンジに充てんされ，用時分散して容易に投与できる注射用キット製剤がある．これはどこででも容易に無菌状態での懸濁操作が確保でき，医療従事者にやさしく，今後の在宅医療の増加を想定すると，このような製剤の開発は一層有用になると考えられる．

(岡田弘晃，松下　良)

9.5 透析に用いる製剤

透析は慢性腎不全患者の体液の老廃物除去の方法として繁用されている．透析法としては血液をポンプで灌流して人工膜で透析する血液透析と患者自身の腹膜を透析膜として用いる腹膜透析法がある．腹膜透析法は血液透析に比べ緩徐な透析を行えるため心血管系への負担が少ないという利点がある一方で，感染症に対して注意が必要である．

9.5.1 ▶▶ 透析用剤　Dialysis Agents

透析用剤は，腹膜透析または血液透析に用いる液状もしくは用時溶解する固形の製剤である．

本剤には，腹膜透析用剤および血液透析用剤があり，エンドトキシン試験法に適合し，用時溶解して用いるものは，適切な製剤の均一性を有する必要がある．

9.5.2 ▶▶ 腹膜透析用剤　Peritoneal Dialysis Agents

腹膜透析用剤は，腹膜透析に用いる無菌の透析用剤である．

本剤を製するには，通例，有効成分に添加剤を加え，溶剤に溶解して一定容量としたもの，または有効成分に添加剤を加えたものを容器に充てんし，密封する．必要に応じて滅菌する．ただ

し,微生物による汚染に十分に注意し,調製から滅菌に至る操作は製剤の組成や貯法を考慮してできるだけ速やかに行う.用時溶解する固形の製剤の場合は,錠剤,顆粒剤などの製法に準じる.

　本剤は,原則として注射剤(輸液)の調製法に準じて製造し,用いる溶剤は注射用水とし,pH調節剤,等張化剤などの添加剤を加えることができる.

　また,本剤は,無菌試験法,注射剤の採取容量試験法(輸液剤),注射剤の不溶性異物検査法,注射剤の不溶性微粒子試験法に適合する.

　さらに,本剤に用いる容器は,注射剤用ガラス容器試験法に適合する無色のもので,別に規定する場合は,注射剤用ガラス容器試験法に適合する着色容器またはプラスチック製医薬品容器試験法に適合するプラスチック製水性注射剤容器を用いることができる.本剤の容器のゴム栓は,輸液用ゴム栓試験法に適合するものを使用する.

　本剤に用いる容器は,通例,密封容器,または必要に応じて,微生物の混入を防ぐことができる気密容器とする.さらに,製剤の品質に水分の蒸散が影響を与える場合は,低水蒸気透過性の容器を用いるか,または低水蒸気透過性の包装を施す.

9.5.3　▶▶▶　血液透析用剤　Hemodialysis Agents

　血液透析用剤は,血液透析に用いる透析用剤で,透析膜を介して血液と接するので,腹腔内で直接環流する腹膜透析用剤に比較して規制は少し軽くなる.

　本剤を製するには,通例,有効成分に添加剤を加え,溶剤に溶解して一定容量としたもの,または有効成分に添加剤を加えたものを容器に充てんし,用時溶解する固形の製剤の場合は,錠剤,顆粒剤などの製法に準じて製造する.また,本剤を製するに用いる溶剤は,別に規定するもののほか,注射用水または透析に適した水を使用し,pH調節剤,等張化剤などの添加剤を加えることができる.

　本剤に用いる容器は,通例,微生物の混入を防ぐことのできる気密容器とする.製剤の品質に水分の蒸散が影響を与える場合は,低水蒸気透過性の容器を用いるか,または低水蒸気透過性の包装を施す.

(岡田弘晃,松下　良)

気管支・肺に適用する製剤

　日局16における吸入剤が該当する.固体の粉末あるいは液体を噴霧させることから,到達部位に至適量が確実に運ばれるよう噴霧用ガスあるいはネブライザなどが使用される.

9.6.1 ▶▶ 吸入剤 Inhalations

吸入剤は，有効成分をエアゾールとして吸入し，気管支または肺に適用する製剤である．

本剤には，吸入粉末剤，吸入液剤及び吸入エアゾール剤がある．

本剤の吸入投与のために適切な器具または装置を使用するか，または吸入用の器具を兼ねた容器に本剤を充てんする．

国内においては，表9.11に示す製品がある．

1) 吸入粉末剤 Dry Powder Inhalers

吸入粉末剤は，吸入量が一定となるように調製された，固体粒子のエアゾールとして吸入する製剤である．

本剤を製するには，通例，有効成分を微細な粒子とし，必要に応じて乳糖などの添加剤と混和して均質とする．

本剤のうち定量吸入式の製剤は，適切な有効成分の送達量の均一性を有する．

本剤の有効成分の粒子は，空気力学的に適切な粒子径を有する．

本剤に用いる容器は，通例，密閉容器とする．製剤の品質に湿気が影響を与える場合は，防湿性の容器を用いるか，または防湿性の包装を施す．

表9.11 国内において市販されている吸入剤の一例

剤　形	有効成分（治療目的）
吸入粉末剤	ラニナミビルオクタン酸エステル水和物（A型またはB型インフルエンザウイルス感染症） モメタゾンフランカルボン酸エステル（気管支喘息） サルメテロールキシナホ酸塩・フルチカゾンプロピオン酸エステル（気管支喘息） ブデソニド・ホルモテロールフマル酸塩水和物（気管支喘息） プロカテロール塩酸塩水和物（気管支喘息）
吸入液剤	アセチルシステイン（慢性気管支喘息などの去痰） ブロムヘキシン塩酸塩（慢性気管支炎） サルブタモール硫酸塩（気管支喘息） dl-イソプレナリン塩酸塩（気管支喘息） クロモグリク酸ナトリウム（気管支喘息）
吸入エアゾール剤	サルブタモール硫酸塩（気管支喘息） プロカテロール塩酸塩水和物（気管支喘息） イプラトロピウム臭化物水和物（気管支喘息） クロモグリク酸ナトリウム（気管支喘息） シクレソニド（気管支喘息）

2) 吸入液剤　Inhalation Solutions

　吸入液剤は，ネブライザなどにより適用する液状の吸入剤である．

　本剤を製するには，通例，有効成分に溶剤および適切な等張化剤，pH調節剤などを加え，混和して均質に溶解または懸濁し，必要に応じて，ろ過する．

　本剤で多回投与容器に充てんするものは，微生物の発育を阻止するに足りる量の適切な保存剤を加えることができる．

　本剤に用いる容器は，通例，気密容器とする．製剤の品質に水分の蒸散が影響を与える場合は，低水蒸気透過性の容器を用いるか，または低水蒸気透過性の包装を施す．

3) 吸入エアゾール剤　Metered-Dose Inhalers

　吸入エアゾール剤は，容器に充てんした噴射剤と共に，一定量の有効成分を噴霧する定量噴霧式吸入剤である．

　本剤を製するには，通例，有効成分に溶剤および適切な分散剤，安定化剤などを加えて，溶液または懸濁液とし，液状の噴射剤と共に耐圧性の容器に充てんし，定量バルブを装着する．

　本剤は，適切な有効成分の送適量の均一性を有する．

　本剤の有効成分の粒子は，空気力学的に適切な粒子径を有する．

　本剤に用いる容器は，通例，耐圧性の密封容器とする．

　インタールエアロゾル1mg（左）およびインタール吸入液1％（右）の使用法を図9.22に示す．

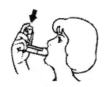

少し上向きかげんにかまえ，吸入器の吸入口をくわえます．器具を動かないようにして，スーッと口から息を深くゆっくりと吸い込みながらボンベを強く押し，吸入します．

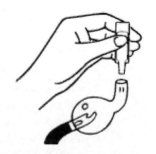

吸入器具に静かに液を押し出します．電動式ネブライザーを用いて吸入します．

図9.22　吸入剤の使用例

（古閑健二郎）

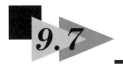

目，耳あるいは鼻に投与する製剤

9.7.1 点眼剤 Ophthalmic Solutions

　点眼剤は，医薬品の溶液，懸濁液または医薬品を用時溶解もしくは懸濁して用いるもので，結膜嚢に適用する無菌に製した製剤である（表9.12）．数滴ずつを眼に滴下して用いる小容量（5〜10 mL）の狭義の点眼剤と大量（300〜500 mL）を洗眼のために用いる洗眼剤とがある．懸濁性点眼剤中の粒子径は，通例75μm以下とする．

表9.12　点眼剤の主な条件

① 無菌で，カビ・細菌などに汚染されない
② 無痛・無刺激で，涙液と等張である
③ 著しく酸性あるいはアルカリ性でない
④ 異物を含まない
⑤ 化学的に安定で，変質したり沈殿を生じない

1）点眼剤の調製

　点眼剤を製するには，医薬品の一定量を溶剤に溶解もしくは懸濁して一定量とし，気密容器に充てんする（図9.23）．微生物汚染を防止するため十分な注意を要し，操作はできるだけ速やかに行う．本剤は通常プラスチック容器に入れることが多いので最終滅菌は難しく，ろ過滅菌で無菌性を保証することが多い．また，注射剤とは異なり同一容器で頻回使用され，二次汚染を防ぐために保存剤の添加が不可欠である．ただし，大量の液を使用する洗眼剤などには保存剤は添加しない．

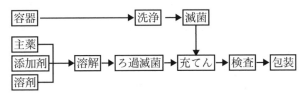

図9.23　点眼剤の製造工程

2）溶　剤

　溶剤としては水性溶剤と非水性溶剤があり，本剤の使用に際して無害なもので，治療効果を妨

げるものであってはならない．水性溶剤としては精製水または適切な水性溶剤を用い，添付する溶解液には滅菌精製水または滅菌した水性溶剤を用いる．非水性溶剤としては，植物油または，適切な有機溶媒が用いられる．

3）濃度の表示

その濃度を％で示す場合には，注射剤と同様にw/v％を意味する．

4）添加剤

添加剤としては，安定剤，溶解補助剤，懸濁化剤，乳化剤，pH調節剤，緩衝剤，等張化剤，粘稠剤，保存剤，賦形剤などがあり，注射剤と同様に，着色だけを目的とする物質を加えてはいけない．

① 保存剤

パラオキシ安息香酸エステル類（0.05〜0.1％），ベンジルアルコール（0.5％），クロロブタノール（0.25〜0.5），ベンザルコニウム塩化物（0.003〜0.01），ベンゼトニウム塩化物（0.003〜0.01），デヒドロ酢酸ナトリウム（0.1），ポリミキシンB硫酸塩（0.001）など

② 等張化剤

塩化ナトリウム（AgClの沈殿を生じ，硝酸銀点眼液には使用できない），硝酸ナトリウム，硝酸カリウム，ホウ酸など

③ 粘稠剤

粘性をもたせ，患部での薬液の滞留時間を延長させ，作用の持続化をはかるもの．メチルセルロース，カルメロースナトリウム，ヒドロキシプロピルセルロース，ポリビニルアルコール，コンドロイチン硫酸など

5）pHの調節

正常涙液のpHは約7.4で緩衝作用を有する．また，点眼液は涙液により速やかに希釈されるので必ずしも涙液の性状に一致させる必要はない．しかし，刺激による涙液増加によって主薬が希釈され涙鼻管を通って排泄されるのを防ぐためにも正常のpHに近づけることは好ましい．眼に刺激を与えないpHは約4.8〜8.5，不快感を最小にするにはpH6〜8が好ましい．

[Hind-Goyan緩衝液]

① 緩衝液A（pH 5.0）

ホウ酸	1.9 g
滅菌精製水	全量 100 mL

② 緩衝液B（pH 5.0）

ホウ酸	1.9 g
亜硫酸ナトリウム＊（無水）	0.1 g
滅菌精製水	全量 100 mL

＊亜硫酸ナトリウムは抗酸化剤．

③ 緩衝液 C（pH 6.5, 6.8）

	（pH 6.5）	（pH 6.8）
リン酸二水素ナトリウム（無水）	0.56 g	0.40 g
リン酸水素二ナトリウム（無水）	0.284 g	0.47 g
塩化ナトリウム	0.50 g	0.47 g
滅菌精製水　全量	100 mL	100 mL

6) 通常用いる点眼剤用溶解液

上記の Hind-Goyan 緩衝液を応用して，保存剤を添加した溶液があらかじめ調製され点眼剤用溶解液として用いられている．

① 溶解液 A（pH 5.0）

ホウ酸	20.0 g
パラオキシ安息香酸メチル	0.26 g
パラオキシ安息香酸プロピル	0.14 g
滅菌精製水	全量 1000 mL

[製剤例] 1% サリチル酸フィゾスチグミン点眼液（緑内障，一般縮瞳）

サリチル酸フィゾスチグミン	1.0 g
亜硫酸ナトリウム（無水）	0.1 g
溶解液 A	全量 100 mL

② 溶解液 B（pH 6.5）

リン酸二水素ナトリウム（無水）	5.60 g
リン酸水素二ナトリウム（無水）	2.84 g
パラオキシ安息香酸メチル	0.26 g
パラオキシ安息香酸プロピル	0.14 g
滅菌精製水	全量 1000 mL

[製剤例] 1% アトロピン硫酸塩点眼液（散瞳作用）

アトロピン硫酸塩水和物	1.0 g
塩化ナトリウム	0.33 g
0.5% メチレンブルー液	1 滴
溶解液 B	全量 100 mL

③ 溶解液 C（pH 5.7〜6.0）

パラオキシ安息香酸メチル	0.26 g
パラオキシ安息香酸プロピル	0.14 g
滅菌精製水	全量 1000 mL

[製剤例] 3％ コカイン塩酸塩点眼液（局所点眼麻酔）

コカイン塩酸塩	3.0 g
塩化ナトリウム	0.24 g
溶解液 C	全量 100 mL

7）用時溶解する点眼剤

　主薬が不安定な点眼剤は，錠剤，顆粒剤，粉末として点眼容器に充てんし，調剤時に溶解して投与する．溶解した点眼剤は冷蔵庫に保管する．

　[製剤例] 0.5％セフメノキシム塩酸塩（ベストロン点眼用，抗菌薬），2％還元型グルタチオン（タチオン点眼用，白内障治療薬），1％スルベニシリンナトリウム（サルペリン点眼用，抗菌薬），0.005％ピレノキシン（カタリン点眼用，白内障治療薬）などがある．

8）粘性点眼液

粘稠剤を添加し，速やかな流出を防止し効果を持続させる．

[製剤例] 人工涙液（結膜乾燥，乾性角膜炎など）

メチルセルロース（4000 cps）	0.3 g
塩化ナトリウム	0.9 g
ベンゼトニウム塩化物	0.02 mL
滅菌精製水	全量 100 mL

[製剤例] コンタクトレンズ用液

塩化ナトリウム	0.9 g
0.5％メチルセルロース液	全量 100 mL

9）油性点眼液

眼軟膏剤より違和感が少なく，水性点眼液より局所貯留性がよい．

[製剤例] 0.3％テトラサイクリン塩酸塩点眼液（抗菌薬）

テトラサイクリン塩酸塩	0.3 g
アルミニウムモノステアレート	2.0 g
精製植物油	全量 100 g

　このものはチキソトロピーの性質を示す．

10）その他の点眼剤

　その他の眼科用液剤として，生理食塩液や2％ホウ酸液の洗眼剤，1％ヒアルロン酸ナトリウム溶液の眼科用手術補助剤，種々電解質，ブドウ糖，アスコルビン酸などを含む清浄化の目的で用いる洗眼剤，ヒト房水組成に近い組成の手術時の眼内灌流・洗浄剤などがある．これらの比較

的大量使用される眼科用液剤には原則として保存剤は加えない．

11）日局規定の試験法

日局 16 では点眼剤および添付される溶解液などは無菌試験法，点眼剤の不溶性異物試験法，点眼剤の不溶性微粒子試験法（p.296）に適合する．また，本剤に用いる容器は，通例，点眼剤の不溶性異物試験法の試験に支障をきたさない透明性のある気密容器とし，プラスチック製医薬品容器試験法が適用される．

9.7.2 ▶▶ 眼軟膏剤　Ophthalmic Ointments

眼軟膏剤は，結膜嚢などの眼組織に適用する適切な粘性を有する半固形の無菌製剤である（表9.13）．本剤は点眼剤に比べ長時間局所に滞留して持続効果が期待されるが，反面，目の前面に膜をつくり視力を妨げ，また自家点眼がやや困難であるなどの欠点もある．無菌試験はメンブランフィルター法により試験を行う．容器としては微生物の混入を防ぐことのできる気密容器を用いる．本剤はアルミニウムやスズなどの金属製チューブに充てんされることが多かったため，ねじ部などの加工時の金属粉の混入を金属性異物試験法で検査していた．しかし，最近ではプラスチックチューブに移行しており試験されることが少なくなった．

眼軟膏剤の稠度はペネトロメーターによる針入度を測定する．

表 9.13　眼軟膏剤の主な条件

① 無菌である（メンブランフィルター法）
② 含有する医薬品粒子の大きさは，通例，75 μm 以下
③ 金属性異物試験に適合する
④ 基剤は精製された良質のものを使用する

1）調製法

ワセリンなどの適当な基剤と医薬品の溶液または微細粉末を均等に混和しチューブまたはその他の気密容器に充てんする．必要に応じ，保存剤，安定化剤が加えられるが，保存剤としてはパラオキシ安息香酸エステル類，クロロブタノールなどが用いられる．

① 主薬が水溶性で安定な場合（図 9.24）

主薬 → 少量の滅菌精製水に溶解 → 精製ラノリンに吸収 → 白色ワセリンと練合 → 充てん

図 9.24

[製剤例] 1％アトロピン硫酸塩眼軟膏（散瞳薬）

アトロピン硫酸塩水和物	1 g
精製ラノリン	10 g
白色ワセリン	適量
全量	100 g

② 主薬が水溶性であるが水に不安定または水に難溶性である場合（図9.25）

主薬 → 微粉末 → 流動パラフィンと研和 → 白色ワセリンと練合 → 充てん

図 9.25

[製剤例] 0.3％アシクロビル眼軟膏（抗ウイルス薬）

アシクロビル	0.3 g
白色ワセリン	適量
全量	100 g

2）基　剤

ワセリン（白色ワセリン），中でも眼刺激性の少ない遊離脂肪酸を含まない眼科用白色ワセリン（プロペト）が最もよく用いられ，補助的に精製ラノリンまたは流動パラフィンを配合したものが多い．近年，粘度の温度変化が少ないプラスチベースの使用が増えている．これは低重合度のポリエチレン5％と流動パラフィン95％を混合したゼリー状の基剤である．ラノリンはアレルギーが問題となることがあり，高度に精製されたものではアレルギーの発生が減少することから，使用に際しては純度に注意を要する．

3）日局規定の試験法

日局16では眼軟膏剤には，無菌試験法と眼軟膏剤の金属性異物試験法（p.305）が適用される．

（岡田弘晃，松下　良）

9.7.3 ▶▶ 点耳剤　Ear Preparations

点耳剤は，外耳または中耳に投与する，液状，半固形または用時溶解もしくは用時懸濁して用いる固形の製剤である．

本剤を製するには，通例，有効成分に添加剤を加え，溶剤などに溶解もしくは懸濁して一定容量としたもの，または有効成分に添加剤を加えたものを容器に充てんする．ただし，微生物による汚染に十分に注意し，操作は製剤の組成や貯法を考慮してできるだけ速やかに行う．有効成分

の濃度を％で示す場合には w/v％ を意味する．

本剤を，無菌に製する場合は，点眼剤の製法に準じる．

用時溶解または用時懸濁して用いる本剤で，その名称に「点耳用」の文字を冠するものには，溶解液又は懸濁用液（以下，「溶解液など」という．）を添付することができる．

本剤を製するに用いる溶剤または本剤に添付する溶解液などに次の2種類がある．

（ⅰ）水性溶剤：水性点耳剤の溶剤および添付する溶解液などには，精製水または適切な水性溶剤を用いる．

ただし，無菌に製する場合は，添付する溶解液などには，滅菌精製水または滅菌した水性溶剤を用いる．

（ⅱ）非水性溶剤：非水性点耳剤の溶剤には，通例，植物油を用いる．また，適切な有機溶剤も非水性溶剤として用いることができる．

本剤または本剤に添付する溶解液などには，別に規定するもののほか，着色だけを目的とする物質を加えてはならない．本剤で多回投与容器に充てんするものは，微生物の発育を阻止するに足りる量の適切な保存剤を加えることができる．本剤および添付された溶解液などで，無菌に製する場合は，別に規定するもののほか，無菌試験法に適合する．

本剤に用いる容器は，通例，気密容器とする．製剤の品質に水分の蒸散が影響を与える場合は，低水蒸気透過性の容器を用いるか，または低水蒸気透過性の包装を施す．

9.7.4 ▶▶ 点鼻剤　Nasal Preparations

点鼻剤は，鼻腔または鼻粘膜に投与する製剤である．

本剤には，点鼻粉末剤および点鼻液剤がある．

本剤は，必要に応じて，スプレーポンプなどの適切な噴霧用の器具を用いて噴霧吸入する（図9.25）．

本剤のうち，定量噴霧式製剤は，別に規定するもののほか，適切な噴霧量の均一性を有する．

国内においては，表9.14に示す製剤がある．

1) 点鼻粉末剤　Nasal Dry Powder Inhalers

点鼻粉末剤は，鼻腔に投与する微粉状の点鼻剤である．本剤を製するには，通例，有効成分を適度に微細な粒子とし，必要に応じて添加剤と混和して均質とする．

本剤に用いる容器は，通例，密閉容器とする．製剤の品質に湿気が影響を与える場合は，防湿性の容器を用いるか，または防湿性の包装を施す．

2) 点鼻液剤　Nasal Solutions

点鼻液剤は，鼻腔に投与する液状，または用時溶解もしくは用時懸濁して用いる固形の点鼻剤

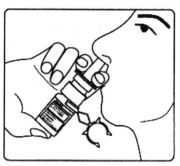

ノズルの先端を鼻腔に入れ，息を止めてスプレーする

図 9.25　エアゾール剤の使用例

デスモプレシン・スプレー 10 協和

表 9.14　エアゾール剤市販品の一例

投与部位	有効成分（治療目的）	方　式
鼻腔内	ベクロメタゾンプロピオン酸エステル 　（アレルギー性鼻炎・血管運動性鼻炎）	定量噴霧式
	フルチカゾンプロピオン酸エステル 　（アレルギー性鼻炎・血管運動性鼻炎）	定量噴霧式
	デスモプレシン酢酸塩水和物（夜尿症）	定量噴霧式
	テトラヒドロゾリン塩酸塩（上気道の充血・うっ血）	噴霧または点鼻

である．

　本剤を製するには，通例，有効成分に溶剤および添加剤などを加え，溶解または懸濁し，必要に応じて，ろ過する．等張化剤，pH 調節剤などを用いることができる．

　用時溶解または用時懸濁して用いる本剤で，その名称に「点鼻用」の文字を冠するものには，溶解液または懸濁用液を添付することができる．

　本剤で多回投与容器に充てんするものは，微生物の発育を阻止するに足りる量の適切な保存剤を加えることができる．本剤に用いる容器は，通例，気密容器とする．製剤の品質に水分の蒸散が影響を与える場合は，低水蒸気透過性の容器を用いるか，または低水蒸気透過性の包装を施す．

（松下　良）

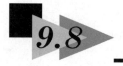 **直腸あるいは腟に適用する製剤**

　日局 16 における坐剤，直腸用半固形製剤，注腸剤，腟錠および腟用坐剤が該当する．固形状のものは，投与後，体温により融解，軟化，あるいは分泌物により徐々に溶解することで薬物を

放出させるという特徴をもつ．この特徴は坐剤基剤の選択により，また主薬との配合性，製法により大きく異なる．使用目的として，局所作用を期待する場合と全身作用を期待する場合があり，坐剤からの薬物放出性を製剤学的に工夫する必要がある．主な坐剤基剤を表9.15に示す．近年，カカオ脂に代わり，半合成油脂性基剤のハードファットが多用されている．その代表的な基剤にウイテプゾールおよびイソカカオがある．ウイテプゾールは飽和脂肪酸であるラウリン酸からス

表9.15 坐剤基剤の分類

分 類	基剤名
油脂性基剤	カカオ脂（融点：32〜35℃付近） ハードファット（ウイテプゾール，イソカカオ） Witepsol® H 12 （融点：32.0〜33.5℃） Witepsol® W 35 （融点：33.5〜35.5℃） Witepsol® E 75 （融点：37.0〜39.0℃）
乳剤性基剤 　油中水型（w/o）基剤	カカオ脂＋コレステロール＋グリセリン Witepsol®＋非イオン性界面活性剤
水中油型（o/w）基剤	カカオ脂＋レシチン＋水
水溶性基剤	マクロゴール，メチルセルロース，CMC-Na，グリセリン

表9.16 国内において市販されている直腸あるいは腟に適用する製剤の一例

剤 形	有効成分（治療目的）
坐剤	アセトアミノフェン（解熱・鎮痛） ケトプロフェン（鎮痛・消炎・解熱） 抱水クロラール（鎮静・催眠） ドンペリドン（悪心・嘔吐・食欲不振） テガフール（消化器癌等の自覚的・他覚的症状の緩解）
直腸用半固形製剤	ジクロフェナクナトリウム（鎮痛・消炎） ジフルコルトロン吉草酸エステル・リドカイン（痔核に伴う出血・疼痛） ヒドロコルチゾン・フラジオマイシン硫酸塩・ジブカイン塩酸塩・エスクロシド（痔核に伴う出血・疼痛） トリベノシド・リドカイン（痔核に伴う出血・疼痛）
注腸剤	グリセリン（便秘，腸疾患時の排便） 抱水クロラール（鎮痛・催眠） ベタメタゾンリン酸エステルナトリウム（限局性腸炎，潰瘍性大腸炎） メサラジン（潰瘍性大腸炎）
腟錠	クロラムフェニコール（細菌性腟炎） クロトリマゾール（カンジダに起因する腟炎） オキシコナゾール硝酸塩（カンジダに起因する腟炎） イソコナゾール硝酸塩（カンジダに起因する腟炎）
腟用坐剤	ミコナゾール硝酸塩（カンジダに起因する腟炎） ゲメプロスト（妊娠中期における治療的流産）

テアリン酸までのモノ・ジ・トリグリセリドの混合物であり，モノ・ジグリセリドをほとんど含まないHタイプ，大量生産向きのWタイプおよびSタイプ，融点が高いEタイプがある．マクロゴール類は吸水性であることから，粘膜の脱水と刺激性について注意を要する．局方収載品として，インドメタシン坐剤，ビサコジル坐剤などがあり，坐剤からの薬物の利用性は，適用部位における薬物自体の有効濃度，その時間的推移，絶対的な粘膜透過性などに依存する．

国内においては，表9.16に示す製品がある．

9.8.1 ▶▶▶ 坐剤　Suppositories for Rectal Application

坐剤は，直腸内に適用する，体温によって溶融するか，または水に徐々に溶解もしくは分散することにより有効成分を放出する一定の形状の半固形の製剤である．

本剤を製するには，通常，有効成分に分散剤，乳化剤などの添加剤を加えて混和して均質としたものを，加熱するなどして液状化させた基剤中に溶解または均一に分散させ，容器に一定量充てんし，固化・成形する．基剤として，通例，油脂性基剤または親水性基剤を用いる．

本剤は，通例，円錐形又は紡錘形である．

本剤は，別に規定するもののほか，製剤均一性試験法に適合する．

本剤は，適切な放出性を有する．

本剤に用いる容器は，通例，密閉容器とする．製剤の品質に湿気が影響を与える場合は，防湿性の容器を用いるか，または防湿性の包装を施す．

9.8.2 ▶▶▶ 直腸用半固形剤　Semi-solid Preparations for Rectal Application

直腸用半固形剤は肛門周囲または肛門内に適用する製剤であり，クリーム剤，ゲル剤または軟膏剤がある．

本剤を製するには，通例，有効成分を添加剤と共に精製水およびワセリンなどの油性成分で乳化するか，または高分子ゲルもしくは油脂を基剤として有効成分および添加剤と共に混和して均質とする．

（ⅰ）直腸用クリーム剤は，「クリーム剤」の製法に準じる．
（ⅱ）直腸用ゲル剤は，「ゲル剤」の製法に準じる．
（ⅲ）直腸用軟膏剤は，「軟膏剤」の製法に準じる．

　本剤のうち，変質しやすいものは，用時調製する．

本剤で多回投与容器に充てんするものは，微生物の発育を阻止するに足りる量の適切な保存剤を加えることができる．

本剤は，直腸に適用する上で適切な粘性を有する．

本剤に用いる容器は，通例，気密容器とする．製剤の品質に水分の蒸散が影響を与える場合は，

低水蒸気透過性の容器を用いるか，または低水蒸気透過性の包装を施す．

9.8.3 ▶▶▶ 注腸剤　Enemas for Rectal Application

　注腸剤は，肛門を通して適用する液状または粘稠なゲル状の製剤である．

　本剤を製するには，通例，精製水または適切な水性溶剤を用い，有効成分を溶剤などに溶解または懸濁して一定容量とし，容器に充てんする．分散剤，安定化剤，pH調節剤などを用いることができる．

　本剤に用いる容器は，通例，気密容器とする．製剤の品質に水分の蒸散が影響を与える場合は，低水蒸気透過性の容器を用いるか，または低水蒸気透過性の包装を施す．

9.8.4 ▶▶▶ 腟錠　Tablets for Vaginal Use

　腟錠は，腟に適用する，水に徐々に溶解または分散することにより有効成分を放出する一定の形状の固形の製剤である．

　本剤を製するには，通例，「錠剤」の製法に準じる．

　本剤は，別に規定するもののほか，製剤均一性試験法に適合する．

　本剤は，適切な放出性を有する．

　本剤に用いる容器は，通例，密閉容器とする．製剤の品質に湿気が影響を与える場合は，防湿性の容器を用いるか，または防湿性の包装を施す．

9.8.5 ▶▶▶ 腟用坐剤　Suppositories for Vaginal Use

　腟用坐剤は，腟に適用する，体温によって溶融するか，または水に徐々に溶解もしくは分散することにより有効成分を放出する一定の形状の半固形の製剤である．

　本剤を製するには，「坐剤」の製法に準じる．

　本剤は，通例，球形または卵形である．

　本剤は，別に規定するもののほか，製剤均一性試験法に適合する．

　本剤は，適切な放出性を有する．

　本剤に用いる容器は，通例，密閉容器とする．製剤の品質に湿気が影響を与える場合は，防湿性の容器を用いるか，または防湿性の包装を施す．

〔古閑健二郎〕

# 皮膚などに適用する製剤

日局16における外用固形剤，外用液剤，スプレー剤，軟膏剤，クリーム剤，ゲル剤および貼付剤が該当する．

皮膚に適用する製剤には，皮膚を通して有効成分を全身循環血液に送達させることを目的とした経皮吸収型製剤も含まれる．経皮吸収型製剤からの有効成分の放出速度は，通例，適切に調節される．

9.9.1 ▶▶ 軟膏剤 Ointments

軟膏剤は，皮膚に塗布する，有効成分を基剤に溶解または分散させた半固形の製剤である．

本剤には，油脂性軟膏剤および水溶性軟膏剤がある．

油脂性軟膏剤を製するには，通例，油脂類，ろう類，パラフィンなどの炭化水素類などの油脂性基剤を加温して融解し，有効成分を加え，混和して溶解または分散させ，全体が均質になるまで混ぜて練り合わせる．

水溶性軟膏剤を製するには，通例，マクロゴールなどの水溶性基剤を加温して融解し，有効成分を加え，全体が均質になるまで混ぜて練り合わせる．

本剤のうち，変質しやすいものは，用時調製する．

本剤は，皮膚に適用する上で適切な粘性を有する．

本剤に用いる容器は，通例，気密容器とする．製剤の品質に水分の蒸散が影響を与える場合は，低水蒸気透過性の容器を用いるか，または低水蒸気透過性の包装を施す．

表9.17 軟膏基剤の分類

分類	特徴と代表的な基剤
油脂性	疎水性基剤であり，油脂類，ろう類，炭化水素鎖が多用される．皮膚を保護する性質は高いが，べたつき感が強く，水では洗浄しにくい． 白色ワセリン，流動パラフィン，白色軟膏，サラシミツロウ，単軟膏
乳剤性	水中油型の乳剤性基剤：親水性基剤であり，水に馴染みやすい． クリーム，親水軟膏 油中水型の乳剤性基剤：吸水性基剤である． 吸水軟膏，加水ラノリン 水を含まない乳剤性基剤：吸水性基剤である． 親水ワセリン，精製ラノリン
水溶性	水で洗浄しやすく，皮膚表皮の分泌物を吸収し除去する． マクロゴール軟膏

軟膏を製する基剤は，表 9.17 に示すように分類される．

局方に収載されている白色軟膏，マクロゴール軟膏，親水軟膏および吸水軟膏の製法を (1)～(4) に示す (p. 248)．

9.9.2 ▶▶ クリーム剤　Creams

クリーム剤は，皮膚に塗布する，水中油型または油中水型に乳化した半固形の製剤である．油中水型に乳化した親油性の製剤については油性クリーム剤と称することができる．

本剤を製するには，通例，ワセリン，高級アルコールなどをそのまま，または乳化剤などの添加剤を加えて油相とし，別に，精製水をそのまま，または乳化剤などの添加剤を加えて水相とし，そのいずれかの相に有効成分を加えて，それぞれ加温し，油相および水相を合わせて全体が均質になるまでかき混ぜて乳化する．

本剤のうち，変質しやすいものは，用時調製する．

本剤は，皮膚に適用する上で適切な粘性を有する．

本剤に用いる容器は，通例，気密容器とする．製剤の品質に水分の蒸散が影響を与える場合は，低水蒸気透過性の容器を用いるか，または低水蒸気透過性の包装を施す．

国内においては，皮膚真菌症，皮膚炎，鎮痛・消炎，外傷・熱傷などの治療に用いられる製剤が多数市販されている．

9.9.3 ▶▶ ゲル剤　Gels

ゲル剤は，皮膚に塗布するゲル状の製剤である．

本剤には，水性ゲル剤および油性ゲル剤がある．

本剤を製するには，通例，次の方法による．

(ⅰ) 水性ゲル剤は，有効成分に高分子化合物，そのほかの添加剤及び精製水を加えて溶解または懸濁させ，加湿および冷却，またはゲル化剤を加えることにより架橋させる．

(ⅱ) 油性ゲル剤は，有効成分にグリコール類，高級アルコールなどの液状の油性基剤およびそのほかの添加剤を加えて混和する．

本剤は，皮膚に適用する上で適切な粘性を有する．

本剤に用いる容器は，通例，気密容器とする．製剤の品質に水分の蒸散が影響を与える場合は，低水蒸気透過性の容器を用いるか，または低水蒸気透過性の包装を施す．

国内においては，皮膚真菌症，鎮痛・消炎，疼痛などの治療に用いられる製剤が市販されている．

(1) 白色軟膏の製法

サラシミツロウ	50 g
ソルビタンセスキオレイン酸エステル	20 g
白色ワセリン	適量
全量	1000 g

以上をとり，軟膏剤の製法により製する．

(2) マクロゴール軟膏

マクロゴール 4000	500 g
マクロゴール 400	500 g
全量	1000 g

「マクロゴール 4000」及び「マクロゴール 400」をとり，水浴上で65℃に加温して溶かした後，固まるまでよくかき混ぜて製する．ただし，「マクロゴール 4000」及び「マクロゴール 400」のそれぞれ100 g以内の量を互いに増減して全量1000 gとし，適当な稠度の軟膏を製することができる．

(3) 親水軟膏の製法

白色ワセリン	250 g
ステアリルアルコール	200 g
プロピレングリコール	120 g
ポリオキシエチレン硬化ヒマシ油60	40 g
モノステアリン酸グリセリン	10 g
パラオキシ安息香酸メチル	1 g
パラオキシ安息香酸プロピル	1 g
精製水	適量
全量	1000 g

「白色ワセリン」，「ステアリルアルコール」，ポリオキシエチレン硬化ヒマシ油60及び「モノステアリン酸グリセリン」をとり，水浴上で加熱して溶かし，かき混ぜ，約75℃に保ち，これにあらかじめ「パラオキシ安息香酸メチル」及び「パラオキシ安息香酸プロピル」を「プロピレングリコール」に加え，必要ならば加温して溶かし，「精製水」に加えて，約75℃に加温した液を加え，かき混ぜて乳液とした後，冷却し，固まるまでよくかき混ぜて製する．

(4) 吸水軟膏の製法

白色ワセリン	400 g
セタノール	100 g
サラシミツロウ	50 g
ソルビタンセスキオレイン酸エステル	50 g
ラウロマクロゴール	5 g
パラオキシ安息香酸エチル又は パラオキシ安息香酸メチル	1 g
パラオキシ安息香酸ブチル又は パラオキシ安息香酸プロピル	1 g
精製水	適量
全量	1000 g

「白色ワセリン」，「セタノール」，「サラシミツロウ」，「ソルビタンセスキオレイン酸エステル」及び「ラウロマクロゴール」をとり，水浴上で加熱して溶かし，かき混ぜて約75℃に保ち，これにあらかじめ「パラオキシ安息香酸メチル」又は「パラオキシ安息香酸エチル」及び「パラオキシ安息香酸プロピル」又は「パラオキシ安息香酸ブチル」を「精製水」に加え，80℃に加温して溶かした液を加え，かき混ぜて乳液とした後，冷却し，固まるまでよくかき混ぜて製する．

9.9.4 ▶▶ 貼付剤　Patches

　貼付剤は，皮膚に貼付する製剤である．
　本剤には，テープ剤およびパップ剤がある．
　本剤を製するには，通例，高分子化合物またはこれらの混合物を基剤とし，有効成分を基剤と混和し均質として，支持体またはライナー（剥離体）に展延して成形する．また，放出調節膜を用いた経皮吸収型製剤とすることができる．
　経皮吸収型製剤は，有効成分が全身循環血流に入ることで薬効を発揮するものとされてきた．特殊な膜で皮膚への到達量を制御する膜透過制御方式と，高分子の中に薬物を分散させるマトリックス拡散制御方式に分けられる．これら両方式の構造の概略を図9.26に示す．
　必要に応じて，粘着剤，吸収促進剤などを用いる．
　本剤のうち経皮吸収型製剤は，別に規定するもののほか，製剤均一性試験法に適合する．
　本剤は，皮膚に適用する上で適切な粘着性を有する．
　本剤のうち，放出速度を調節した製剤は，適切な放出特性を有する．

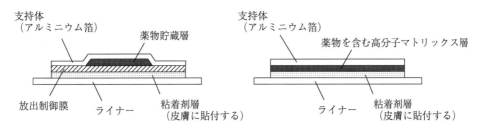

図9.26　膜透過制御方式（左）およびマトリックス拡散制御方式（右）
(第十六改正日本薬局方解説書，廣川書店（2011））

1) テープ剤　Tapes/Plasters

　テープ剤は，ほとんど水を含まない基剤を用いる貼付剤である．
　本剤には，プラスター剤および硬膏剤を含む．
　本剤を製するには，通例，樹脂，プラスチック，ゴムなどの非水溶性の天然または合成高分子化合物を基剤とし，有効成分をそのまま，または有効成分に添加剤を加え，全体を均質とし，布に展延またはプラスチック製フィルムなどに展延もしくは封入して成形する．また，有効成分と基剤またはそのほかの添加剤からなる混合物を放出調節膜，支持体およびライナー（剥離体）でできた放出体に封入し成形して製することができる．
　本剤に用いる容器は，通例，密閉容器とする．製剤の品質に湿気が影響を与える場合は，防湿

性の容器を用いるか，または防湿性の包装を施す．

国内においては，局所作用を目的とした鎮痛・消炎薬（フルルビプロフェン，インドメタシン），皮膚炎の治療薬（ベタメタゾン吉草酸エステル），ならびに全身循環血流に移行することを目的とした狭心症治療薬（ニトログリセリン），気管支喘息治療薬（ツロブテロール），更年期障害治療薬（エストラジオール）などが市販されている．

2) パップ剤　Cataplasms/Gel Patches

パップ剤は，水を含む基剤を用いる貼付剤である．

本剤を製するには，通例，有効成分を精製水，グリセリンなどの液状の物質と混和し，全体を均質にするか，水溶性高分子，吸水性高分子などの天然または合成高分子化合物を精製水と混ぜて練り合わせ，有効成分を加え，全体を均質にし，布などに展延して成形する．

本剤に用いる容器は，通例，気密容器とする．製剤の品質に水分の蒸散が影響を与える場合は，低水蒸気透過性の容器を用いるか，または低水蒸気透過性の包装を施す．

パップ剤の種類には，泥状パップ剤と成型パップ剤があり，現在は，後者が主流となっている．成型パップ剤には，dl-カンフル，ハッカ油あるいはl-メントールと消炎鎮痛作用をもつサリチル酸誘導体を含有する急性炎症期の疾患に利用される冷感タイプとトウガラシエキスまたはノニル酸ワニリルアミドを含有する慢性疾患あるいは腫脹緩解後の炎症性疾患に利用される温感タイプがある．成型パップ剤の製造工程を図9.27に示す．

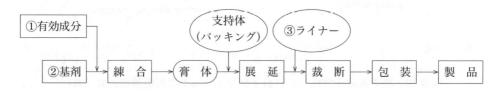

① 精油成分，サリチル酸誘導体など
② ゼラチン，カルメロース（ナトリウム），メチルセルロース，ポリアクリル酸ナトリウム，カオリン，ポリビニルアルコール，ポリビニルピロリドン，グリセリン，プロピレングリコール，精製水など
③ ポリエステル，ポリエチレン，ポリプロピレンなど

パップ剤は，支持体とライナーの間に膏体が挟まれた形態をとる．

図 9.27　成型パップ剤の製造工程の概要
(第十六改正日本薬局方解説書，廣川書店 (2011))

9.9.5　外用液剤　Liquids and Solutions for Cutaneous Application

外用液剤は，皮膚（頭皮を含む）または爪に塗布する液状の製剤である．

本剤には，リニメント剤およびローション剤が含まれる．

本剤を製するには，通例，有効成分に溶剤，添加剤などを加え，溶解，乳化または懸濁し，必要に応じて，ろ過する．

本剤のうち，変質しやすいものは，用時調製する．

本剤の分包品は，乳化または懸濁したものを除き，別に規定するもののほか，製剤均一性試験法に適合する．

本剤に用いる容器は，通例，気密容器とする．製剤の品質に水分の蒸散が影響を与える場合は，低水蒸気透過性の容器を用いるか，または低水蒸気透過性の包装を施す．

1) リニメント剤　Liniments

リニメント剤は，皮膚にすり込んで用いる液状または泥状の外用液剤である．

製剤としては，フェノール・亜鉛華リニメント（カチリ）がある．皮膚そう痒症，じんま疹など，一般に乾燥性皮膚疾患に用いられる．

[処方] フェノール・亜鉛華リニメント

液状フェノール	22 mL	→防腐消毒，鎮痒作用
トラガント末	20 g	→患部保護作用
カルメロースナトリウム	30 g	
グリセリン	30 g	
酸化亜鉛	100 g	→収斂作用
精製水	適量	
全量	1000 g	

収斂剤とは，皮膚・粘膜のタンパク質と結合，沈殿し不溶性の皮膜をつくり局所の血管を収縮させ，液体の分泌，白血球の遊走を抑え，組織の充血をとり，乾燥させる薬剤をいう．

リニメント剤は，表9.18のように4つに分類される．

表9.18　リニメント剤の分類と特徴

分　類	特　徴
エタノール性溶液型	石ケン類をエタノールに溶解するか，植物油にアルカリを加え，けん化により生成した石ケンをエタノール溶液とし，これに薬物を溶解する．
油性溶液型	植物油に揮発性または刺激作用を有する薬物を溶解する．
乳剤型	石ケンを用いるかあるいは植物油をアルカリでけん化させて生成した石ケンを乳化剤とし，カンフルやテレビン油で乳化させる．
懸濁剤型	トラガント末，カルメロースナトリウム，グリセリンなどを加えて亜鉛華やカラミンなどを懸濁させる．

2) ローション剤　Lotions

　ローション剤は，有効成分を水性の液に溶解または乳化もしくは微細に分散させた外用液剤である．

　本剤を製するには，通例，有効成分，添加剤および精製水を用いて溶液，懸濁液または乳濁液として全体を均質とする．

　本剤は，保存中に成分を分離することがあっても，その本質が変化していないときは，用時混和して均質とする．

　製剤例としては，イオウ・カンフルローション（尋常性痤瘡，朝は上清，晩は混濁液を使用）がある．類似処方にクンメルフェルド液がある．

　[処方] イオウ・カンフルローション

イオウ	60 g
d-またはdl-カンフル	5 g
ヒドロキシプロピルセルロース	4 g
水酸化カルシウム	1 g
エタノール	4 mL
常水または精製水	適量
全量	1000 mL

9.9.6　▶▶　スプレー剤　Sprays for Cutaneous Application

　スプレー剤は，有効成分を霧状，粉末状，泡沫状，またはペースト状などとして皮膚に噴霧する製剤である．

　本剤には，外用エアゾール剤およびポンプスプレー剤がある．

　本剤を製するには，通例，有効成分の溶液または懸濁液を調製し，必要に応じて，ろ過した後，容器に充てんする．

　本剤のうち，定量噴霧式製剤は，別に規定するもののほか，適切な噴霧量の均一性を有する．

1) 外用エアゾール剤　Aerosols for Cutaneous Application

　外用エアゾール剤は，容器に充てんした液化ガスまたは圧縮ガスと共に有効成分を噴霧するスプレー剤である．

　本剤を製するには，通例，有効成分の溶液または懸濁液を調製し，液状の噴射剤と共に耐圧性の容器に充てんし，連続噴射バルブを装着する．必要に応じて，分散剤，安定化剤などを用いる．

　本剤に用いる容器は，通例，耐圧性の容器とする．

　国内においては，サリチル酸メチル・サリチル酸グリコール等を主成分とする鎮痛・消炎薬，

フラジオマイシン硫酸塩（皮膚感染症治療），ベンザルコニウム塩化物（消毒薬）などが市販されている．

2) ポンプスプレー剤　Pump Sprays for Cutaneous Application

ポンプスプレー剤は，ポンプにより容器内の有効成分を噴霧するスプレー剤である．

本剤を製するには，通例，有効成分および添加剤を溶解または懸濁し，充てん後の容器にポンプを装着する．

本剤に用いる容器は，通例，気密容器とする．製剤の品質に水分の蒸散が影響を与える場合は，低水蒸気透過性の容器を用いるか，または低水蒸気透過性の包装を施す．

国内においては，皮膚真菌症治療薬であるケトコナゾールやテルビナフィン塩酸塩などが市販されている．

9.9.7 ▶▶▶ その他の皮膚に適用する製剤

外用固形剤 Solid Dosage Forms for Cutaneous Application の中に外用散剤が含まれる．

外用固形剤は，皮膚（頭皮を含む）または爪に，塗布または散布する固形の製剤である．

本剤の分包品は，別に規定するもののほか，製剤均一性試験法に適合する．

本剤に用いる容器は，通例，密閉容器とする．製剤の品質に湿気が影響を与える場合は，防湿性の容器を用いるか，または防湿性の包装を施す．

1) 外用散剤　Powders for Cutaneous Application

外用散剤は，粉末状の外用固形剤である．

本剤を製するには，通例，有効成分に賦形剤などの添加剤を加えて混和して均質とした後，粉末状とする．

国内においては，皮膚のびらん・潰瘍の治療としてアルクロキサやヨウ素，2次感染防止としてフラジオマイシン硫酸塩・トリプシン，皮膚病変の収れん・消炎・保護などとして酸化亜鉛が市販されている．

（古閑健二郎）

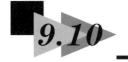

生薬関連製剤

生薬関連製剤は，主として生薬を原料とする製剤であり，エキス剤，丸剤，酒精剤，浸剤・煎剤，茶剤，チンキ剤，芳香水剤および流エキス剤を含む．

生薬関連製剤各条には，剤形の定義，製法，試験法，容器・包装および貯法を示されている．

生薬関連製剤各条における試験法および容器・包装に関する記述は基本的な要求事項であり，また，製法は一般的な製法を示したものである．

9.10.1 ▶▶ エキス剤　Extracts

エキス剤は，通例，生薬の浸出液を濃縮して製したもので，軟エキス剤，乾燥エキス剤の2種類がある．

調製方法は，適切な大きさとした生薬に適切な浸出剤（通常は水とエタノールの混液）を加え，一定時間冷浸（15～25℃），温浸（35～45℃）およびパーコレーション法（室温：1～30℃）により浸出し，浸出液をろ過し，濃縮または乾燥して製する方法が用いられる．軟エキス剤は水あめ様の稠度とし，乾燥エキス剤は砕くことができる固塊，粒状または粉末としたものである．また，適切な大きさとした生薬を処方に従って一定量ずつ量り，全量に水10～20倍量を加え，一定時間加熱し，遠心分離などにより固液分離し，得られた浸出液を上記と同様に調製する方法も用いられる．パーコレーション法とは生薬を浸出し，ろ過して製する方法である．

試験法としては，生薬中に含まれる微量元素が濃縮によって問題とならないかの限度を試験するために重金属試験法が適応となる．

本剤は，気密容器で保存することが規定されている．作用の強いものは用量が少なく，秤量が不便であるので，ロートエキス散（鎮痛・鎮痙薬），ホミカエキス散（苦味健胃薬）など希釈散として使用する．

9.10.2 ▶▶ 丸剤　Pills

丸剤は，医薬品を球状として製したものである．丸剤は古くから生薬製剤等で使用されてきた剤形であるが，現在日局16には収載品目はない．

1) 製造法

有効成分に賦形剤，結合剤，崩壊剤またはその他の適当な添加剤を加えて混和して均質とした後，適切な方法で球状に成型する．比較的大きな製造スケールに対しては，球形整粒装置（マルメライザー）や転動造粒装置が用いられている．

2) 試験法

丸剤は，錠剤などの他の内服固形剤と同様に，溶出試験法または崩壊試験法に適合しなければならない．

9.10.3 ▶▶ 酒精剤　Spirits

　酒精剤は，通例，揮発性医薬品をエタノールまたはエタノールと水の混液で溶かした液状の製剤である．

　調製方法は，医薬品をエタノールまたはエタノールと水の混液に溶かす方法が用いられる．

　本剤は，火気を避けて保存する．本剤に用いる容器は，気密容器とする．

　局方収載品としては，アンモニア・ウイキョウ精，サリチル酸精（水虫，たむし），ヨードチンキなどがある．ヨードチンキは生薬を含まず，単に溶媒に溶解しただけなので，チンキ剤ではなく酒精剤の範疇に入る．

［処方］アンモニア・ウイキョウ精（去痰薬）

アンモニア水	170 mL
ウイキョウ油	30 mL
エタノール	適量
全量	1000 mL

［処方］希ヨードチンキ（皮膚および創傷面の殺菌，消毒）

ヨウ素	30 g
ヨウ化カリウム	20 g
70 vol%エタノール	適量
全量	1000 mL

　ヨードチンキは，ヨウ素，ヨウ化カリウムが倍量のものを指す．ヨウ素の含量が多いことから開放性の創傷の殺菌には適さない．手術部位の皮膚消毒等に用いられる．

9.10.4 ▶▶ 浸剤・煎剤　Infusions and Decoctions

　浸剤，煎剤は，いずれも生薬を，精製水で浸出して製した液状の製剤である．

　調製方法は，浸剤は，生薬に精製水を加え潤した後，熱精製水を注ぎ，数回かき混ぜながら5分間加熱し，冷後，布ごしする．煎剤は，生薬に精製水を加え，数回かき混ぜながら30分間加熱し，温時，布ごしする．その後，適量の精製水を加える方法が用いられる．本剤は，用時調製する．本剤は，これを製するに用いた生薬の臭味がある．

　本剤の保存には，気密容器を用いる．

　局方収載品はないが，キキョウ浸，ウワウルシ煎が知られている．しかしながら，この程度の浸出では，有効成分を完全にかつ，一定したものを得るのは難しく，エキス剤，流エキス剤，チンキ剤で流用されることが多い．

9.10.5 ▶▶ 茶剤　Teabags

　茶剤は，通例，生薬を粗末から粗切の大きさとし，1日量又は1回量を紙または布の袋に充てんした製剤である．

　本剤は，通例，浸剤・煎剤の製法に準じ用いられる．

　本剤に用いる容器は，通例，密閉容器または気密容器とする．

9.10.6 ▶▶ チンキ剤　Tinctures

　チンキ剤は，通例，生薬をエタノールまたはエタノールと精製水の混液で浸出して製した液状の製剤である．

　調製方法は，通例，生薬を粗末または細切とし，冷浸法またはパーコレーション法により製する方法が用いられる．ただし，主成分の含量の規定があるものは，浸出液の一部をとり，定量し，必要に応じて浸出液または浸出剤を加えて規定の含量に調節する．

　本剤は，火気を避けて，気密容器に保存しなければならない．

　局方収載品として，アヘンチンキ（止瀉，鎮痛，鎮咳等），苦味チンキ（矯味，矯臭，苦味健胃薬），トウガラシチンキ（局所刺激薬），トウヒチンキ（芳香剤），ホミカチンキ（苦味健胃薬）がある．

9.10.7 ▶▶ 芳香水剤　Aromatic Waters

　芳香水剤は，精油または揮発性物質をほとんど飽和させた，澄明な水溶液である．

　調製方法は，精油または揮発性物質に微温精製水を加えて混和後12時間以上放置する．次に潤したろ紙を用いてろ過し，精製水を加えて一定量とする方法（溶解法）か，または精油もしくは揮発性物質をタルク，精製ケイソウ土もしくはパルプ状としたろ紙の適量とよく混和し，精製水を加え混和後，ろ過し澄明となった液をろ紙を通して合わせる方法（溶解法別法）が用いられる．本剤は，矯臭を目的とするため，原料と同じ臭味を有することが必要で，その他の異臭があってはならない．

　本剤に用いる容器は，気密容器とする．

　局方収載品としてはキョウニン水（鎮咳・去痰），ハッカ水がある．

　[製法] ハッカ水（矯味，矯臭剤）

ハッカ油	2 mL
精製水	適量
全量	1000 mL

ハッカ水は，外用剤である複方ヨード・グリセリン（咽頭炎，喉頭炎，扁桃炎，殺菌・防腐・消毒薬．別名ザイフェルト液）に含まれる．バセドウ病の治療等に用いられるルゴール液は処方内容は似ているが内服用である．

9.10.8 ▶▶▶ 流エキス剤　Fluidextracts

　流エキス剤は，生薬の浸出液で，通例，その1 mL中に生薬1 g中の可溶性成分を含むように製した液状の製剤である．ウワウルシ流エキス（尿路防腐薬），キキョウ流エキス（鎮咳，去痰薬），コンズランゴ流エキス（芳香性苦味健胃薬）が局方に収載されている．

　調製方法は，粗末または細切とした生薬をパーコレーション法により浸出液を得る．そして，2日間放置した後，上澄液をとるか，またはろ過して澄明な液とする方法が用いられる．

　試験法は，生薬中に含まれる微量元素が濃縮によって問題とならないかの限度を試験するために重金属試験法が適応となる．

　本剤は，気密容器で保存することが規定されている．

（松下　良）

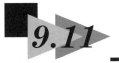

9.11 ドラッグデリバリーシステム

9.11.1 ▶▶▶ DDSの概念

　近年，医薬品開発の方法が飛躍的に進歩し，その結果微量でもきわめて効力の強い薬物が次々と開発されるようになった．特に1970年代後半から登場したタンパク性薬物やペプチド性薬物は，既存の製剤技術や剤形では，必ずしも最適な薬効を発揮できないばかりか，重篤な副作用を引き起こす可能性も指摘されるようになった．さらに1990年代になって，遺伝子自体が治療薬として注目され始めると，全く新しい概念による剤形開発や製剤技術革新が待望されるようになった．このように新しい概念の治療薬が開発されるたびに，それらの有効性，安全性を確保するための「新しい剤形」が必要とされてきた．ドラッグデリバリーシステム drug delivery system（DDS，薬物送達システム）とは，投与方法や投与形態を工夫することによって，薬物を必要とする作用部位に，必要な時間，必要な量だけ送り届け，その結果「薬物のもつ活性を最大限に発揮するよう生体内動態などを意図的にかつ合目的的に変化させ，それによって医学的有用性または医療経済上の有用性を発揮させること」である．

　もともとDDSという概念は，1968年米国カリフォルニア州において，A. Zaffaroniによっ

て設立された世界初の製剤ベンチャー企業 Alza 社（現在は Johnson & Johnson 社に吸収合併）に端を発するとされている．Alza 社は，カンザス大学の T. Higuchi の協力を得て，放出制御型製剤や経皮吸収型製剤を次々と開発し，これを薬物送達制御 controlled delivery と名付けた．これらは製剤から薬物を徐々に放出させることによって，1日数回服用する必要のあった薬物を1日1回あるいは1週間に1回の適用ですむようにして，患者の負担を大幅に軽減し，ひいてはコンプライアンスの向上と，治療効果の改善を実現させたものであった．後に詳しく述べるが，今日でも用いられている OROS®，Ocusert®，Transderm-V® などの放出制御システムは，当時 Alza 社によって開発されたものである．

さて，DDS は機能別に，(1)薬物放出技術，(2)薬物標的化（ターゲティング）技術，(3)薬物吸収制御技術の3つに分類することができる（図 9.28）．このうち(1) の薬物放出技術には，薬物を徐々に長期間にわたって放出させる放出制御技術（コントロールドリリース controlled release）と，水に不溶性の薬物やタンパクをリポソームなどの担体に包含させることにより体内で取り込まれやすいようにする効果的放出技術がある．(2) の薬物標的化技術には，細胞の受容体や抗体などを利用して薬物を患部に送達する能動的標的化技術と，薬物にポリエチレングリコールなどを結合させて肝臓などでの代謝を遅延させ，体内循環時間を長くすることにより，が

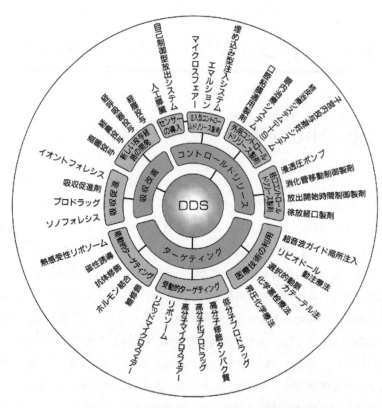

図 9.28　ドラッグデリバリーシステムの概念
(橋田　充 (1995) ドラッグデリバリーシステム，p.17, 化学同人)

んなどに薬物を集積させる受動的標的化技術がある．(3) の薬物吸収制御技術には，薬物自体を化学的に修飾し吸収改善を図るプロドラッグ技術，薬物を皮膚や粘膜を通して吸収させるための吸収促進技術，遺伝子を細胞内に送達する遺伝子導入技術がある．これらはさらに，投与ルート，目的，方法別に，図9.28のように分類される．図中のそれぞれの項目については後述するとして，これらDDS技術を導入した結果，従来型製剤に比べて，① 確実な治療効果の発揮，② 適用疾患の拡大，③ 副作用の軽減，④ 使用性の向上のうち，少なくとも1項目以上が実現されている必要がある．したがって，通常の錠剤を徐放化した結果，単に投与回数が減ったというだけではDDSということはできない．

現在DDS技術が利用されている疾患の概要を表9.19に示したが，DDSの世界市場規模は2001年現在，約6兆円であり，徐放性経口製剤，徐放性注射剤，徐放性経皮製剤などコントロールドリリース製剤がDDS売上げの70％を占めている．新薬の開発速度が鈍化する一方で，DDS自体の市場規模は年16％の高率で増加を続けており，2010年には20兆円を突破すると予測されている．このように現在はDDS技術の中でコントロールドリリースが主流であるが，将来的にはモノクローナル抗体などを利用した薬物標的化技術が主流を占めることが予想されている．

表9.19 DDSが利用されている疾患の概要

利用されているDDS技術	疾 患	薬 物	特 性
薬物放出制御（経皮）	狭心症	亜硝酸化合物	持続的な頻回投与が必要
薬物放出制御（経口）	喘息	キサンチン誘導体	持続的な投与が必要
薬物放出制御（経粘膜）	緑内障	ピロカルピン	持続的な頻回投与が必要
薬物放出制御	糖尿病	インスリン	生体応答を組み込んだ管理が必要
薬物放出制御（安定化）	先天性代謝病	欠損酵素	体内での半減期を長くすることが必要
薬物標的化	悪性腫瘍	抗悪性腫瘍薬	特定の細胞群を標的にし，副作用を防止する
薬物標的化	免疫疾患	サイトカイン	多様な生理活性物質の分離が必要
薬物吸収制御 プロドラッグ化	細菌感染症	抗生物質	経口投与剤形の開発
薬物吸収制御	内分泌異常	ペプチド性ホルモン	吸収障壁の透過性を増加させることが必要
薬物吸収制御	脳機能低下	ニューロペプチド	薬物のBBB透過が必要
薬物吸収制御	遺伝子治療	アンチセンスRNAオリゴヌクレオチド	細胞内，核内への遺伝子送達が必要

(独立行政法人工業所有権情報・研修館：ドラッグデリバリーシステム，p.19より一部改変)

9.11.2 ▶▶ 薬物放出技術

1) 放出制御（コントロールドリリース）

　医薬品を投与後の治療効果や副作用の発現は，一般的には作用点での薬物量に比例する．この作用点での薬物量は全身循環中の薬物濃度に密接に関連することが多いため，全身循環中薬物濃度（血中濃度あるいは血漿中濃度）を指標に，投与量，投与速度などの調節を行うことになる．図 9.30 は血中濃度を治療濃度域（最小有効濃度 minimum effective concentration: MEC）以上に保つためには，どのような投与方法が最適かを示したものである．静脈内投与や通常の経口投与製剤では，治療濃度域に保たれている時間は短く，また副作用の発現に関係する高濃度領域にまで到達する時間帯があることがわかる．これに対し，適切に制御されたコントロールドリリース製剤では副作用領域に入ることなく，治療濃度域に長時間留まり，治療効果を長時間持続することがわかる．比較的初期に開発されたコントロールドリリース製剤は，図 9.29 のようにできる限り血漿中濃度を一定に保つことが要求されたが，現在では薬物に最も適した血漿中濃度パターンに設定することも試みられている．さて，コントロールドリリース製剤に用いられる放出制御技術には，大きく分けると，拡散による放出制御と拡散以外の駆動力を用いる制御がある．

a) 拡散による放出制御

　拡散による放出制御技術には，マトリックス中での薬物の拡散を制御する方法（マトリックス制御システム）と，放出制御膜を用いて薬物リザーバーからの放出を制御する方法（膜透過制御システム）に大別される（図 9.30, 31）．現在市販されているコントロールドリリース製剤は，多かれ少なかれこれら 2 つの放出制御原理を利用しているといってよい．

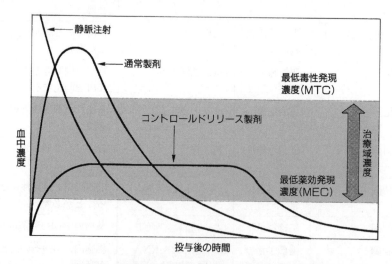

図 9.29　各種投与製剤投与後の血漿中濃度推移
（堀　了平監修，橋田　充編（1991）夢の薬剤 DDS, p.10, 薬業時報社）

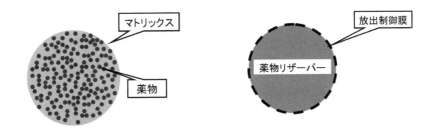

図9.30 マトリックス制御システムと膜透過制御システム

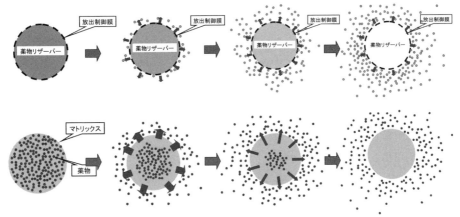

図9.31 マトリックス制御システムと膜透過制御システムにおける薬物放出の違い

① マトリックス制御システム

マトリックス制御システムは，薬物を高分子やワックスのような基剤（マトリックス）中に分散させたもので，薬物の放出はマトリックス内の拡散速度によって制御される．このとき，マトリックスからの薬物の放出速度は，第4章でも述べたとおり，Higuchi式に従うことが知られており，薬物累積放出量 Q を時間の平方根（$\sqrt{t}$）に対してプロットすると直線が得られる（図9.32）．例えば，マトリックス型製剤を経口投与すると，最初はマトリックス内に薬物も多く，

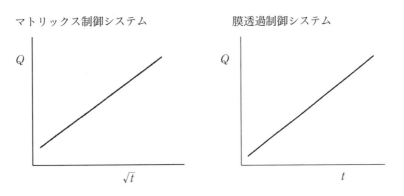

図9.32 マトリックス制御システムと膜透過制御システムの薬物放出パターン

また溶媒中に拡散する距離も短いので比較的速い速度で放出されるが，時間とともにマトリックス内の薬物も少なくなり，それに応じて放出速度も低下する．

② 膜透過制御システム

膜透過制御システムは，貯槽（リザーバー）に入れた薬物を高分子膜などの放出制御膜で包み，リザーバーからの薬物放出を膜によって制御するものである．この場合，製剤からの薬物放出は，最初から最後まで，すなわちリザーバー内の薬物がなくなるまで，一定速度（0次速度過程）となる．したがって，薬物累積放出量 Q を時間 t に対してプロットすると，図9.32のように直線となる．放出制御膜としては，エチレン・酢酸ビニル共重合体からなる高分子膜がよく用いられている．

b) 拡散以外の駆動力を利用した放出制御

拡散以外の駆動力を利用したDDS製剤には，浸透圧を利用したもの（OROS® 製剤やDuros® 製剤など），電気エネルギーを利用したもの（E-TRANS® 製剤など），イオン交換を利用したもの（Resinate® など），磁力を利用したもの，超音波を利用したもの，ある種の高分子のもつ膨潤力や粘着力を利用したもの，動水圧力を利用したもの，などが考えられており，一部ではすでに実用化されている．

① 浸透圧を利用した製剤（OROS® システム）

浸透圧を利用した製剤では，図9.33に示したOROS® システムが有名である．OROS® は，半透膜でつくられた殻内に薬物（固体または溶液）および電解質を封入したもので，この製剤を経口投与すると，製剤の周囲から水が浸入して薬物あるいは電解質が殻内で溶解し，その結果生じた浸透圧により，殻に開けられた小孔（オリフィス）から一定速度（0次速度）で薬物を放出させるものである．

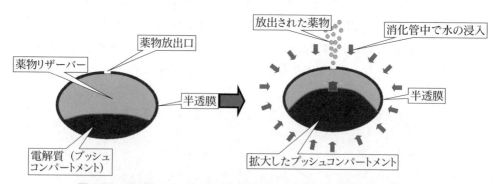

図9.33 浸透圧を利用した薬物放出システム（OROS®）

② イオン交換を利用した薬物放出システム（Resinate®）

Resinate® と呼ばれているイオン交換を利用した薬物放出システムでは，カチオンあるいはアニオン性薬物を，それぞれ SO_3^- 基または，$N(CH_3)_3^+$ 基をもったイオン交換樹脂に結合させておく（図9.34の例ではカチオン性薬物）．これらを経口投与すると，消化管内で薬物が K^+，

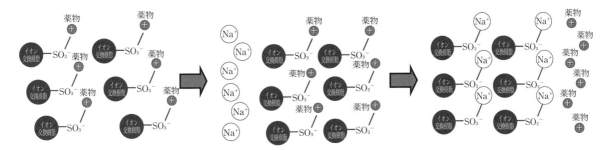

図9.34 イオン交換樹脂を利用した薬物放出システム（Resinate®）

Na$^+$，Cl$^-$等のイオンと交換され，薬物が放出される（図9.34）．

③ 胃内浮遊システム（HBS）

膨潤力を利用した薬物放出には胃内浮遊システムが知られている．このシステムは図9.35に示したとおり，比重の小さい賦形剤とゲル形成性高分子を薬物（ここではジアゼパム）とともに硬カプセルに充填したもので，水力学平衡システム hydrodynamically balanced system (HBS) とも呼ばれている．これを経口投与すると，胃内において硬カプセルを通して水が浸入し，カプセル表面でゲル層を形成する．その結果，カプセル内に空隙が生じて比重が著しく小さくなり，胃内でカプセルが浮遊することになる．浮遊したカプセルは胃排出が遅れ，胃内で徐々に薬物を放出して，持続的な吸収が得られる．

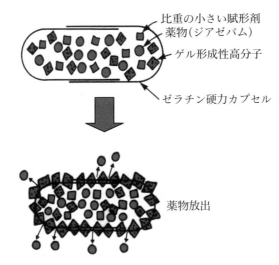

図9.35 胃内浮遊システムによるコントロールドリリース
（堀 了平監修，橋田 充編（1991）夢の薬剤 DDS, p.22, 薬業時報社）

④ 消化管内粘膜付着性細粒剤システム（AdMMS®）

消化管内粘膜付着性細粒剤システム（AdMMS®）は，高分子のもつ膨潤性と付着性に着目して，マトリックスでできたマイクロカプセル（細粒）を消化管内粘膜に長時間付着させ，消化

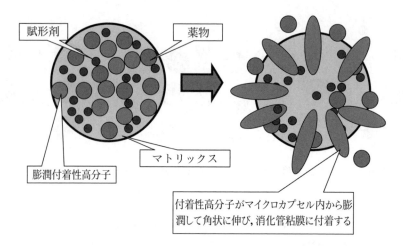

図9.36 消化管内粘膜付着性細粒剤システム（AdMMS®）

管内滞留性や持続的な吸収を狙ったものである（図9.36）．この製剤は，特に胃内に長時間滞留する性質を有するため，アモキシシリンなどの抗生物質によるヘリコバクター・ピロリの駆除に期待されている．

2）コントロールドリリース製剤各論

a）経口投与型コントロールドリリース製剤

① 経口徐放化製剤

経口投与製剤を徐放化 sustained release して薬効の持続化を図った製剤は比較的古くから開発され，すでに30年以上の実績のあるものもある．このうち最初に開発された製剤は，有核錠 dry coated tablet，2層錠や3層錠のような多層錠，フィルムコーティングされた顆粒，あるいは種々のコーティング顆粒を組み合わせて充填した硬カプセルである．有核錠や多層錠はもともと相互に反応性のある数種の薬品を配合するとき，粒子間の接触を防ぐために考えられた製剤技術であるが，ここでは放出性の異なる顆粒を組み合わせて製剤化するのに応用したものである．放出性の異なる顆粒を作成するには，ワックスなどの不溶性の賦形剤を加減したり，フィルムコーティングの厚さを調節する．これらは製品ごとに製剤の名前がつけられている（表9.20）．例えば，Spacetabs®（スパスタブ）はもともとSandoz社（現ノバルティス）が開発した速放性顆粒と徐放性顆粒を打錠したものをいうが，テオドール錠®（テオフィリン）やテオロング錠®（テオフィリン），デタントールR錠®（ブナゾシン塩酸塩）などとして，現在でもこの技術は利用されている．Spantabs®（スパンタブ）はSKF社（現グラクソ・スミスクライン）が開発した速放性と徐放性の2層錠である．Lontab®（ロンタブ）はCiba社（現ノバルティス）が開発した速放性と徐放性の有核錠で，カルビスケンR錠®（ピンドロール）やプロエントラ錠®（トリプロリジン塩酸塩）として使用されてきた．また，Extentabs®（エクステンタブ）はRobins社が開発した速放性と徐放性の有核錠である．Repetabs®（リピタブあるい

第9章　各種剤形と物理薬剤学

表 9.20　経口投与型コントロールドリリース製剤

	システム名	形　状	薬　物
経口徐放化製剤	Spacetabs® （速放出性顆粒、徐放性顆粒1、徐放性顆粒2、徐放性顆粒3）	速放性顆粒と徐放性顆粒を打錠したもの	フランドル®（イソソルビド硝酸エステル），プロタノール®（イソプレナリン塩酸塩），デタントールR錠®（ブナゾシン塩酸塩）など
	Repetabs®（速溶層、腸溶性皮膜、腸溶性内核錠）	内核錠に腸溶性コーティングを施した糖衣錠	トリミオン®（ペルフェナジン），ポララミン復効錠®（クロルフェニラミンマレイン酸塩），デパケンR錠®（バルプロ酸ナトリウム）
	Lontab®（速溶層、徐放性内核錠）	内核錠を徐放性にした有核錠	カルビスケン®（ピンドロール）
	Spantabs®	速放性と徐放性の2層錠	
	Spansules®（速放性顆粒、徐放性顆粒1、徐放性顆粒2、徐放性顆粒3）	速放性顆粒と徐放性顆粒を硬カプセルに充填したもの	インテバン®（インドメタシン）
マトリックス制御型製剤	Contin® system（セルロースと高級脂肪アルコール、薬物）	ワックス，セルロースマトリックス中に薬物を分散させたもの	MSコンチン錠®（モルヒネ硫酸塩）
	ワックスマトリックス	ワックスマトリックス中に薬物を分散させたもの	ヘルベッサー錠®（ジルチアゼム塩酸塩），スローフィー®（硫酸鉄），スローケー®（塩化カリウム）

表 9.20 つづき

	システム名	形 状	薬 物
マトリックス制御型製剤	Gradumets® (多孔性プラスチック)	薬物を多孔性マトリックス中に分散	フェログラデュメット錠®（硫酸鉄）
	半固形油性マトリックス型製剤（OSSM）（ゼラチン・シール、微細なカプトプリルの結晶、半固形油性基剤、硬カプセル）	半固形油性基剤の中に薬物を懸濁させ、硬カプセルに充填したもの	カプトリルR®（カプトプリル）
膜透過制御型経口製剤	Biovail delivery®（半透膜）	半透膜を使用した放出制御膜	カピステンカプセル®（ケトプロフェン）
	（薬物（イソソルビド硝酸エステル）、白糖コーンスターチ核、セラック・エチルセルロース膜、セラック・エチルセルロース層）	芯物質に白糖とコーンスターチを用い、放出制御にはセラック・エチルセルロースを使用	ニトロールRカプセル®（硝酸イソソルビド）
	Micro-K Extencaps®（液体透過膜、KCl固体、胃液、KCl溶液）	高分子マイクロカプセル	Micro-K Extencaps®（塩化カリウム）

はレペタブ）はShering社が開発した腸溶性の有核糖衣錠であり，ポララミン復効錠®（クロルフェニラミンマレイン酸塩）やデパケンR錠®（バルプロ酸ナトリウム）として現在も使用されている．カプセル型では，Spansules®（スパンスル）はSKF社が開発した速放性と徐放性顆粒を充填した硬カプセル剤であり，インテバンSP®（インドメタシン）が現在も使用されている．ただし，このような徐放化sustained release製剤をコントロールドリリース製剤の範疇に入れるかどうかは，意見の分かれるところである．

② マトリックス制御型経口製剤

経口コントロールドリリース製剤のうちで，マトリックス制御型経口製剤は最も数多く開発されている．まず，薬物を多孔性不溶性マトリックス中に分散させたGradumets®型製剤として，フェログラデュメット錠®（硫酸鉄）がある．この製剤はマトリックスとしてプラスチックを用いているため，外見上ほとんど変化なく消化管を通過して便中に排出されてしまうが，この間に薬物は完全に放出されている．ワックスセルロースマトリックスに薬物を分散させたContin®型製剤として，MSコンチン錠®（モルヒネ硫酸塩）がある．これは，モルヒネ硫酸塩をヒドロキシエチルセルロースと無水乳糖でできた顆粒にして，高級アルコール中に分散させたものである．この製剤を経口投与すると，まずモルヒネが高級アルコール中を拡散する一方，消化管中でマトリックスが浸食されて薬物が徐々に放出される．ワックスマトリックス型製剤として，ヘルベッサー錠®（ジルチアゼム塩酸塩）やスローフィー®（硫酸鉄）やスローケー®（塩化カリウム）など，多くの薬物がある．半固形油性マトリックス型製剤（OSSM）は，半固形油性基剤の中に薬物を懸濁させ硬カプセルに充填したもので，カプトリルR®（カプトプリル）がある．このOSSMを経口投与すると，まず硬カプセルが溶解し，その後カプトプリルがマトリックス中を拡散する一方，マトリックスも浸食されて徐々に薬物が放出される．

③ 膜透過制御型経口製剤

膜透過制御型経口製剤は，放出制御膜を施した徐放性顆粒を硬カプセルに充填したものが主流である．これらの製剤を経口投与すると，胃内で硬カプセルが溶解し，徐放性顆粒が消化管内に分散する．徐放性顆粒の代表的な構造は図9.37に示したが，核となる芯物質の周りに薬物を含む高分子層を巻き，その上に高分子の放出制御膜を施したものである．例えばニトロールRカプセル®（イソソルビド硝酸エステル）では，芯物質に白糖とコーンスターチを用い，放出制御膜にはセラック・エチルセルロースが用いられている．カピステンカプセル®（ケトプロフェン）では，半透膜を使用した放出制御膜を施したBiovail delivery®というシステムが用いられている．Micro-K Extencaps®（塩化カリウム）システムでは，芯物質として塩化カリウムの固体を用いて高分子マイクロカプセルを作成し，これを硬カプセルに充填したものである．このほかヘルベッサーRカプセル®（ジルチアゼム），ボルタレンSRカプセル®（ジクロフェナクナトリウム），ペルジピンLA®（ニカルジピン塩酸塩），ヒポカ®（バルニジピン塩酸塩）などは，図9.37のような構造を有する速放性顆粒と徐放性顆粒を組み合わせて，硬カプセルに充填したものである．これに対し，セパミットRカプセル®（ニフェジピン）は徐放性膜として

腸溶性コーティングを行っている．

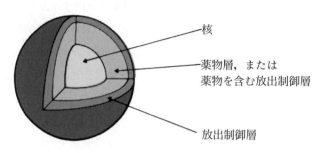

図 9.37　徐放性顆粒の代表的な構造

④　OROS® 製剤

　先に述べた OROS® 製剤は，欧米を中心に多くの国で実用化され，現在 11 種類以上の医薬品で使用されている．例えば，Alpress LP®（プラゾシン：フランス），Cardura XL®（メシル酸ドキサゾシン：ドイツ），Concerta®（メチルフェニデート：米国）（図 9.38），Efidac 24®（クロルフェニラミン：米国），Glucotrol XL®（グリピジド：米国），Volmax®（アルブテロール：米国）などである．中でも Procardia XL®（ニフェジピン：米国）は，市場的に最も成功した DDS 製剤として有名である．遅ればせながら日本においても Concerta® が 2009 年から発売になったが，これは OROS® Tri-Layer とよばれる，薬物貯蔵槽が 2 つある複雑な製剤である．

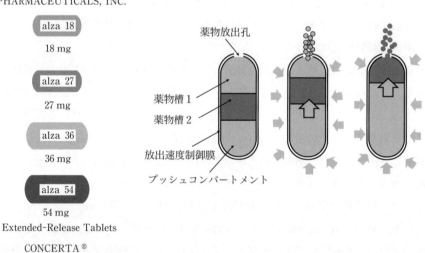

図 9.38　Concerta® の OROS® Tri-Layer

b）皮膚適用型コントロールドリリース製剤

　皮膚適用 DDS 製剤を，特に TTS（transdermal therapeutic system）製剤と呼ぶが，第 16

表 9.21 皮膚適用型コントロールドリリース製剤

	製剤名	薬物	システム形状
膜透過制御型製剤	ニトロダーム TTS®	ニトログリセリン	エチレン・酢酸ビニル共重合体の放出制御膜を用いる.
	エストラダーム M®　エストラーナ®	エストラジオール	
	デュロテップパッチ®	フェンタニル	
	ニコチネル TTS®	ニコチン	
	Catapres-TTS®	クロニジン	
	Testoderm®	テストステロン	
	Transderm Scōp®	スコポラミン	
マトリックス制御型製剤	フランドルテープ®	イソソルビド硝酸エステル	
	ホクナリン® テープ	ツロブテロール塩酸塩	感圧接着製剤
	ペンレス®	リドカイン	
	Nitrodisc®	ニトログリセリン	
	Deponit®		
	Nitro-Dur®　Minitran®		

改正日本薬局方では貼付剤の中のテープ剤に分類される．先のOROS® 同様，DDSの有用性を世間に知らしめた点で特筆すべき製剤である．TTS製剤は，膜透過制御型製剤と，マトリックス制御型製剤に大別される（表9.21）が，日本薬局方では全身作用を目的とする場合を経皮吸収型製剤，局所作用を目的とする場合を貼付剤としてTTS製剤を区別している．

① 膜透過制御型TTS製剤

　膜透過制御型TTS製剤は，エチレン・酢酸ビニル共重合体でできた放出制御膜を用いて，一定速度（0次速度）で薬物の放出を図ったものである．わが国ではニトロダームTTS®（ニトログリセリン），エストラダームM® やエストラーナ®（エストラジオール），デュロテップパッチ®（フェンタニル），ニコチネルTTS®（ニコチン）が市販されている．このうちニトロダームTTS® は，狭心症の予防薬として開発されたもので，一般に胸部皮膚に適用する（図9.39）．この製剤中のニトログリセリンは，乳糖に含ませたものを粘性シリコン中に分散させ，貯留槽に入れている．ニトログリセリンは適用後24時間にわたって0次速度で放出され，ほぼ一定の血漿中濃度が維持される．エストラダームM® は，更年期障害時のホルモン補充などに使用され，2日に1回下腹部皮膚に適用する．デュロテップパッチ® はがん性疼痛等の緩和に用いられる麻薬製剤である．このほかのTTS製剤としてはわが国にはまだ導入されていないが，

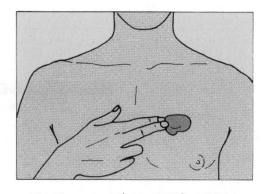

図9.39　ニトロダームTTS® の適用法

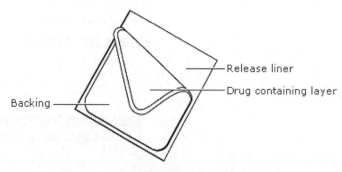

図9.40　TTS用デバイス（D-TRANS®）

Catapres-TTS® (クロニジン)，Testoderm® TTS (テストステロン)，Transderm Scōp® (スコポラミン) がある．現在 Alza 社では，D-TRANS® という名前で TTS 用のデバイスを市販している (図 9.40)．これは，1 日当たり 20 mg までの薬物を放出するよう設計されたものである．

② マトリックス制御型 TTS 製剤

マトリックス制御型製剤として，フランドルテープ® (イソソルビド硝酸エステル)，ミリス® (ニトログリセリン)，ホクナリン® テープ (ツロブテロール塩酸塩)，ペンレス® (リドカイン) がわが国で市販されている．このうち，フランドルテープ® は，ニトロダーム TTS® 同様，狭心症の予防に用いられる．ホクナリン® テープは，就寝前に適用することで喘息発作が起こりやすい早朝の予防効果が期待されている．ペンレス® は，注射時の疼痛緩和のために局所麻酔のために用いられている．このほか海外では，マトリックス制御型のニトログリセリン製剤 (Nitrodisc®, Deponit®, Minitran®, Nitro-Dur®) が市販されている．

c) 粘膜適用型コントロールドリリース製剤

眼，鼻腔，口腔，生殖器などの局所粘膜からの吸収や，局所治療を目的としたコントロールドリリース製剤が開発されている (表 9.22)．これらは，(1) 患部に直接かつ長時間作用させることができる，(2) 全身性の副作用が生じにくい，(3) 不都合が生じた場合，直ちに治療を中止することができる，(4) ノンコンプライアンスを発見しやすい，という利点がある．

① 眼内治療システム

Ocusert® (ピロカルピン) は，緑内障の治療を目的として開発された眼内治療システムで，エチレン・酢酸ビニル共重合体の透明な半透膜でピロカルピン・アルギン酸複合体をサンドイッチ状に挟んだものである．これを下瞼の結膜嚢内部に挿入して使用すると，約 1 週間にわたりピロカルピンを 0 次速度 ($20\ \mu g/hr$ または $40\ \mu g/hr$) で放出する．通常の点眼剤では 1 日 4 回の投与が必要であるが，このような頻回投与のわずらわしさを解消し，副作用 (縮瞳など) の防止も実現されている．

② 子宮内投与避妊システム

Progestasert® (プロゲステロン) は，IUD (intrauterine device：子宮内挿入型避妊器具) の 1 つで，その軸の部分にシリコンオイル中に分散させたプロゲステロン粒子を入れ，エチレン・酢酸ビニル共重合体の放出制御膜で覆ったものである．これを子宮内に挿入すると，約 400 日以上にわたってプロゲステロンを 0 次速度 (約 $65\ \mu g/day$) で放出し，避妊効果を発揮する．

③ 口腔粘膜付着システム

アフタッチ® (トリアムシノロンアセトニド) は，アフタ性口内炎の局所治療を目的として開発された 2 層性の貼付錠である．付着層にはヒドロキシプロピルセルロース (HPC) とカルボキシビニルポリマーが用いられ，これらは粘膜の水分によって膨潤付着して患部を保護すると同時に，トリアムシノロンアセトニドを持続的に放出する．その他の口腔粘膜付着システムとしては，Nitrogard® (ニトログリセリン) や Nirofix® (硝酸イソソルビド) などが開発されてい

表 9.22 粘膜適用型コントロールドリリース製剤

製剤名（薬物）	説 明	形 状
Ocusert® （ピロカルピン）	エチレン・酢酸ビニル共重合体の透明な半透膜でピロカルピン・アルギン酸複合体をサンドイッチ状に挟んだもの	13.4 mm、5.7 mm、305 μm、74 μm、放出制御膜、薬物貯蔵層、支持体
Progestasert® （プロゲステロン）	軸の部分にシリコンオイル中に分散させたプロゲステロン粒子を入れ，エチレン・酢酸ビニル共重合体の放出制御膜で覆ったもの	32 mm、36 mm、エチレン・酢酸ビニル共重合体、薬物保持層（プロゲステロン/BaSO$_4$/シリコン油）、溶出速度調節膜（エチレン・酢酸ビニル共重合体）、ナイロン糸
アフタッチ® （トリアムシノロンアセトニド）	付着層にはヒドロキシプロピルセルロース（HPC）とカルボキシビニルポリマーが用いられている	付属層（主薬を含む）、支持層、0.7 mm、0.4 mm、7 mm
リノコート® （ベクロメタゾンプロピオン酸エステル）	ベクロメタゾンプロピオン酸エステルとヒドロキシプロピルセルロース（HPC）の混合物を充填したカプセルと，噴霧器から構成されている	外キャップ、筒、リノコート®（カプセル）、針、吹出口、ゴム球
ニコレット® （ニコチン）	禁煙補助用ガム	
Nitrogard® （ニトログリセリン）	歯肉部に適用する貼付剤	
Nirofix® （イソソルビド硝酸エステル）	歯肉部に適用する貼付剤	

る．口腔粘膜付着システムではないが，口腔粘膜からの吸収を目的としたDDS製剤としては，ガム型の禁煙補助用ニコレット®（ニコチン）があり，OTC薬としても認可されている．

④ 鼻腔内徐放システム

リノコート®（ベクロメタゾンプロピオン酸エステル）は，鼻過敏症の治療を目的として開発されたもので，ベクロメタゾンプロピオン酸エステルとヒドロキシプロピルセルロース（HPC）の混合物を充填したカプセルと，噴霧器から構成されている．ヒドロキシプロピルセルロース（HPC）は，鼻粘膜上の水分によって膨潤付着することによって，主薬の鼻粘膜滞留性を増大し，効果を持続させる．

d）注射用コントロールドリリース製剤

注射による投与は，薬物が直接血管内や組織内に投与されるため，薬効の立ち上がりが速い反面消失も速く，薬効を持続させるには，infusion投与や頻回投与以外では，製剤的な工夫が必要とされてきた．注射製剤の徐放化に関しては，①水性懸濁剤などを利用する方法，②薬物と高分子との複合体を形成させ，薬物の体内滞留性自体を増大させる方法，③マイクロカプセル，マイクロスフェアーによって薬物放出を制御する方法，④エマルションとすることで，内相中の薬物放出を制御する方法，⑤油性溶液あるいは油性懸濁液を用いて，注射部位での滞留性を増加させる方法，⑥リポソーム，ナノカプセルを用いて薬物放出を制御する方法などが知られている．このうち，①の水性懸濁剤などを利用する方法は，古くからインスリン製剤の徐放性製剤に用いられてきた方法で，超速効型，速効型，中間型，持続型のインスリン製剤が市販されている．インスリンは亜鉛を加えることで溶解度が下がり，懸濁状態となって徐放化されることが知られており，また結晶性インスリン亜鉛も，その粒子形状によって溶解速度は変化する．インスリン製剤の徐放化は，これらの組合せを水性懸濁注射剤にすることによって，達成されている．②の高分子との複合体を形成させる方法は，抗悪性腫瘍薬マイトマイシンCと高分子デキストラン複合体が有名である．マイトマイシンC-デキストラン複合体は，投与部位での滞留性がよく，また投与部位で徐々に分解生成されたマイトマイシンCが薬効に関与することになる（図9.41）．

③のマイクロスフェアーによって薬物放出を制御する方法としては，リュープリン®（酢酸リュープロレリン）が代表的な例である（図9.42）．LHRHアゴニストである酢酸リュープロレリンを生体分解性高分子である乳酸・グリコール酸共重合体のマイクロスフェアー（平均粒子径20μm）に封入したリュープリン®は，皮下投与後，投与部位で高分子が徐々に分解し，4週間にわたり酢酸リュープロレリンを放出する．1か月に1回（最近では3か月に1回）の注射で，子宮内膜症，子宮筋腫や前立腺がんの治療に用いられている．④のエマルションによる薬物放出制御では，リピッドマイクロスフェアーと呼ばれる静注用脂肪乳剤がよく用いられている（図9.43）．これらエマルションは，炎症部位や血管病変部位に集まる性質を有するため，後に述べるターゲティングの運搬体として，リメタゾン®（デキサメタゾンパルミチン酸エステル）や，リプル®（プロスタグランジンE_1）に使用されている．⑤の油性溶液あるいは油性懸濁液を用

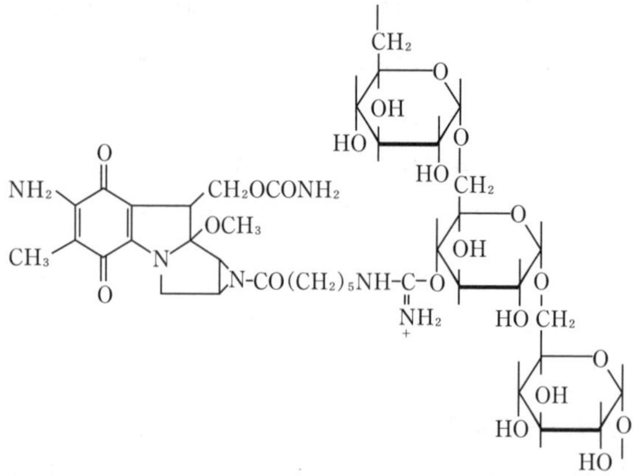

図 9.41 マイトマイシン C-デキストラン複合体

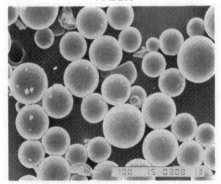

図 9.42 リュープリン® の粒子
(提供:武田薬品工業 DDS 研究所)

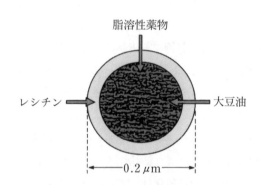

図 9.43 リピッドマイクロスフェアー

いて,注射部位での滞留性を増加させる方法としては,油性ブレオ®(硫酸ブレオマイシン油性懸濁液)や,後に述べる SMANCS® のリピオドール油中懸濁液の例がある.⑥のリポソームを利用した注射剤としては,アムホテリシン B やダウノルビシンの例がある.

e) 局所埋め込み型コントロールドリリース製剤

局所埋め込み型コントロールドリリース製剤としては,Alzet Osmotic minipump® と DUROS® Implant system がある.これらは OROS® と同様,浸透圧を利用したシステムで,埋め込み剤である(図 9.44, 45).

3) 効果的放出技術*

効果的放出時術とは,水に不溶性の薬物を,体内に取り込まれやすいように可溶化したり,安定化させる技術一般を指す.一般に,タンパクやペプチド性医薬品は水に難溶性である上,作用

---

* 独立行政法人工業所有権情報・研修館:ドラッグデリバリーシステム,p.9,(2005)

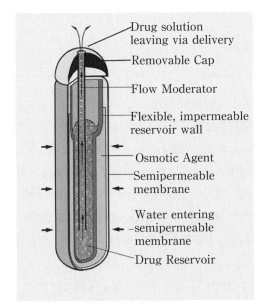

図 9.44 Alzet Osmotic minipump® の構造

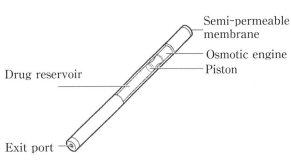

図 9.45 DUROS® Implant system の構造

が強く，化学的に不安定なものも少なくない．例えば抗がん剤のタキソールは毒性も強く，一般に扱いにくいことが多い．こうした薬物を医薬品として実用化するためには，DDS 技術を含む製剤技術の活用が必要である．具体的には，薬物を粉砕あるいは再結晶化して微粒子化する技術，水溶性高分子へ溶解し固体分散体にする技術，可溶性の塩と複合体を形成する技術などがある．さらにはシクロデキストリンなどの包接体を用いる技術，界面活性剤あるいは油脂・溶剤に溶解する技術，マイクロエマルション化技術などもある．特に，水溶性高分子の中に薬物を溶解する固溶体利用技術は，難溶性薬物の活用する技術としてきわめて有効である．

9.11.3 ▶▶▶ 薬物標的化（ターゲティング）技術

冒頭でDDSとは，投与方法や投与形態を工夫することによって薬物を，必要とする作用部位に，必要な時間，必要な量だけ送り届ける技術であると述べた．ここでは，DDSの最も大きな目的である標的化（ターゲティング）技術について述べることとする．ターゲティングには，標的臓器への薬物送達（一次ターゲティング），病巣部位への薬物送達（二次ターゲティング），特定の細胞への薬物送達（三次ターゲティング）があり，それぞれに適した手段や製剤が考えられている．ターゲティングを達成する方法には，薬物自身に標的指向能力を付与する方法と，標的部位に親和性を有する運搬体（キャリヤー）に薬物を乗せて送達する方法がある．また，標的指向そのものについても，ある特定の細胞の受容体や抗体を認識して，積極的に薬物を送り込もうとする能動的標的化技術と，製剤や薬物に化学的修飾を行い，その物理化学的性質と生体機能に

よって，結果的に標的化が達成される受動的標的化技術がある．

1) 能動的標的化技術

a) モノクローナル抗体とミサイル療法

一般に多くの細胞では，細胞表面にその細胞特異的な受容体が存在し，この受容体に結合するリガンドに薬物を結合させれば，効果的に薬物をその細胞に送り届けることが可能と考えられている．この原理を利用すれば，例えば，がん細胞のみの表面に発現している抗原物質に対し，特異的に結合するモノクローナル抗体（MoAb）を作成し，この MoAb に抗悪性腫瘍薬などを結合させれば，きわめて効果的に，がん細胞のみを攻撃することができるはずである．1980年代に提案されたこのようながん撲滅戦略は，「がんミサイル療法」として大いに期待され，数多くの臨床試験が行われた．しかしながら，これらの試みはことごとく失敗に終わった．その理由は，当時の MoAb がマウスを用いて作成されていたため，ヒト体内で異物として認識され，マウス抗体に対する抗体（human anti-mouse antibody：HAMA）ができて効果が低減したこと，アレルギーによるショックを引き起こしたことなどのためである．1990年代半ばには，いったんこれらの研究は下火となったが，その後ヒト化抗体（ヒトモノクローナル抗体）やキメラ抗体（マウス-ヒトキメラモノクローナル抗体）の作成方法が開発されてからは，再び研究が活発化している．このようながんミサイル療法では，MoAb を運搬体（キャリヤー）として使用するので，MoAb に結合させる相手が重要である．初期のミサイル療法では，MoAb に doxorubicin（DXR），mitomycin C（MMC），neocarzinostatin（NCS）などを結合したものが検討されたが，現在では ^{131}I，^{90}Y のような MoAb-アイソトープ結合体，MoAb-毒素結合体，MoAb-タンパク結合体，MoAb-遺伝子結合体なども試みられている．

b) プロドラッグを用いたターゲティング

ターゲティングを目的としたプロドラッグの戦略は，(1) 標的組織に選択的に移行しやすいように化学修飾すること，(2) 標的部位で親化合物に戻ること，(3) この親化合物が標的部位に長時間留まることである．抗ウイルス薬のアシクロビル，抗腫瘍薬のドキシフルリジン〔親化合物：5-フルオロウラシル（5-FU）〕，カペシタビンがこれにあたる．また，潰瘍性大腸炎治療薬サラゾスルファピリジン〔親化合物：5-アミノサリチル酸（5-ASA）〕は，経口投与すると標的部位である大腸において親化合物に戻り，この 5-ASA は潰瘍性大腸炎の損傷粘膜上皮下の結合組織に対して，特異的な親和性を示す．また下剤であるピコスルファートナトリウムも，大腸内で腸内細菌叢由来の酵素により活性化されるプロドラッグである．脳内への選択的移行を企図したレボドパ（親化合物：ドパミン）は，経口投与すると肝初回通過効果などによって，脳移行する前にドパミンに戻り，ほとんど脳には移行しない．この場合，脳移行しないカルビドパ（親化合物：ドパミン）を併用することで，肝臓や他の組織中のドパ脱炭酸酵素を競合阻害させ，レボドパの脳移行を増大させることができる．

ターゲティングを目的としたプロドラッグの例を表9.23にまとめた．なお詳細は第8章を参

表9.23 プロドラッグを用いたターゲティングの例

プロドラッグ	親化合物
アシクロビル	アシクロビルリン酸
ドキシフルリジン	5-フルオロウラシル
カペシタビン	5-フルオロウラシル
サラゾスルファピリジン	5-アミノサリチル酸
ピコスルファートナトリウム	ピコスルファートナトリウム加水分解物*
レボドパ	ドパミン

*4,4′-(2-ピリジルメチレン) ビスフェノールモノサルフェイトナトリウム塩または
4,4′-(2-ピリジルメチレン) ビスフェノール

照のこと．

c) 製剤修飾を用いたターゲティング

　経口投与された薬物は，一般に小腸上部で吸収もしくは消化酵素などで代謝され，小腸下部や大腸にはほとんど到達しない．しかし，潰瘍性大腸炎の治療や，効果的な瀉下作用のために，大腸指向性製剤がいくつか開発されている．この原理は，腸内細菌が消化管下部，特に結腸に多く存在することを利用したもの，消化管のpH変化を利用したもの，消化管内の移動時間差を利用したもの，消化管内圧差を利用したものなどがある．すでに大腸指向性製剤としてペンタサ®（メサラジン）が市販されている．これは，メサラジンをエチルセルロースでコーティングした多孔性の顆粒を打錠したもので，胃で錠剤が崩壊した後，小腸と大腸の全域でメサラジンが顆粒から放出するよう設計されている．

2) 受動的標的化技術

　リポソームやリピッドナノスフィアーのような微粒子運搬体を血管内に投与した場合，運搬体の粒子径によってその運命が異なることが知られている．例えば運搬体の粒子径が0.1 μm以下では，細網内皮系 reticuloendotherial system（RES）に取り込まれるか，これをバイパスして臓器の実質細胞に移行する．粒子径が0.1〜3 μm程度では，RESによって速やかに血中から取り除かれる．また，粒子径が12 μm以上の運搬体を動脈内に注入した場合は，その下流臓器の毛細血管を閉塞する．また，微粒子運搬体の表面をある種の高分子で修飾すると，RESに認識されずに血液中を長時間循環し，最後は毛細血管壁の内皮細胞間隙から漏出し，組織へ移行する場合がある．またある種の運搬体では，RESに親和性を有し，特異的に取り込まれ，速やかに肝臓や脾臓に移行する場合がある．このようにリポソームやリピッドナノスフィアーのような微粒子運搬体は，生体のもつ異物処理機能によって生体内運命が異なるが，これを利用してターゲティングを行うことを受動的ターゲティングという．

a) SMANCSとEPR効果

　抗悪性腫瘍薬ネオカルチノスタチン neocarzinostatin（NCS）にスチレン・マレイン酸共重

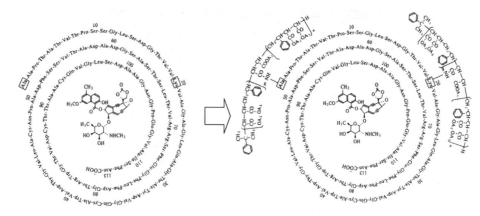

図 9.46 NCS の構造と SMANCS の構造

合体（SMA）を結合したスマンクス®（SMANCS®）は，その化学的分子量は約 16,000 であるが，SMA の疎水性のために生体内ではアルブミンと結合し，実質分子量が 80,000 の高分子として挙動する（図 9.46）．

　このように高分子化した SMANCS® は，NCS の血中半減期（約 2 分）を著しく延長（約 20 分）する一方，疎水性が増大した結果，リピオドール油（ヨウ化ケシ油脂肪酸エステル）に高い親和性を示す．SMANCS をリピオドール油に分散させたものを動注すると，高い腫瘍組織集積性が認められるが，この理由は次のように考えられている．腫瘍組織では新生血管が多く造生し，血管透過性も正常組織の血管と比べると著しく亢進している．このため血漿成分をはじめ高分子や脂肪球が漏出しやすく，SMANCS も同様に漏出する．腫瘍組織ではリンパ系が発達しないので，SMANCS を始め高分子は長時間そこに留まる．これを EPR 効果（enhanced permeability and retention effect）という．このようにして，SMANCS® はヒト肝がんの治療に優れた効果があることが認められている．

b) リピッドマイクロスフェアー

　高カロリー輸液として使用されている静注用脂肪乳剤は，油相として大豆油等を用い，レシチンを乳化剤にして乳化した平均粒子径 200 nm の o/w 型エマルションであり，これをリピッドマイクロスフェアーと呼んでいる．これは炎症部位や血管病変部に選択的に移行することが知られている．この性質を利用してリピッドマイクロスフェアーを薬物運搬体とした製剤が開発されている．リプル®（プロスタグランジン E_1）と，リメタゾン®（デキサメタゾンパルミチン酸エステル）である．

c) リポソーム

　リポソームは，生体の細胞膜を構成しているリン脂質を原料とする人工細胞様の微粒子であり，脂質 2 分子膜と水相からなる．形態的には多重層リポソーム（MLV：直径数百～数千 nm），大きな一枚膜リポソーム（LUV：直径数百～千 nm），小さな一枚膜リポソーム（SUV：直径数十 nm）に大別できる（図 9.47）．

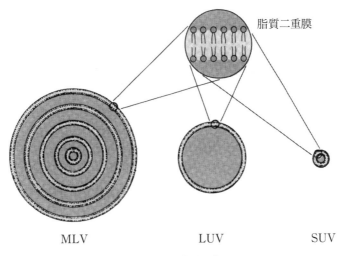

図9.47 いろいろなリポソーム

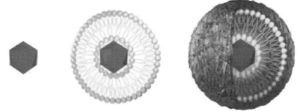

図9.48 DOXIL® (ドキソルビシン)

　リポソームは，水溶性，脂溶性いずれの薬物も包含することができ，水溶性薬物は水相部分に，脂溶性薬物は脂質膜内に保持される．脂質の種類や調製方法により，種々粒子径や表面電荷を修飾することができる．このようにリポソームは，生体適合性も高く，体内では薬物を分解酵素などから保護しながら運搬することができる．しかしながら，先にも述べた通り，リポソームやリピッドナノスフェアーのような微粒子運搬体は，RESに取り込まれ，排出されてしまう欠点がある．そこで，RESのような異物排出系に認識されることなく血中に滞留し，最終的には目的とする組織中にターゲティングできるようにするための，表面修飾リポソームが開発されている．このうちステルス®リポソーム (STEALTH® liposomal technology) は，リポソームの表面を水溶性高分子であるマクロゴール (PEG) で覆ったもの（この操作を pegylation という）であるが，RESを回避できるのでステルスという名前が付けられている．すでにDOXIL®（ドキソルビシン封入ステルスリポソーム）が欧米で市販されている（図9.48）．

　ステルスリポソームとは逆に，リポソーム表面に抗体で修飾して，特定の抗原提示細胞に取り込まれるよう設計された抗体修飾リポソーム，多糖類でリポソームの表面を修飾し，特定の組織

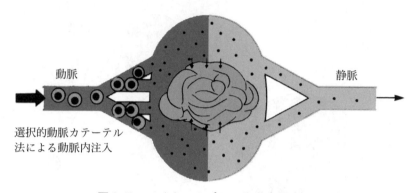

図 9.49 マイクロカプセル化学塞栓療法
(堀　了平監修, 橋田　充編 (1991) 夢の薬剤 DDS, p.69, 薬業時報社)

との接着性を企図した外用の糖修飾リポソームなども開発されている.

このほか, 生体由来の運搬体として, アルブミン, コラーゲン, フィブリノーゲンなどのタンパク質が生体適合性の高い素材として用いられている. また, 細胞やリポタンパクをそのまま運搬体として利用する試みもある. 例えば, 赤血球を低浸透圧の薬物溶液中で処理すると, 赤血球成分と薬物が入れ替わる. これを利用して抗悪性腫瘍薬を封入した赤血球は, 静注しても長時間循環血流に留まる. また血液中のリポタンパクである低密度リポタンパク質 (LDL) は, 細胞表面に存在する受容体と結合し, 細胞内に取り込まれるので, 抗悪性腫瘍薬の運搬体として期待されている.

d) マイクロカプセル化学塞栓療法 (図 9.49)

先にも述べたが, リポソームやリピッドマイクロスフィアーのような微粒子運搬体の粒子径が $12\mu m$ 以上のものを, 動脈内に注入した場合は, その下流臓器の毛細血管を閉塞する. これを利用してマイトマイシン C のマイクロカプセル化学塞栓療法が試みられている. これは固形がん細胞に連なる動脈にマイトマイシン C マイクロカプセルを注入するもので, マイクロカプセルによって毛細血管を閉塞させて栄養供給を絶つとともに, カプセルから抗悪性腫瘍薬を効果的に送達させる方法である.

9.11.4　▶▶　薬物吸収制御技術

1) プロドラッグ技術

消化管, 皮膚, 粘膜から吸収しにくい薬物の分子構造を化学修飾し, それらを吸収部位から効率よく吸収させた後, 生体内で親薬物に復元させて, 薬効を発揮させるよう設計したものをプロドラッグという. プロドラッグから親化合物への変換は生体内で酵素的あるいは非酵素的に行われる. 吸収改善を目的としたプロドラッグを表 9.24 に示したが, この詳細に関しては第 8 章で

表9.24 吸収改善を目的としたプロドラッグの例

プロドラッグ	親化合物
フルスルチアミン，ベンフォチアミン，チアミンジスルフィド	チアミン塩酸塩（ビタミン B_1）
バカンピシリン塩酸塩，タランピシリン塩酸塩，レナンピシリン塩酸塩	アンピシリン
セフロキシムアキセチル cefuroxime axetil	セフロキシム cefuroxime
セフポドキシムプロキセチル cefpodoxime proxetil	セフポドキシム cefpodoxime
セフォチアムヘキセチル塩酸塩 cefotiam hexetil hydrochloride	セフォチアム塩酸塩 cefotiam hydrochloride
エナラプリルマレイン酸塩 enalapril maleate	エナラプリラート（MK-422）
ドカルパミン docarpamine	ドパミン dopamine
バラシクロビル塩酸塩 valaciclovir hydrochloride	アシクロビル aciclovir

詳しく述べたのでここでは省略する．

2) 吸収促進技術

消化管，皮膚，粘膜から吸収しにくい薬物の吸収改善には，吸収促進剤を利用する方法と物理的促進法がある．このうち物理的促進法は，特に皮膚透過の改善に用いられる方法である．

a) 吸収促進剤の利用

アンピシリンおよびセフチゾキシムの吸収改善を目的として，カプリン酸ナトリウムを配合した小児用坐剤が実用化されている．しかし，一般に吸収促進剤は粘膜に対して障害性を示すことから，臨床応用されているものは少ない．一方，皮膚適用製剤などでは，エタノールをはじめとする低級アルコール類，ミリスチン酸イソプロピルなどの脂肪酸エステル類，l-メントールなどのモノテルペン類が配合されているものも多く，これらの添加剤には，皮膚透過促進作用があることがわかっている．また，ペプチドやタンパク質の多くは消化管粘膜中の酵素により速やかに分解される．このような薬物に対しタンパク分解酵素阻害剤を併用すると，吸収部位での分解が阻害され，吸収が増大することが知られている．アプロチニン，カモスタットメシル酸塩，バシトラシン等の酵素阻害薬の併用が試みられている．

b) 物理的促進法

物理的吸収促進法は特に薬物の皮膚透過促進に応用されている．イオントフォレシス iontophoresis とエレクトロポレーション electroporation は，ともに電気を適用することによって薬物の皮膚透過を改善する．イオントフォレシスでは比較的低電流，低電圧（数 mA，数 V）を，数分あるいは数時間適用するのに対し，エレクトロポレーションでは，高電圧（数十ボルト〜数百ボルト）をマイクロ秒のオーダーで適用する．イオントフォレシスでは電気反発力によって経皮吸収が促進されるため，主にイオン化した薬物の吸収改善に用いられる（図9.50）．米国では

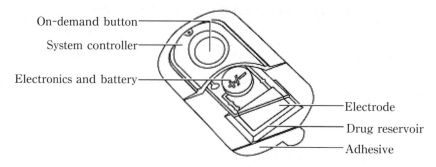

図 9.50　イオントフォレシス用のデバイス（E-TRANS® Technology）

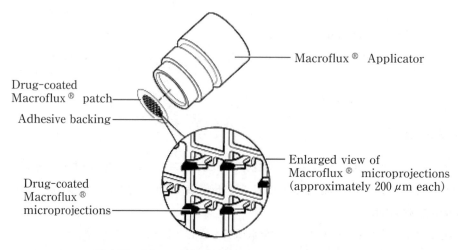

図 9.51　Macroflux® transdermal technology

　Iontocaine® というイオントフォレシス用リドカイン局所麻酔薬が市販されている．これに対しエレクトロポレーションはもともと細菌や細胞への遺伝子導入に利用されていたものを転用したもので，皮膚に形成される小孔により，吸収改善が引き起こされる．

　このほか，超音波（phonophoresis, sonophoresis）や，レーザー光を利用した研究があり，これら異なった促進法の組合せで，相加的，相乗的効果が得られたとの報告もある．さらに，無針注射器がインスリンや成長ホルモンの自己注射に応用されているが，液体だけでなく固体を皮内や皮下に注入する注射器も考えられている．図 9.51 は，Alza 社の Macroflux® と呼ばれている，マイクロプロジェクションアレイ microprojection array を利用した新しい経皮吸収用のデバイスである．この場合，薬物がコートされた微小な針が，角質層を突き破って侵入するため，薬物の性質に関係なく，吸収させることができる．

3）遺伝子導入技術

　細胞内に遺伝子を導入して治療を行う遺伝子治療を行う場合，従来はアデノウイルスのような，

感染性を利用したウイルスベクターが利用されてきたが，ウイルスには本来病原性があるため，その安全性などに問題があることが，かねてより指摘されてきた．その後ウイルス感染などによる医療事故が相次いだことから，人工的なベクターの開発が待たれるようになり，まず開発されたのがリポソームによる遺伝子導入法である．このとき，リポソームを細胞内に取り込まれやすくするため，カチオン性ポリマーとリポソームとを組み合わせる方法が検討された．また，多重膜リポソームを用いてリポソーム自体の安定化を図るとともに，内外の電荷を調節し，遺伝子導入効率を上げる試みも行われている．このように，DDS技術によって，遺伝子を細胞内に安全にかつ効率的に導入する技術開発の期待が高まっている．

また，DDSの技術は再生医療においても利用されている．例えば患部へ遺伝子を送達して血管再生や骨再生を試みた報告も数多く行われている．このように，DDS技術は，遺伝子治療や再生医療と協力することで，さらに効果的なDDSの開発が進むものと期待されている．

9.11.5　DDSに利用される素材

DDSに用いられる素材には，さまざまなものが存在する．DDSの機能は使用される素材の物性によって左右されるので，その選択や新素材の開発は極めて重要である．今日用いられているDDS素材を表9.25にまとめた．

表9.25　DDSに使用される素材

素材	用途
アクリル酸エチル・メタクリル酸共重合体	徐放性コーティング剤
アミノアルキルメタクリレート共重合体	徐放性コーティング剤
エチルセルロース	徐放性コーティング剤
カルナウバロウ	ワックスマトリックス基剤
ステアリルアルコール	徐放性基剤 (徐放性KCl錠，スローケー®に応用)
ヒプロメロース（HPMC）， 　ヒドロキシプロピルセルロース（HPC）	マトリックス基剤（水を吸って膨潤）
ポリアクリル酸（PAA）	膨潤性基剤，ハイドロゲル基剤
ポリヒドロキシエチルメタクリレート(pHEMA)	代表的なハイドロゲル基剤
シリコーン	Pregestasert®やNitrodisc®のマトリックス基剤
エチレン・酢酸ビニル共重合体	ニトロダーム®やPregestasert®の放出制御膜
ポリ乳酸（PLA）， 　乳酸・グリコール酸共重合体（PLGA）	リュープリン®のマトリックス（マイクロスフェアー）基剤
キチン・キトサン ゼラチン コラーゲン リン脂質	リポソーム，リピッドマイクロスフェアーの構成材料
シクロデキストリン	環状オリゴ糖，分子カプセルとして利用

(掛見正郎)

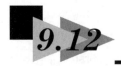# 製剤の品質管理と製剤試験

　医薬品は，疾患を治療・予防するために用いられる．一般の商品と異なり，有効性，安全性，安定性及び使用の容易さの条件を備えていなければならない．すなわち，医薬品は化学物質としての品質保証と製剤としての品質保証がなされなければならない．医薬品の品質保証は承認申請書に記載されている品質規格に適合していることを，定められた試験法で品質管理することになる．製剤の品質保証をするために種々の製剤試験が規定されているが，その大部分は第十六改正日本薬局方の一般試験法および製剤総則に，各種剤形および容器について，試験法と規格が定められている．代表的な製剤および容器の評価に関する日本薬局方規定試験法を表9.26に示した．ここでは，各剤形の項で含まれていない試験法について解説する．

1) 製剤の粒度の試験法

　(1) 定義：製剤総則中の製剤の粒度の規定を試験する方法である．
　(2) 操作法
　18号（850 μm），30号（500 μm），及び200号（75 μm）ふるいを用いて試験を行う．ただし，この試験に用いるふるいの枠の内径は75 mmとする．
　試料100.0 gを正確に量り，前記のふるい及び受器を重ね合わせた用器の上段のふるいに入れ，上ふたをした後，3分間水平に動かしながら，時々軽くたたいてふるった後，各々のふるい及び受器の残留物の重量を量る．

2) 製剤均一性試験法

　製剤均一性試験法とは個々の製剤の間での有効成分含量の均一性の程度を示すための試験法である．したがって，本試験は，別に規定される場合を除き，単剤または配合剤に含まれる個々の有効成分に対して適用される．ただし，懸濁剤，乳剤またはゲルからなる外用の皮膚適用製剤へは本試験を適用しない．
　製剤含量の均一性は，「含量均一性試験」または「質量偏差試験」のいずれかの方法で試験される（表9.27）．
　含量均一性試験は，製剤個々の有効成分の含量を測定し，それぞれの成分の含量が許容域内にあるかどうかを確認する試験で，すべての製剤に適用できる．
　質量偏差試験は，有効成分濃度（有効成分質量を製剤質量で割ったもの）が均一であるという仮定で行われる試験である．質量偏差試験は次の製剤に適用できる．
　1. 成分が完全に溶解した液を個別容器に封入した製剤（軟カプセルを含む）

表 9.26 代表的な製剤および容器の評価に関する日本薬局方規定試験法

剤形		日本薬局方規定試験法
経口投与製剤	散剤	製剤均一性試験法（分包のみ），溶出試験法
	顆粒剤	製剤均一性試験法（分包品のみ），溶出試験法または崩壊試験法（発泡顆粒剤のうち溶解させる製剤には適用しない）
	錠剤	製剤均一性試験法 溶出試験法または崩壊試験法（発泡錠のうち有効成分を溶解させる製剤には適用しない）
	カプセル剤	製剤均一性試験法，溶出試験法または崩壊試験法
	経口ゼリー剤	製剤均一性試験法，溶出試験法（または適切な崩壊性を有する）
	経口液剤	製剤均一性試験法（分包のみ），溶出試験法（懸濁剤のみ）
	シロップ剤	製剤均一性試験法（分包のみ），溶出試験法（懸濁剤したもの） 溶出試験法又は崩壊試験法（用時溶解して用いるものを除く）
口腔用製剤	口腔用錠剤	製剤均一性試験法
	含嗽剤	製剤均一性試験法（分包のみ）
注射用製剤	注射剤	エンドトキシン試験法*（適用が困難な場合は発熱性物質試験法）， 無菌試験法*，注射剤の不溶性異物検査法*（埋め込み注射剤は除く）， 注射剤の不溶性微粒子試験法*（埋め込み注射剤は除く）， 注射剤の採取容量試験法（埋め込み注射剤は除く）， 製剤均一性試験法（用時溶解または懸濁して用いるもの，埋め込み注射剤）
透析用剤	透析用剤	エンドトキシン試験法， 無菌試験法†，注射剤の採取容量試験†，注射剤の不溶性異物検査法†， 注射剤の不溶性微粒子試験法†
眼用製剤	点眼剤	無菌試験法*， 点眼剤の不溶性異物検査法*（水溶液であるもの，または添付された水性の溶解液に規定），点眼剤の不溶性微粒子試験法*
	眼軟膏剤	無菌試験法，眼軟膏剤の金属製異物試験法
耳用	点耳剤	無菌試験法（本剤および添付された溶解液などで，無菌に製する場合に規定）
直腸用	坐剤	製剤均一性試験法
腟用製剤	腟剤	製剤均一性試験法
	腟用坐剤	製剤均一性試験法
皮膚用製剤	外用固形剤	製剤均一性試験法（分包品のみ）
	外用液剤	製剤均一性試験法（乳化または懸濁したものは除く，分包品のみ）
	貼付剤	製剤均一性試験法（経皮吸収型製剤のみ）
生薬関連製剤	丸剤	崩壊試験法
	エキス剤	重金属試験法
	流エキス剤	重金属試験法

*この試験法は添付された溶解液についても規定される
†この試験法は膜透析用剤にのみ規定されており，血液透析用剤には規定されていない

表 9.27 含量均一性試験および質量偏差試験の各製剤への適用

剤形	タイプ	サブタイプ	含量/有効成分濃度	
			25 mg 以上かつ 25 % 以上	25 mg 未満または 25 % 未満
錠剤	素錠		質量偏差試験	含量均一性試験
	コーティング錠	フィルムコーティング錠	質量偏差試験	含量均一性試験
		その他	含量均一性試験	含量均一性試験
カプセル剤	硬カプセル剤		質量偏差試験	含量均一性試験
	軟カプセル剤	懸濁剤・乳化剤・ゲル	含量均一性試験	含量均一性試験
		液剤	質量偏差試験	質量偏差試験
個別容器に入った固形製剤(分包品，凍結乾燥製剤等)	単一製剤のみ		質量偏差試験	質量偏差試験
	配合製剤	最終容器内で溶液を凍結乾燥した製剤	質量偏差試験	質量偏差試験
		その他	含量均一性試験	含量均一性試験
個別容器に入った液剤(完全に溶解した液)			質量偏差試験	質量偏差試験
その他			含量均一性試験	含量均一性試験

(日局 16 解説書，B-557)

2．他の有効成分および添加剤を含まず，単一の有効成分のみからなる散剤，顆粒剤，及び用時溶解の注射剤等の固形製剤を個別容器に封入したもの
3．成分が完全に溶解した液を，最終容器内で凍結乾燥することにより製した用時溶解の注射剤などの固形製剤でその調製法がラベルまたは添付文書に記載されているもの．
4．硬カプセル，素錠またはフィルムコーティング錠で，有効成分含量が 25 mg 以上で，かつ製剤中の有効成分の割合が質量比で 25 % 以上のもの．ただし，有効成分を含まない部分（コーティング部，カプセル殻など）を除いて計算する．25 % より低い成分がある場合，その成分は含量均一性で試験する．

上記の条件を満たさない製剤は，含量均一性試験で試験する．

(1) 操作方法

ⅰ) 含量均一性試験

試料 30 個以上をとり，試験を行う．固形製剤：試料 10 個について，それぞれ個々の製剤中の有効成分の含量を適切な方法で測定し，表 9.28 を参照し，判定値を計算する．液剤：試料 10 個について，個々の容器から通常の使用法に従ってよく混合した内容物を取り出し，有効成分の含量を測定し，判定値を計算する．

判定値の計算：次の式に従って判定値を計算する．

$$判定値 = |M - \bar{X}| + ks$$

M：基準値 (100 %)，

$\overline{X}$：表示に対する％で表した個々の含量の平均，

k：判定係数（試料 10 個のとき $k = 2.4$，30 個のとき $k = 2.0$），

s：試料の標準偏差

ii）質量偏差試験

　本試験は，有効成分濃度（有効成分質量を製剤質量で割ったもの）が均一であるという仮定で行われる試験である．

　試料 30 個以上取り，下記に示す方法に従って試験する．

　① 素錠またはフィルムコーティング錠：試料 10 個について個々の質量を精密に量り，定量法により求めた平均含量から，計算により個々の試料の含量推定値を求め，表示量に対する％で表す．判定値を計算する．

　② 硬カプセル剤：試料 10 個について，個々の質量をカプセルごとに精密に量ってから，カプセルの内容物を除去し，個々の空のカプセルの質量を精密に量り，個々の試料の質量から対応する空のカプセルの質量を差し引いて，それぞれの試料の内容物の質量を求める．内容物の質量と定量法により求めた平均含量推定値を求め，表示量に対する％で表す．判定値を計算する．

　③ 軟カプセル剤：試料 10 個について，試料と質量の対応性に留意しながら，個々の質量をカプセルごとに精密に量る．カプセルを切り開き，内容物を適当な溶媒で洗い出す．室温に約 30 分間放置し残存している溶媒を蒸発させて除去した後，個々の空のカプセルの質量を精密に量り，個々の試料の質量から対応する空のカプセルの質量を差し引いて，内容物の質量を求める．内容物の質量と定量法により求めた平均含量から，計算により個々の試料の含量推定値を求め，表示量に対する％で表す．判定値を計算する．このときカプセルが吸湿または乾燥することを避けなければならない．

　④ 錠剤とカプセル剤以外の固形製剤：硬カプセル剤と同様に個々の製剤を処理する．

　⑤ 液剤：内溶液の質量または容量から平均推定含量を求める．

　試料 10 個について，内容液の質量または容量と定量法により求めた平均含量から，計算により個々の試料の含量推定値を求め，表示量に対する％で表す．判定値を計算する．

判定値の計算

　「含量均一性試験」の項に従って判定値を計算する．ただし，$\overline{X}$ は A に，また個々の試料の有効成分含量は下記に示した有効成分含量の推定値に置き換える（表 9.28）．

　x_1, x_2, ……, x_n：試料 1 個に含まれる有効成分含量の推定値

$$x_i = w_i \times A/\overline{W}$$

　　　　w_1, w_2, w_3, ……, w_n：試験した個々の試料の質量

　　　　A：適当な方法で測定して求めた有効成分含量（表示量に対する％）

　　　　$\overline{W}$：個々の質量（w_1, w_2, w_3, ……, w_n）の平均値

(2) 判定基準

　別に規定するもののほか，次の判定基準を適用する．

表 9.28

変数	定義	条件	値
$\bar{X}$	表示量に対する％で表した個々の含量の平均($x_1, x_2, \cdots, x_n$)		
$x_1, x_2, \cdots, x_n$	試験した個々の試料に含まれる有効成分含量(表示量に対する％)		
n	試料数（試験した試料の全個数）		
k	判定係数	試料数 n が 10 のとき	2.4
		試料数 n が 30 のとき	2.0
s	標準偏差		$\sqrt{\dfrac{\sum_{i=1}^{n}(x_i-\bar{X})^2}{n-1}}$
RSD	相対標準偏差（平均値に対し，％で表した標準偏差）		$\dfrac{100s}{\bar{X}}$
M(ケース 1) $T \leqq 101.5$ の場合に適用	基準値	$98.5\% \leqq \bar{X} \leqq 101.5\%$	$M = \bar{X}$ ($AV = ks$)
		$\bar{X} < 98.5\%$	$M = 98.5\%$ ($AV = 98.5 - \bar{X} + ks$)
		$\bar{X} > 101.5\%$	$M = 101.5\%$ ($AV = \bar{X} - 101.5 + ks$)
M(ケース 2) $T > 101.5$ の場合に適用	基準値	$98.5\% \leqq \bar{X} \leqq T$	$M = \bar{X}$ ($AV = ks$)
		$\bar{X} < 98.5\%$	$M = 98.5\%$ ($AV = 98.5 - \bar{X} + ks$)
		$\bar{X} > T$	$M = T\%$ ($AV = \bar{X} - T + ks$)
判定値(AV)			一般式：$\|M - \bar{X}\| + ks$ (種々の場合の計算は上に示した)
$L1$	判定値の最大許容限度値		$L1 = 15.0$ 他に規定する場合を除く
$L2$	個々の含量の M からの最大許容偏差	個々の含量の下限値は $0.75M$，上限値は $1.25M$ （$L2 = 25.0$ とする）	$L2 = 25.0$ 他に規定する場合を除く
T	目標含量．各条で別に規定する場合を除き，T は 100.0％ とする．		

固形製剤および液剤：初めの試料10個について判定値を計算し，その値が$L1$％（15％）を超えないとき適合とする．判定値が$L1$％（15％）を超えるときは，さらに残りの20個について同様に試験を行い，判定値を計算する．2回の試験を併せた30個の試料の判定値が$L1$％（15％）を超えず，かつ個々の製剤の含量が，含量均一性試験または質量偏差試験の「判定値の計算」の項で示した$(1-L2\times0.01)M$以上で，かつ$(1+L2\times0.01)M$を超えないときは適合とする．別に規定するもののほか，$L1$を15.0％，$L2$を25.0％とする．

3）溶出試験法

(1) 定義：経口製剤について溶出試験規格に適合しているかどうかを判定するために行うものであるが，併せて著しい生物学的非同等性を防ぐことを目的としている．本試験における試験とは，最小投与量に相当するもので，錠剤は1錠，カプセルは1カプセル，その他の製剤では規定された量を意味する．

(2) 装置

ⅰ）回転バスケット法　（装置1）

装置：ふたができるガラスまたは透明で化学的に不活性な材質の容器，円筒形のバスケット，回転軸，モーターおよび恒温水槽または恒温ジャケットからなる．

試料：即放製剤，徐放製剤，腸溶性製剤

ⅱ）パドル法　（装置2）

装置：装置は1と同様なものを用いるが，攪拌部には，攪拌翼と回転軸からなるパドルを用いる．試料は攪拌翼の回転をはじめる前に，通例容器の底部に沈める．試料が浮く場合には，化学的に不活性な材料でできた小型のしめつけないシンカーを試料にとりつけることができる．

試料：即放製剤，徐放製剤，腸溶性製剤

ⅲ）フロースルーセル法（装置3）

装置：試験液の貯槽と送液用ポンプ，フロースルーセルおよび恒温水槽からなる．

(3) 試験法

回転バスケット法・パドル法：即放性製剤，徐放性製剤，腸溶性製剤

フローセル法：即放性製剤，徐放性製剤

ⅰ）即放性製剤，徐放性製剤：適切な試験液を用いる．規定された液量は，20〜25℃の計量値に相当する．試験液が緩衝液の場合，pHを規定値の±0.05以内になるようにpHを調整する．

ⅱ）腸溶性製剤：溶出試験第1液（pH約1.2）および溶出試験第2液（pH約6.8）についてそれぞれ独立して試験する．注：通例，試験液に溶存している気体は気泡の原因となることがあり，試験結果に影響を与えることがある．溶存している気体が溶出試験結果に影響を及ぼす場合には，試験前に脱気する．

(4) 試験時間

ⅰ）即放性製剤：1時点での測定が規定されているとき，規定された溶出率に達した場合には，

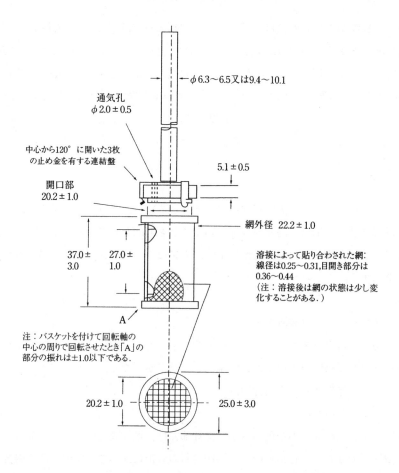

図 9.52 装置 1，回転軸およびバスケットの部分
(日局 16 解説書，B-596)

その時間より早く試験を終了することができる．それ以外では，規定時間±2％以内で試験液を採取する．

ⅱ) 徐放性製剤：通常 3 時点の測定を行い，単位は時間で表示する．

ⅲ) 腸溶性製剤：第 1 液による試験は，通例，錠剤，カプセル剤は 2 時間，顆粒剤は 1 時間とする．第 2 液による試験は，即放性製剤に準じる．規定時間±2％以内で試験液を採取する．

(5) 判定基準

医薬品各条で Q 値が規定されている場合は判定法 1 に従い，その他の場合は判定法 2 に従う．

ⅰ) 即放性製剤

判定法 1：試料からの有効成分の溶出率が表 9.29 に示す判定基準値を満たすとき適合とする．S1 または S2 を満たさない場合は，S3 まで行う．

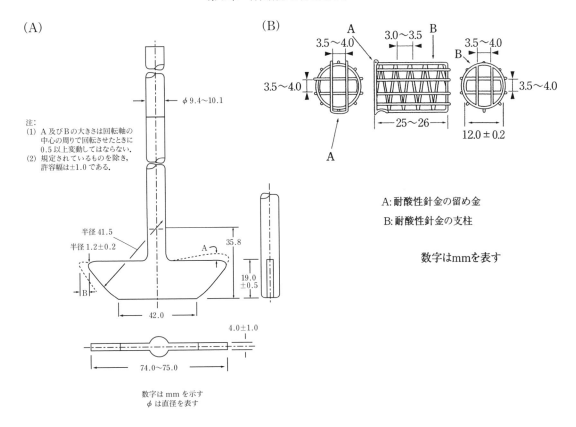

図9.53　装置2，回転軸およびパドルの撹拌翼部分(A)とシンカーの使用例(B)
(日局16解説書，B-597〜598)

判定法2：試料6個の個々の試料から溶出率がすべて医薬品各条に規定するときは適合とする．規定する値から外れた試料が1個または2個のときは，新たに試料6個をとって試験を繰り返し，12個中10個以上の試料の個々の溶出率が判定する値のとき適合とする．

表9.29　判定基準表

水準	試験個数	判定基準
S1	6	個々試料からの溶出率が $Q+5\%$ 以上．
S2	6	12個（S1＋S2）の試料平均溶出率 $\geq Q$， $Q-15\%$ 未満のものがない．
S3	12	24個（S1＋S2＋S3）の試料の平均溶出率 $\geq Q$， $Q-15\%$ 未満のものが2個以下， $Q-25\%$ 未満のものがない．

ⅱ）徐放性製剤

判定法1：別に規定するもののほか，試料からの有効成分の溶出率が下記の判定基準を満たすとき適合とする．$L1$ または $L2$ を満たさない場合には，$L3$ まで試験を行う（表9.30）．

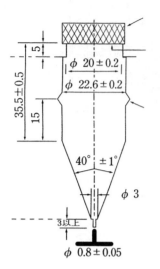
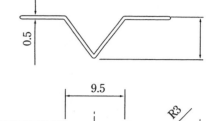
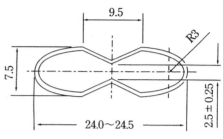
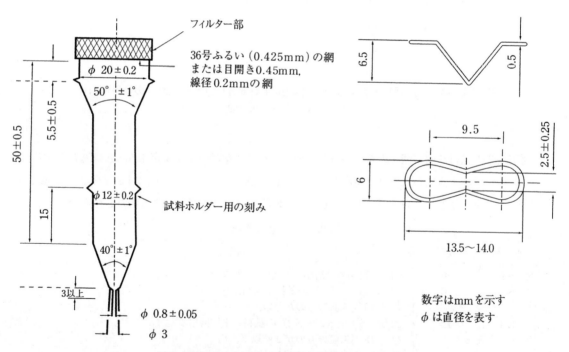

（左）錠剤およびカプセル用の大型フロースルーセル
（右）大型フロースルーセル用の錠剤ホルダー
（他に記載がない場合には寸法は mm で表している．）

（左）錠剤およびカプセル用の小型フロースルーセル
（右）小型フロースルーセル用の錠剤ホルダー
（他に記載がない場合には寸法は mm で表している．）

図 9.54　装置 3
（日局 16 解説書，B-599〜600）

表 9.30　判定基準表

水　準	試験個数	判定基準
L1	6	すべての個々の溶出率が，それぞれの規定範囲内（限度値も含む）であり，かつ，最終試験時間では，すべての個々の溶出率が規定された値以上である．
L2	6	12個（L1＋L2）の試料の平均溶出率が規定された範囲内（限度値も含む）であり，かつ，試験終了時の12個（L1＋L2）の試料の平均溶出率が規定された値以上である；また，個々の試料からの溶出率は，規定された範囲から表示量の±10％を超えて外れるものがなく，かつ，試験終了時に規定された値より表示量の10％を超えて下回るものがない．
L3	12	24個（L1＋L2＋L3）の試料の平均溶出率が規定された範囲内（限度値も含む）であり，かつ，試験終了時の24個（L1＋L2＋L3）の試料の平均溶出率が規定された値以上である；規定された範囲から表示量の10％を超えて外れるものが，24個のうち2個以下であり，かつ，試験終了時に規定された値より表示量の10％を超えて下回るものが，24個のうち2個以下である．さらに，規定された範囲から表示量の20％を超えて外れるものがなく，かつ，試験終了時に規定された値よりも表示量の20％を超えて下回るものがない．

判定法2：即放性製剤の判定法2の項に同じ．

ⅲ）腸溶性製剤

医薬品各条において，溶出試験第2液による試験で，Q値が規定されている場合は判定法1に従い，その他の場合は判定2に従う．

判定法1

溶出試験第1液による試験：別に規定するもののほか，溶出試験第1液による試験においては，有効成分の溶出率が下記の判定基準を満たすとき適合とする．A2では25％を超えるものがなく，平均溶出率が適合しない場合には，A3まで試験を行う．

表 9.31　判定基準表

水　準	試験個数	判定基準
A1	6	個々の試料からの溶出率が10％以下．
A2	6	12個（A1＋A2）の試料の平均溶出率が10％以下で，かつ，25％を超えるものがない．
A3	12	24個（A1＋A2＋A3）の試料の平均溶出率が10％以下で，かつ，25％を超えるものがない．

溶出試験第2液による試験：別に規定するもののほか，有効成分の溶出率が下記の判定基準を満たすとき適合とする．B1またはB2を満たさない場合には，B3まで試験を行う．

表 9.32　判定基準表

水準	試験個数	判定基準
B1	6	個々試料からの溶出率が $Q＋5％$ 以上.
B2	6	12個（B1＋B2）の試料の平均溶出率 $≧ Q$, $Q－15％$ 未満のものがない.
B3	12	24個（B1＋B2＋B3）の試料の平均溶出率 $≧ Q$, $Q－15％$ 未満のものが2個以下, $Q－25％$ 未満のものがない.

判定法2：溶出試験第1液，溶出試験第2液による試験ともに，即放性製剤 判定法2に準じる．

4）崩壊試験法

（1）定義：錠剤，カプセル剤，顆粒剤，シロップ用剤，丸剤が試験液中，定められた条件で規定時間内に崩壊するかどうかを確認する試験法である．本試験法は，製剤中の有効成分が完全に溶解するかどうかを確認することを目的としていない．

（2）装置：高さ138〜160 mm で，浸漬部の内径が97〜115 mm の 1000 mL 低形ビーカー，37±2℃で温度調節可能な恒温槽，1分間29〜32往復，振幅53〜57 mm で上下する試験器および電動機からなっている．

（3）試験液

即放性製剤：水

腸溶性製剤：崩壊試験第1液（pH 約1.2）及び崩壊試験第2液（pH 約6.8）による2つの試験を別々に行う．

（4）試験法

（5）判定

ⅰ）即放性製剤

① 錠剤，カプセル剤，丸剤（生薬を含む丸剤を除く）：別に規定するもののほか，素錠は30分後，コーティング錠および丸剤は60分後，カプセル剤は20分後に試験器を試験液から引き上げ試料を観察する．試料6個を用い，すべての試料が崩壊した場合，適合とする．1個または2個が崩壊しなかった場合，さらに12個に試料について試験を行い，計18個の試料のうち16個以上の試料が崩壊した場合，適合とする．生薬を含む丸剤については試験液に崩壊試験第1液を用いて同様に60分間試験を行う．試料の残留物をガラス管内に認めるときは引き続き崩壊試験第2液で60分間試験を行う．

② 顆粒剤：30号ふるいを用いてふるい，残留するもの0.10 g ずつをそれぞれ補助筒にとり試料として6個用い，剤皮を施していない顆粒は30分後，施した顆粒は60分後に判定し，すべての試料が崩壊した場合，適合とする．1個または2個が崩壊しなかった場合，さらに12個に試料について試験を行い，計18個の試料のうち16個以上の試料が崩壊した場合，適合とする．

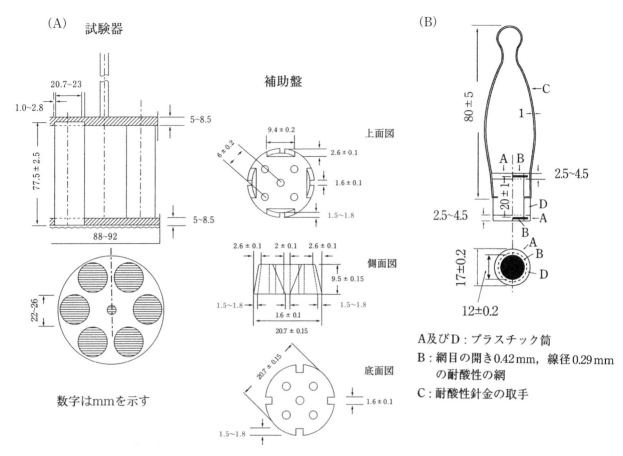

図9.55 崩壊試験装置(A), 補助筒(B)
(日局16解説書, B-587〜588)

表9.33 崩壊試験法の測定法と試験時間

分類	剤形	試験液	補助盤	補助筒	試験時間
即放性製剤	錠剤（素錠）	水	規定による	−	30分
	カプセル錠	水	規定による	−	20分
	適当なコーティング剤で剤皮を施した錠剤	水	規定による	−	60分
	丸剤	水	規定による	−	60分
	剤皮を施していない顆粒剤	水	−	＋	30分
	剤皮を施した顆粒剤	水	−	＋	60分
腸溶性製剤	腸溶錠および腸溶性カプセル剤	第1液	規定による	−	120分
		第2液	規定による	−	60分
	腸溶性顆粒および腸溶性顆粒を充てんしたカプセル剤	第1液	−	＋	60分
		第2液	−	＋	30分

ii）腸溶性製剤

①腸溶錠，腸溶性カプセル：崩壊試験第1液，120分，試料6個を用い，すべての試料が崩壊しない場合，適合とする．1個または2個が崩壊した場合は，さらに12個に試料について試験を行い，計18個の試料のうち16個以上の試料が崩壊しない場合，適合とする．

崩壊試験第2液：60分　即放性製剤　（錠剤，カプセル剤）に準じる．

②腸溶性顆粒（腸溶顆粒を充填したカプセル剤）

崩壊試験第1液，60分　即放性製剤（顆粒剤）の操作法と同様に試験を行い，試験器の網目から落ちる顆粒数が15粒以内のとき，適合とする．

崩壊試験第2液：30分　即放性製剤（顆粒剤）の操作と同じ．

医薬品各条に崩壊試験法の規定がある医薬品

イソロイシン・ロイシン・バリン顆粒，イソソルビド硝酸エステル錠とニトログリセリン錠（通常，舌下錠，舌下投与製剤にあっては，試験時間は2分間として，補助盤を用いない），ピブメシリナム塩酸塩錠，ピペラジンリン塩酸塩錠，ジョサマイシン錠，プロブコール錠，エリスロマイシン腸溶錠，エバスチン口腔内崩壊錠

＊医薬品各条において，補助板の使用が規定される場合のみ，補助板を用いて本試験を行う．

5）エンドトキシン試験法

(1) 定義：エンドトキシン試験法は，カブトガニ（*Limulus polyphemus*または*Tacchypleus tridentatus*など）の血球抽出成分より調製されたライセート試薬を用いて，グラム陰性菌由来のエンドトキシンを検出または定量する方法である．本法には，エンドトキシンの作用によるライセート試薬のゲル形成を指標とするゲル化法および光学的変化を指標とする光学的測定法がある．光学的測定法には，ライセート試薬のゲル化過程における濁度変化を指標とする比濁法，および合成基質の加水分解による発色を指標とする比色法がある．

エンドトキシン試験は，ゲル化法，比濁法または比色法によって行う．ただし，その結果についての疑義がある場合または係争が生じた場合は，別に規定するもののほか，ゲル化法によって最終の判定を行う．本法はエンドトキシンによる汚染を避けて行う．

エンドトキシン（細胞内毒素）は，グラム陰性菌の外膜の構成成分の1つであり，極めて微量で強い発熱活性を示す耐熱性の毒素である．

(2) 操作法

器具：試験に用いるすべてのガラス製およびその他の耐熱性器具は，通例，少なくとも250℃で30分間の乾熱処理を行う．

ⅰ）ゲル化法

エンドトキシンの存在によるライセート試薬の凝固反応に基づいて，エンドトキシンを検出または定量する方法である．

ⅱ）光学的測定

① 比濁法

ライセート試薬のゲル化に伴う濁度の変化を測定することにより，試料溶液のエンドトキシンの濃度を測定する方法．エンドポイント－比濁法とカイネティック－比濁法がある．

エンドポイント－比濁法は，エンドトキシン濃度と一定時間後における反応液の濁度との間の用量反応関係に基づく方法である．

カイネティック－比濁法は，エンドトキシン濃度があらかじめ設定された濁度に達するのに要した時間または濁度の経時変化率との間の用量反応関係に基づく方法である．

試験は，通例，37±1℃で行い，濁度は吸光度または透過率で示される．

② 比色法

エンドトキシンとライセート試薬との反応により，発色合成基質から遊離される発色基の量を吸光度または透過率で測定することにより，エンドトキシンを定量する方法である．エンドポイント－比色法とカイネティック－比色法がある．

エンドポイント－比色法は，エンドトキシン濃度と一定反応時間後における発色基の遊離基との間の用量反応関係に基づく方法である．

カイネティック－比色法は，エンドトキシン濃度と反応液があらかじめ設定された吸光度または透過率に達するのに要する時間または発色の経時変化率との間の用量反応関係に基づく方法である．

試験は，通例，37±1℃で行う．

(3) 適用する医薬品

注射剤および添付された溶解液，注射剤を製するに用いる水性溶剤，透析用剤（血液透析用剤，腹膜透析用剤）

医薬品各条にエンドトキシン試験法の規定がある医薬品（注射剤以外）

イダルビシン塩酸塩，ヒトインスリン（遺伝子組換え），血清性性腺刺激ホルモン，ヒト下垂体性性腺刺激ホルモン，ヒト繊毛下性性腺刺激ホルモン，セファゾリンナトリウム水和物，セフェピム塩酸塩水和物，セフピロム硫酸塩，セルモロイキン（遺伝子組換え），タゾバクタム，テイコプラニン，デキストラン 40，テセロイキン（遺伝子組換え），パニペネム．ピペラシリン水和物，精製白糖，注射用水，注射用水（容器入り）

6）発熱性物質試験法

(1) 定義：発熱性物質の存在をウサギを用いて試験する方法である．

発熱性物質は，パイロジェン pyrogen と呼ばれ，微生物（細菌，カビ，ウイルス，酵母など）によって産生される外毒素など，静注後，悪寒戦りつを伴う発熱を起こす原因物質．発熱性物質は，①熱に強い（250℃，30分で失活，通常の滅菌では不十分），②有機溶媒の抽出では不可能，

③ 細菌ろ過器では通過するなどの特徴を有する．

(2) 試験動物

体重1.5 kg以上の健康なウサギで，使用前1週間以上は一定飼料で飼育し，体重の減少をみなかったものを試験動物として使用する．試験前48時間以上および試験中20～27℃の範囲で一定に保つ．初めて試験に用いるウサギは，試験前1～3日間以内に注射を除く全操作を含む偽試験を行い，試験に馴化する．試験に用いたウサギを再使用する場合には，48時間以上休養させる．ただし，発熱性物質陽性と判定された試料を投与されたウサギ，または以前に被検試料と共通な抗原物質を含む試料を投与されたウサギは再使用しない．

(3) 装置

温度計：測定精度±0.1℃以内の直腸体温計または体温測定装置を用いる．

注射筒および注射針：あらかじめ250℃で30分間以上加熱して，発熱性物質を除く．

(4) 操作法

ⅰ）試験用量：別に規定するもののほか，試験動物体重1 kgにつき試料10 mLを投与する．

ⅱ）方法：試験は，飼育室と同じ温度を保った部屋で，刺激のない環境で行う．試験動物は固定器に固定し，第1回体温測定より数時間前からその日の測定が終わるまで飼料は与えない．

対照体温の測定　試料注射の40分前から注射までの間に，30分の間隔をとって2回の測温し，それらの平均値を対照体温とする．2回の体温測定値の間に0.2℃を超える差がある動物，対照体温が39.8℃を超える動物は試験に用いない．

最高体温の測定37±2℃に加温した試料を，耳静脈に緩徐に注射する．ただし，1匹への注射は10分以内に完了させる．注射後3時間まで30分以内の間隔で体温を測定する．

対照体温と最高体温との差を体温上昇度とする．体温が対照体温より低下した場合，体温上昇度を0℃とする．

(5) 判定

3匹の試験動物を用いて試験を行い，3匹の体温上昇度の合計により判定する．初めの体温上昇度の合計が1.3℃以下のとき発熱性物質陰性，2.5℃以上のとき発熱性物質陽性とする．体温上昇度の合計が1.3℃と2.5℃の間にあるとき，3匹による試験を追加する．計6匹の体温上昇の合計が3.0℃以下のとき発熱性物質陰性，4.2℃以上のとき発熱性物質陽性とする．6匹の体温上昇度の合計が3.0℃と4.2℃の間にあるとき，更に3匹による試験を追加する．計9匹の体温上昇の合計が5.0℃未満のとき発熱性物質陰性，5.0℃以上のとき発熱性物質陽性とする．発熱性物質陰性のとき，被検試料は適合とする．

(6) 適用品目

注射剤および添付された注射液，注射剤を製するに用いる水性溶剤

＊エンドトキシン試験法の適用の困難な場合適用．皮内，皮下および筋肉内投与のみに用いるものは除く．

医薬品各条に発熱性物質試験法の規定がある医薬品

スルホブロモフタレインナトリウム注射液，デキストラン40，ヨーダミドナトリウムメグルミン注射液，ヘパリンナトリウム

7）無菌試験法

無菌試験法は，無菌であることが求められている原薬または製剤に適用される．本試験に適合する結果が得られても，それは単に本試験条件下で調べた検体中に汚染微生物が検出されなかったことを示しているだけである．

(1) 操作法

本法は，無菌条件下で行われるため，試験環境は無菌試験の実施に適したものでなければならない．本法は，メンブレンフィルター法または直接法により試験を行う．

ⅰ）メンブレンフィルター法：メンブレンフィルター（孔径 $0.45\mu m$ 以下）を用いて試料をろ過し，該当製品が抗菌活性を有する洗浄液で3〜5回メンブレンフィルターを洗浄後，そのフィルターを培地に入れるか，またはろ過器の培地を入れ培養する．

日本医薬品各条において，無菌試験が規定されている医薬品の多くは，メンブレンフィルター法が採用されている．

① 試料溶液の調製

水性液剤：そのまま試料溶液とする．

水溶性固形剤：添付の溶液，生理食塩液，水または洗浄液で用時の濃度にした後，試料溶液とする．

油および油性液剤：粘性の低い油および油性医薬品は，希釈せずに乾いたメンブレンフィルターでろ過する．粘稠性の油および油性医薬品は，ろ過滅菌によって無菌に製したミリスチン酸イソプロピルまたは菌の発育に影響を及ぼさない他の溶液を加え，ろ過可能な濃度に溶かして調製する．

軟膏剤及びクリーム：脂肪を基剤とする軟膏剤および油中水滴型の乳剤は，ろ過滅菌によって無菌に製したミリスチン酸イソプロピルまたは菌の発育に影響を及ぼさない他の溶液を加え，必要ならば40℃を超えない加温によってろ過可能な濃度に溶かして調製する．例外的な場合でも加温温度は44℃を限度とする．

ⅱ）直接法：試料を直接培地に接種する方法，被験製品が抗菌活性を有する場合，適切な中和剤で中和した後，または十分な量の培地で希釈することによって試験を行う．

日本医薬品各条において，直接法において無菌試験が規定されている医薬品は，イオタラム酸ナトリウム注射剤，エストリオール水性懸濁液，セルモロイキン（遺伝子組換え）がある．

① 試料溶液の調製

通例，メンブレンフィルター法に準用する．

(2) 培地・培養

嫌気性菌を含めた細菌

液状チオグリコール酸（FTG）培地，温度30〜35℃

変法チオグリコール酸培地：試料混濁または粘稠度性が高く，FTGでの培養が困難な場合など，別に規定する場合に用いることができる．本培地を使用する場合は嫌気条件下で培養する．

好気性菌または真菌：ソイビーン・カゼイン・ダイジェスト（SCD）培地

＊メンブレンフィルター法を適用できない水銀系防腐剤を含む製剤に対しては，培地性能試験に適合するなら，SCD培地の変わりにPTG培地を用い20〜25℃で培養することができる．

(3) 判定

試料を培地に接種後14日間培養し，培養期間中に数回および最終日に，培地に肉眼的な微生物の増殖があるかを調べる（培地の混濁により肉眼的に判定できない場合は，培養開始から14日後に該当培地の一部（1mL以上）を同じ培地の新たな容器に移し，元の培地と移植した培地の両方を4日以上培養するとき，微生物の増殖が観察されない場合は，被験製品は無菌試験に適合する．

菌の発育を認めない時は適合，菌の発育を認めた時は不適とする．

各種要因，汚染菌の性状などから無菌試験自体に問題が推測された場合には，再試験を行うことができる．

(4) 適用製剤

注射剤，点眼剤，眼軟膏剤（メンブレンフィルター法による），腹膜透析用剤，点耳剤（無菌に製する場合）

上記製剤以外で，医薬品各条において無菌試験法の規定がある医薬品

セルモロイキン（遺伝子組換え），トロンビン，滅菌精製水（容器入り），トロンビン，注射用水（容器入り）

＊備考　操作は厳密な無菌的注意のもとで，空気清浄度が「無菌医薬品製造区域の微生物評価試験法」に定めるグレードAに管理された無菌施設または無菌装置内で行う．

無菌施設：クリーンルーム，クリーンゾーン

無菌装置：層流キャビネット，アイソレーター，ロボットシステム

8) 浸透圧測定法（オスモル濃度測定法）

(1) 定義：試料のオスモル濃度を凝固点降下法を用いて測定する方法である．

凝固点降下法は，溶媒に溶質を溶かした溶液の凝固点が降下する現象を利用し，得られた凝固点降下度 ΔT（℃）と質量オスモル濃度 m の間にある次式の関係を用いて，凝固点降下度から質量オスモル濃度 m を求める方法である．

$$\Delta T = K \cdot m$$

ここで K は凝固点降下定数であり，溶媒が水の場合 1.86 ℃ kg/mol である．モル凝固点降下定数は質量モル濃度で定義されるため，上式の関係から質量オスモル濃度が得られることになる

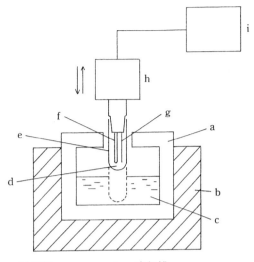

a	冷却機	b	冷却槽
c	冷却液	d	試料液
e	測定管	f	サーミスタ温度プローブ
g	振動棒	h	ヘッド
i	温度制御回路		

図9.56 凝固点降下法浸透圧計の構成

が，希薄濃度領域では数値的にこの値を容量オスモル濃度（mol/L）に等しいとみなすことができる．本測定法は実用的に容量オスモル濃度を採用するものとし，その単位としてOsm（osm/L）を用いる．1 Osm は，溶液1 L 中のアボガドロ数（$6.022×10^{23}$/mol）に等しい個数の粒子が存在する濃度を表し，1 Osm の1000分の1が1 mOsm とする．オスモル濃度は，通例，mOsmの単位を用いて示す．

（2）装置：通例，凝固点（氷点）降下度の測定から，オスモル濃度を求める．浸透圧測定装置は，一定量の溶液を入れる試料セル，温度制御用の冷却装置と冷却槽およびサーミスター温度計からなる．

（3）操作法：測定には，装置により定められた一定量の試料溶液を用いる．あらかじめ次の二点校正法により浸透圧（オスモル濃度）測定装置の校正を行う．予想される試料のオスモル濃度を挟む，高低二種の装置校正用オスモル濃度標準液を用いて凝固点温度を測定し，装置の校正を行う．なお，測定する試料のオスモル濃度が100 mOsm 以下の場合，二種のオスモル濃度標準液のうち一種は，水（0 mOsm）を用いることができる．試料溶液について凝固点温度を測定し，凝固点降下度の濃度依存性により質量オスモル濃度を求め，これを容量オスモル濃度に読み替える．

（4）浸透圧比

本試験法では生理食塩液の与えるオスモル濃度に対する試料溶液のオスモル濃度の比を浸透圧比と定義し，等張性の尺度とする．生理食塩液（0.900 g/100 mL）のオスモル濃度 $c_s=286$

mOsm は，一定であることから，試料溶液の浸透圧比を計算することができる．

生理食塩液のオスモル濃度 c_S（mOsm）に対する試料溶液のオスモル濃度 c_T（mOsm）の比
$$浸透圧比（オスモル比）= c_T/c_S$$

なお，オスモル濃度が 1000 mOsm を超える場合，蒸留水を用いて試料を n 倍希釈（1→n），この液につき同様な測定を行うことができる．

9）注射剤の不溶性異物検査法

(1) 定義：注射剤中の不溶性異物の有無を調べる検査法である．

(2) 試験法

ⅰ）第1法：溶液である注射剤および用時溶解して用いる注射剤の溶剤はこの方法による．

容器の外部を清浄にし，白色光源の直下，約 1000 lx の明るさの位置で肉眼で観察するとき澄明で，たやすく検出される不溶性異物を認めてはならない．ただし，プラスチック製水性注射容器を用いた注射剤にあっては，上部および下部に白色光源を用いて 8000～10000 lx の明るさの位置で，肉眼で観察するものとする．

ⅱ）第2法：用時溶解して用いる注射剤はこの方法による．

判定　容器の外部を清浄にし，異物が混入しないように注意して添付の溶剤または注射用水を用いて溶解し，白色光源の直下，約 1000 lx の明るさの位置で，肉眼で観察するとき，明らかに認められる不溶性異物を含んではならない．

(3) 適用製剤：すべての注射剤（埋め込み注射剤は除く），注射剤に添付された溶解液，腹膜透析用剤

　＊本検査法は，主に溶液注射剤，用時溶解して用いる注射剤に規定されているが，懸濁性注射剤であるエストラジオール安息香酸エステル懸濁注射液，エストリオール水性懸濁注射液にも医薬品各条において注射剤の不溶性異物検査法（第1法）が規定されている．

10）注射剤の不溶性微粒子試験法

(1) 定義：注射剤（輸液剤を含む）の不溶性微粒子試験法とは，これらの製剤中に意図とすることなく混入した，気泡ではない容易に動く外来性，不溶性の微粒子である．

25 mL 以上の注射剤は個々の容器について試験する．

25 mL 未満の注射剤は 10 個以上の容器の内容物を集めて試験する．（適当と判断できれば，微粒子試験用水または微粒子試験用水と同等の他の適当な溶剤で希釈し 25 mL としてもよい）．

第1法　光遮蔽遮粒子計数法または第2法　顕微鏡粒子計数法で試験する．第1法での試験を優先するが，場合によってはまず第2法で試験し，つぎに第1法で試験する必要がある．すべての注射剤が両法で試験できるとは限らず，透明性が低いあるいは粘性の高い乳剤，コロイド，リポソーム，センサー内で気泡を生じる注射剤など，第1法で試験ができない場合は第2法で試験をする必要がある．注射剤の粘度が高く試験に支障をきたす場合は，必要に応じ適当な液で希釈

し粘度を下げて試験する．

　本試験は一部のサンプリングを対象として行われる抜き取り試験であるため，母集団の微粒子を正しく推定するには，統計学に適切なサンプリング計画の下で試験が行われなければならない．

　(2) 試験法

　i) 第1法　光遮蔽粒子計数法

　① 装置：微粒子の粒径の粒子数を自動的に測定できる光遮蔽原理に基づいた装置を用いる．

　② 操作法：容器を20回連続して，ゆっくり上下に反転させ内容物を混和する．容器は2分間放置するか，超音波照射して，内部溶液の気泡を除く．25 mL以上の注射剤は，個々の容器について試験をする．25 mL未満の注射剤は，10個以上の容器内容物を集め清潔な容器にまとめ入れ，25 mL以上となるようにする．粉末注射剤の場合は，微粒子試験用水に溶解する．

　　　試験数は統計的に適切な数とする．25 mL以上の注射剤については，適当なサンプリング計画に従った10容器以下でよい．5 mL以上の試験液を4画分正確に量り，10 μm以上の微粒子を試験する．

　③ 判定：平均微粒子が下記に規定する値のとき適合とする．規格値を超えたときは，第2法で試験する．

　　　A：表示量が100 mL以上の注射剤

　　　　1 mL当たり10 μm以上のもの25個以下，25 μm以上のもの3個以下

　　　B：表示量が100 mL未満の注射剤

　　　　容器当たり10 μm以上のもの6000個以下，25 μm以上のもの600個以下

　ii) 第2法　顕微鏡粒子計数法

　① 装置：双眼顕微鏡，微粒子捕集用ろ過器およびメンブレンフィルターを用いる．

　② 操作法：光遮蔽粒子計数法と同様の操作

　③ 判定：平均微粒子が下記に規定する値のとき適合とする．

　　　A：表示量が100 mL以上の注射剤

　　　　1 mL当たり10 μm以上のもの12個以下，25 μm以上のもの2個以下

　　　B：表示量が100 mL未満の注射剤

　　　　容器当たり10 μm以上のもの3000個以下，25 μm以上のもの300個以下

　(3) 適用製剤：乳剤性注射剤および懸濁性注射剤以外のすべての注射剤に適用

11）注射剤の採取容量試験法

　(1) 定義：本試験法は，表示量よりやや過剰に採取できる量が容器に充てんされていることを確認する試験法である．過量は，製品の特性（特に薬液の粘性）により決まり，液の粘性が高いと，過量が大きく設定されている．

　(2) 操作と判定

ⅰ）単回投与注射剤

表示量が10 mL以上の場合は1個，3 mLを超え10 mL未満の場合は3個，3 mL以下の場合は5個をとり，個々の容器ごとに全容量を採取する．注射筒で採取して受用メスシリンダー中に排出し，容積を測定する（内容物の質量（g）を密度で割って容量（mL）に換算してもよい）．

個々の製剤の容量の表示量が2 mL以下の場合は適切な数の容器を取り，それらを一緒にして容量を測定してもよい．10 mL以上の場合は，内容物を直接受用メスシリンダーへ入れ測定してもよい．個々の製剤に採取容量は表示量以上である．

ⅱ）分割投与注射剤

1回の投与量と投与回数が表示されている分割投与注射剤では，1個をとり，規定された投与回数の別々の乾燥した注射筒を用いて内容物を採取し，単回投与注射剤の方法に従って操作する．

各注射筒から得られる採取容量は採取された1回投与量以上である．

ⅲ）カートリッジ剤及び充てん済みシリンジ

表示量が10 mL以上の場合は1個，3 mLを超え10 mL未満の場合は3個，3 mL以下の場合は5個をとり，各容器の全内容物を，質量既知のビーカーへ排出する．内容物の質量（g）を密度で除して容量（mL）を求める．個々の製剤に採取容量は表示量以上である．

ⅳ）輸液用注射剤

容器1個を取り，測定しようとする容量が40％以上となる乾燥したメスシリンダー中に全内容物を排出し，容量を測定する．製剤に採取容量は表示量以上である．

12）点眼剤の不溶性微粒子試験法

(1) 定義：点眼剤中の不溶性微粒子試験法は，点眼剤中の大きさおよび数を試験する方法である．

(2) 装置：測定装置には顕微鏡，不溶性微粒子捕集用ろ過装置およびメンブレンフィルターを用いる．

(3) 方法と測定：

顕微鏡法　注射剤の不溶性微粒子試験法の第2法に準じて行う．

ⅰ）試料：水溶性点眼剤は試験用溶液25 mL，

用時溶解して用いる点眼剤は添付の溶剤に溶解したもの25 mL

懸濁性点眼剤は25 mLをとり，溶解用溶媒を加えて懸濁粒子を溶解後，試験を行う．

1回量包装点眼剤は，10本を用いる．

ⅱ）判定：本剤1 mL中の個数に換算するとき，300 μm以上の不溶性微粒子が1個以下であるとき適合．

医薬品各条において点眼剤の不溶性微粒子試験法の規定がある医薬品

イドクスウリジン点眼液，ゲンタマイシン硫酸点眼液，ジベカシン硫酸点眼液

13) 眼軟膏剤の金属性異物試験法

(1) 定義：製剤総則中の眼軟膏剤の金属性異物を試験する方法である．
　　意義：眼軟膏剤はチューブ入りのものが多く市販されており，金属性チューブに由来する異物の大きさと数を規制する．

(2) 試料の調製：本剤10個をとり，5gずつを取り出し，それぞれ直径60mmの平底ペトリ皿に入れる．平底ペトリ皿にふたをして，85～100℃で2時間加熱して基剤を完全に溶かした後，揺り動かさないように注意しながら室温で放置して固まらせる．

(3) 操作法：平底ペトリ皿を反転し，平底ペトリ皿の底の金属性異物をミクロメーターの付いた40倍以上の倍率の顕微鏡で観察する．光源は上方45°の角度より照射し，それぞれの平底ペトリ皿につき，50μm以上の金属性異物を数える．

(4) 判定：本剤10個の50μm以上の金属性異物の合計は50個以下であり，かつ個々の平底ペトリ皿のうち金属性異物が8個を越えるものが1枚以下のときは適合とする．

14) 注射剤用ガラス容器試験法

(1) 定義：注射剤用ガラス容器は，内容医薬品と物理化学的に作用してその性状または品質に影響を与えないもので，完全に融封できるか，微生物が侵入しない，内容医薬品を保護できるものであり，次の規格に適合する．

(2) 規　格

ⅰ) 容器は無色または淡褐色透明で，注射剤の不溶性異物試験検査法の試験に支障をきたす気泡があってはならない．

ⅱ) 分割使用を目的とする容器は，ゴム栓または他の適当な栓を用いて密封する．栓は内容医薬品と物理的または化学的に作用しないもので，注射針を封入したとき，栓の破片を混入することなく，また注射針を抜きとったとき，直ちに外部から汚染を防ぎうるものである．輸液用を目的とする容器，輸液用ゴム栓試験法に適合した栓を用いて密封する．

ⅲ) アルカリ溶出試験

① 第1法：融封できる容器（アンプル）または内容100mL以上の輸液用容器以外の融封できない容器はこの方法による．

② 第2法：融封できない内容100mL以上の輸液用容器はこの方法による．

ⅳ) 着色容器の鉄溶出試験：着色容器5個以上を水でよく洗い，105℃で30分間乾燥し，0.01mol/L塩酸を入れ，融封できない容器，硬質小ビーカーまたは硬質時計皿でふたをして105℃で1時間加熱する．冷後，この液40.0mLを取り，鉄試験法の第1法を調製し，B法により試験を行う．比較液には鉄標準液2.0mLを加える．

ⅴ) 着色容器の遮光試験：光電分光光度を用い，容器の切片の透過度を空気を対照とした透過

率は，波長290～450 nmで50％以下，波長590～610 nmで60％以上である．ただし，融封できない容器で，器壁の厚さ1.0 mm以上のものにあっては波長590～610 nmで，それぞれ45％以上とする．

15） プラスチック製医薬品容器試験法

(1) 定義：プラスチック製医薬品容器の設計および品質評価に用いることができる．常にどのような医薬品についても，ここで記述したすべての試験を行うことが必要なわけではない．他方，本試験では，プラスチック製医薬品容器の設計および品質評価に必要なすべての試験方法を示すものではない．したがって，必要に応じて他の試験を追加すべきである．

(2) 試験方法

ⅰ）灰化試験：強熱残分，重金属，鉛，カドミウム，スズを測定する．

ⅱ）溶出物試験：泡立ち，pH，過マンガン酸カリウム還元性物質，紫外線吸収スペクトル，蒸発残留物の関する評価をする．

ⅲ）微粒子試験

ⅳ）透明性試験

ⅴ）水蒸気透過試験

ⅵ）漏れ試験

ⅶ）細胞毒性試験

(3) プラスチック製水性注射剤容器

ⅰ）ポリエチレン製またはポリプロピレン製注射剤容器

　　容器は接着剤を使用していないもので，ポリエチレン製またはポリプロピレン製のものをいう．

　　試験項目：透明性，外観，重金属，鉛，カドミウム，強熱残分，溶出物（泡立ち，pH，過マンガン酸カリウム還元性物質，紫外線吸収スペクトル，蒸発残留物），細胞毒性

ⅱ）ポリ塩化ビニル製水性注射剤容器

　　容器は接着剤を使用していないもので，ポリ塩化ビニルの単一重合体よりなり，可塑剤としてフタル酸ジ(2-エチルヘキシル)のみ使用しているものをいう．また，容器は，水蒸気の透過を防ぐため容易に取り除けるもので包装することができる．この場合，透過試験はこの包装を施したものについて行う．

　　試験項目：厚さ，透明性，外観，漏れ，柔軟性，重金属，鉛，カドミウム，スズ，塩化ビニル，微粒子，強熱残分，溶出物（泡立ち，pH，過マンガン酸カリウム還元性物質，紫外線吸収スペクトル，蒸発残留物），細胞毒性

ⅲ）その他の水性注射剤容器

　　以下の規格に適合するほかに，重金属，強熱残分，溶出物などに関する該当容器の材料に固有の規格を満足する．

試験項目：透明性，外観，水蒸気透過性，細胞毒性

16）輸液用ゴム栓試験法

(1) 定義：輸液として用いる注射剤に使用する内容用 100 mL 以上の容器に用いるゴム栓（プラスチック等の材料でコーティングまたはラミネートしたものを含む）をいう．使用するゴム栓は，内容医薬品と物理的または化学的に作用してその性状または品質に影響を与えないもので，また微生物の侵入を防止し，内容輸液の使用に支障を与えないものであり，次の規格に適合する．

(2) 規格：カドミウム，鉛の試験はゴム栓を灰化し試験する．

　　　ⅰ）カドミウム：原子吸光光度法（Cd 中空陰極ランプ）

　　　ⅱ）鉛：原子吸光光度法（Pd 中空陰極ランプ）

(3) 溶出物試験：急性毒性試験，発熱性物質試験，溶血性試験は，ゴム栓を水に入れ 1 時間，121 ℃加熱後の液について行う．試料質量の 10 倍量の水を加え，滅菌して試験液とする．この試験液につき，次の試験を行う．

ⅰ）性状：試験液は無色透明で，空試験を対照とし，層長 10 mm で波長 430 nm および 650 nm の透過率を測定するとき，それぞれ 99.0 ％以上である．ⅱ）泡立ち，ⅲ) pH，ⅳ) 亜鉛，ⅴ) 過マンガン酸カリウム還元性物質，ⅵ) 蒸発残留物，ⅶ) 紫外線吸収スペクトル

(4) 急性毒性試験：雄マウス（体重 17～23 g）を使用．試験液：50 mL/kg

(5) 発熱性物質試験：一般試験法に準ずる．急性毒性試験の試験液を用いる．

(6) 溶血性試験：ウサギ脱繊維血

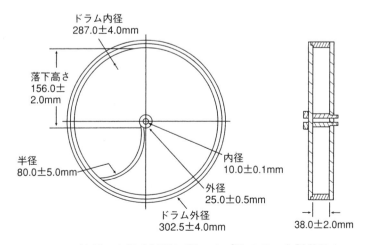

図 9.57　錠剤の摩損度試験に用いるプラスチック製ドラム
（日局 16 解説書，F-386）

17）錠剤の摩損度試験法（参考情報）

（1）定義：錠剤の摩損度試験法は，剤皮を施していない圧縮成型錠の摩損度を測定する方法である．摩損度の測定は，錠剤の硬度など他の物理的強度の測定を補足するものである．

（2）装置

試験機および電動機からなる．

（3）操作法

ドラムは，垂直方向に，25±1 rpm で回転する装置に取り付けられる．錠剤1個の質量が 650 mg 以下のときは，全量が 6.5 g にできるだけ近い量に相当する n 錠を試料とする．1錠の質量が 650 mg を超える場合は，10 錠を試料とする．試験前に注意深く錠剤に付着している粉末を取り除く．錠剤試料の質量を精密に量り，ドラムに入れる．ドラムを 100 回転させた後，錠剤を取り出す．試験開始と同様に錠剤に付着している粉末を取り除いた後，質量を精密に量る．

通常，試験は1回行う．試験後の錠剤試料に明らかなひび，割れあるいは欠けの見られる錠剤があるとき，その試料は不適合である．もし結果を判断しにくいとき，あるいは質量減少が目標値より大きいときは，さらに試験を2回繰り返し，3回の試験結果の平均値を求める．最大平均質量の減少が 1.0％以下であることが望ましい．

参 考 図 書

1．日本薬局方解説書編集委員会（2011）第 16 改正日本薬局方解説書　廣川書店
2．日本公定書協会（2011）第 16 改正日本薬局方，じほう

（森本一洋）

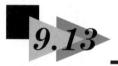
医薬品包装

　医薬品は，主剤および各種の医薬品添加剤から製せられる製剤だけをいうのではなく，製剤を保護し収容する容器あるいは被包材料，表示材料，および添付文書などの医薬品包装を含めて構成される．

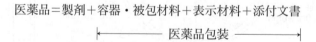

　直接容器・被包材料の品質は内容医薬品の品質と使用性に密接に関係する．また，表示材料および添付文書は医薬品の情報提供の基本部分であり，適正，正確でなければならない．情報提供が正しくなければ，医薬品の適正使用は期待できない．このように医薬品の品質は，本体である

製剤はもちろんのこと，医薬品包装を含めた総合されたものの品質を保証することによって，初めて確保される．当然のことながら，GMPは医薬品包装をも対象としたものである．

医薬品包装には，次のような多面的な機能が含まれる．

① 内容医薬品の品質保護

　　内容医薬品の保護は大きく3つの役割がある．
　　　・破損の防止
　　　・汚染や漏洩・揮散の防止
　　　・劣化の防止

② 使用利便性の付与

③ 情報提供

④ 商品（取引単位）の構成

⑤ 保管・物流の利便性

⑥ その他

9.13.1 ▶▶ 容器と医薬品包装

1) 容　器

医薬品包装に関して，日局16の通則には容器（通則37），密閉容器（同38），気密容器（同39），密封容器（同40）および遮光（同41）についての定義がある．

容器は，日局16では医薬品（狭義）を入れるもので，栓，ふたなども容器とみなしている．容器は内容医薬品と物理的，化学的に作用して規定の品質，性状に影響を及ぼさないことが必要であり，容器の気密性により密閉容器，気密容器および密封容器の3種類に分類される．なお，内容医薬品に対して容器の規定がある場合，規定された容器より気密性が高い容器を代替として使用することができる．例えば密閉容器の使用が規定されている場合に，気密容器を用いることができる．

密閉容器は，通常の取扱い，運搬または保存状態において，固形の異物が混入することを防ぎ，内容医薬品の損失を防ぐことができる容器をいう．外国薬局方のwell-closed containerに相当し，最も一般に広く使用される容器である．一般的に紙袋，箱など最も簡単な容器である．密閉容器の場合においては，液体および気体状の異物（例えば，湿度，臭いなど）の混入を防ぐことはできない．

気密容器は，通常の取扱いにおいて，固形または液状の異物が侵入せず，内容薬品の損失，風解，潮解または蒸発を防ぐことができるものであって，気体は通過する容器をいう．外国薬局方のtight containerに相当する．ガラス瓶，かん，プラスチック容器がこれに該当する．

密封容器は，通常の取扱いにおいて，気体の侵入しない容器であり，当然，微生物の侵入もな

表 9.34 製剤総則中の各剤形の容器・包装についての基本的要求事項

製剤各条	大分類	中分類		小分類		基本的要求事項
1	経口投与する製剤	1.1.	錠剤			通例，密閉容器とする．製剤の品質に湿気が影響を与える場合は，防湿性の容器を用いるか，又は防湿性の包装を施す．
		1.2.	カプセル剤			通例，密閉容器とする．製剤の品質に湿気が影響を与える場合は，防湿性の容器を用いるか，又は防湿性の包装を施す．
		1.3.	顆粒剤			通例，密閉容器とする．製剤の品質に湿気が影響を与える場合は，防湿性の容器を用いるか，又は防湿性の包装を施す．
		1.4.	散剤			通例，密閉容器とする．製剤の品質に湿気が影響を与える場合は，防湿性の容器を用いるか，又は防湿性の包装を施す．
		1.5.	経口液剤			通例，気密容器とする．製剤の品質に水分の蒸散が影響を与える場合は，低水蒸気透過性の容器を用いるか，又は低水蒸気透過性の包装を施す．
		1.6.	シロップ剤			通例，気密容器とする．製剤の品質に水分の蒸散が影響を与える場合は，低水蒸気透過性の容器を用いるか，又は低水蒸気透過性の包装を施す．
				1.6.1.	シロップ用剤	通例，密閉容器とする．製剤の品質に湿気が影響を与える場合は，防湿性の容器を用いるか，又は防湿性の包装を施す．
		1.7.	経口ゼリー剤			通例，気密容器とする．製剤の品質に水分の蒸散が影響を与える場合は，低水蒸気透過性の容器を用いるか，又は低水蒸気透過性の包装を施す．
2	口腔内に適用する製剤	2.1.	口腔用錠剤			通例，密閉容器とする．製剤の品質に湿気が影響を与える場合は，防湿性の容器を用いるか，又は防湿性の包装を施す．
		2.2.	口腔内スプレー剤			通例，気密容器又は耐圧性の容器とする．
		2.3.	口腔用半固形剤			通例，気密容器とする．製剤の品質に水分の蒸散が影響を与える場合は，低水蒸気透過性の容器を用いるか，又は低水蒸気透過性の包装を施す．
		2.4.	含嗽剤			通例，気密容器とする．製剤の品質に水分の蒸散が影響を与える場合は，低水蒸気透過性の容器を用いるか，又は低水蒸気透過性の包装を施す．
3	注射により投与する製剤	3.1.	注射剤			・本剤の容器は，注射剤用ガラス容器試験法〈7.01〉の規定に適合する無色のものである．ただし，別に規定する場合は，注射剤用ガラス容器試験法〈7.01〉の規定に適合する着色容器又はプラスチック製医薬品容器試験法〈7.02〉の規定に適合するプラスチック製水性注射剤容器を用いることができる． ・本剤のうち100 mL以上の注射剤用ガラス容器に用いるゴム栓は，別に規定するもののほか，輸液用ゴム栓試験法〈7.03〉に適合する． ・本剤に用いる容器は，密封容器又は微生物の混入を防ぐことのできる気密容器とする．製剤の品質に水分の蒸散が影響を与える場合は，低水蒸気透過性の容器を用いるか，又は低水蒸気透過性の包装を施す．

表9.34 つづき

製剤各条	大分類		中分類		小分類	基本的要求事項
4	透析に用いる製剤	4.1.	透析用剤	4.1.1.	腹膜透析用剤	・本剤に用いる容器は，注射剤用ガラス容器試験法〈7.01〉に適合する無色のものである．ただし，別に規定する場合は，注射剤用ガラス容器試験法〈7.01〉に適合する着色容器又はプラスチック製医薬品容器試験法〈7.02〉に適合するプラスチック製水性注射剤容器を用いることができる． ・本剤の容器のゴム栓は，別に規定するもののほか，輸液用ゴム栓試験法〈7.03〉に適合する． 通例，密封容器，又は必要に応じて，微生物の混入を防ぐことができる気密容器とする．製剤の品質に水分の蒸散が影響を与える場合は，低水蒸気透過性の容器を用いるか，又は低水蒸気透過性の包装を施す．
				4.1.2.	血液透析用剤	通例，微生物の混入を防ぐことのできる気密容器とする．製剤の品質に水分の蒸散が影響を与える場合は，低水蒸気透過性の容器を用いるか，又は低水蒸気透過性の包装を施す．
5	気管支・肺に適用する製剤	5.1.	吸入剤			本剤の吸入投与のために適切な器具又は装置を使用するか，又は吸入用の器具を兼ねた容器に本剤を充てんする．
				5.1.1.	吸入粉末剤	通例，密閉容器とする．製剤の品質に湿気が影響を与える場合は，防湿性の容器を用いるか，又は防湿性の包装を施す．
				5.1.2.	吸入液剤	通例，気密容器とする．製剤の品質に水分の蒸散が影響を与える場合は，低水蒸気透過性の容器を用いるか，又は低水蒸気透過性の包装を施す．
				5.1.3.	吸入エアゾール剤	通例，耐圧性の密封容器とする．
6	目に投与する製剤	6.1.	点眼剤			通例，点眼剤の不溶性異物検査法〈6.11〉の試験に支障をきたさない透明性のある気密容器とする．製剤の品質に水分の蒸散が影響を与える場合は，低水蒸気透過性の容器を用いるか，又は低水蒸気透過性の包装を施す．
		6.2.	眼軟膏剤			通例，微生物の混入を防ぐことのできる気密容器とする．製剤の品質に水分の蒸散が影響を与える場合は，低水蒸気透過性の容器を用いるか，又は低水蒸気透過性の包装を施す．
7	耳に投与する製剤	7.1.	点耳剤			通例，気密容器とする．製剤の品質に水分の蒸散が影響を与える場合は，低水蒸気透過性の容器を用いるか，又は低水蒸気透過性の包装を施す．
8	鼻に投与する製剤	8.1.	点鼻剤			必要に応じて，スプレーポンプなどの適切な噴霧用の器具を用いて噴霧吸入する．
				8.1.1.	点鼻粉末剤	通例，密閉容器とする．製剤の品質に湿気が影響を与える場合は，防湿性の容器を用いるか，又は防湿性の包装を施す．
				8.1.2.	点鼻液剤	通例，気密容器とする．製剤の品質に水分の蒸散が影響を与える場合は，低水蒸気透過性の容器を用いるか，又は低水蒸気透過性の包装を施す．
9	直腸に適用する製剤	9.1.	坐剤			通例，密閉容器とする．製剤の品質に湿気が影響を与える場合は，防湿性の容器を用いるか，又は防湿性の包装を施す．
		9.2.	直腸用半固形剤			通例，気密容器とする．製剤の品質に水分の蒸散が影響を与える場合は，低水蒸気透過性の容器を用いるか，又は低水蒸気透過性の包装を施す．

表 9.34 つづき

製剤各条	大分類		中分類		小分類	基本的要求事項
		9.3.	注腸剤			通例，気密容器とする．製剤の品質に水分の蒸散が影響を与える場合は，低水蒸気透過性の容器を用いるか，又は低水蒸気透過性の包装を施す．
10	腟に適用する製剤	10.1.	腟錠			通例，密閉容器とする．製剤の品質に湿気が影響を与える場合は，防湿性の容器を用いるか，又は防湿性の包装を施す．
		10.2.	腟用坐剤			通例，密閉容器とする．製剤の品質に湿気が影響を与える場合は，防湿性の容器を用いるか，又は防湿性の包装を施す．
11	皮膚などに適用する製剤	11.1.	外用固形剤			通例，密閉容器とする．製剤の品質に湿気が影響を与える場合は，防湿性の容器を用いるか，又は防湿性の包装を施す．
		11.2.	外用液剤			通例，気密容器とする．製剤の品質に水分の蒸散が影響を与える場合は，低水蒸気透過性の容器を用いるか，又は低水蒸気透過性の包装を施す．
		11.3.	スプレー剤			本剤のうち，定量噴霧式製剤は，別に規定するもののほか，適切な噴霧量の均一性を有する．
				11.3.1.	外用エアゾール剤	通例，耐圧性の容器とする．
				11.3.2.	ポンプスプレー剤	通例，気密容器とする．製剤の品質に水分の蒸散が影響を与える場合は，低水蒸気透過性の容器を用いるか，又は低水蒸気透過性の包装を施す．
		11.4.	軟膏剤			通例，気密容器とする．製剤の品質に水分の蒸散が影響を与える場合は，低水蒸気透過性の容器を用いるか，又は低水蒸気透過性の包装を施す．
		11.5.	クリーム剤			通例，気密容器とする．製剤の品質に水分の蒸散が影響を与える場合は，低水蒸気透過性の容器を用いるか，又は低水蒸気透過性の包装を施す．
		11.6.	ゲル剤			通例，気密容器とする．製剤の品質に水分の蒸散が影響を与える場合は，低水蒸気透過性の容器を用いるか，又は低水蒸気透過性の包装を施す．
		11.7.	貼付剤	11.7.1.	テープ剤	通例，密閉容器とする．製剤の品質に湿気が影響を与える場合は，防湿性の容器を用いるか，又は防湿性の包装を施す．
				11.7.2.	パップ剤	通例，気密容器とする．製剤の品質に水分の蒸散が影響を与える場合は，低水蒸気透過性の容器を用いるか，又は低水蒸気透過性の包装を施す．
生薬製剤関連製剤各条						
生薬関連製剤						基本的要求事項
1	エキス剤					気密容器とする．
2	丸剤					通例，密閉容器又は気密容器とする．
3	酒精剤					気密容器とする．
4	浸剤・煎剤					通例，気密容器とする．
5	茶剤					通例，密閉容器又は気密容器とする．
6	チンキ剤					気密容器とする．
7	芳香水剤					気密容器とする．
8	流エキス剤					気密容器とする．

い．米国薬局方の hermetic container，英国薬局方および EU 薬局方の airtight container に相当する．一般的にはアンプル，バイアルであるが，注射液を封入した注射筒もこれに入る．

遮光とは，通常の取扱いにおいて，内容医薬品を光の影響から保護することができることと定義している．遮光に関して，日局 16 一般試験法〈*7.01*〉「注射剤用ガラス容器試験法(5)着色容器の遮光性試験」において具体的な規定を行っている．

日局 16 の製剤総則に規定する製剤の容器・包装に関する記述は基本的な要求事項であり，表 9.34 に示す．

また，代表的な製剤の医薬品の包装形態の事例を図 9.58 に示す．

2) 製剤の包装

a) 固形製剤

(i) 錠剤・カプセル剤

これら製剤の包装形態の進歩をみると，それまでの紙箱，紙袋，ガラス瓶やかんを使用する容器包装に加えて，1950 年代初期にストリップ包装 strip package (SP) が導入され，たちまちのうちに主要包装形態となった．さらに 1960 年代中頃に PTP (press through package；Blister package ブリスター包装ともいう) が登場した．PTP が誕生するとその利点，すなわち SP よりコンパクト，取り出しやすい，生産性にすぐれるなどの点から SP を凌駕し，これら製剤の包装形態の主流となり，現在にいたっている．

錠剤やカプセル剤，あるいは散剤・顆粒剤など固形製剤では，保存中に吸湿すると主剤の分解，

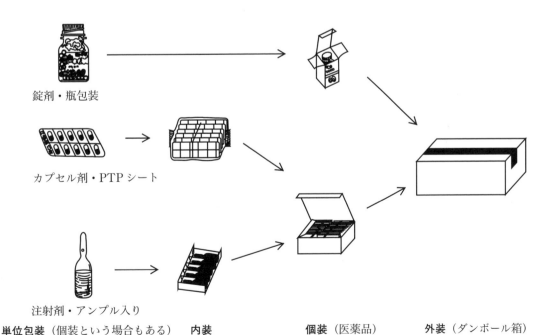

図 9.58 医薬品の包装形態の事例

崩壊性・溶出性の変化，着色・固化・潮解などの外観変化，かびの発生など種々の変質が生じ，品質劣化を生ずる．固形製剤の包装では，品質保持の点から防湿性が重要視される．

容器（瓶やかん）包装としては，古くからガラス瓶が使われてきた．透明性にすぐれているが，重い，割れやすいなどの欠点から，軽い，割れにくいなどの利点のある金属かんやプラスチック容器が使われるようになってきた．これらの容器で防湿性が必要とされる場合には乾燥剤が用いられるが，共通点としてキャップと容器本体とのシール性が重要である．これに加えて金属かん本体にシールがあるものについてはシール部分の透湿性，プラスチック容器の場合には容器自体の透湿性が問題となる．

プラスチック容器や，プラスチックフィルムを用いる SP および PTP では防湿性，成形性，取り出しやすさなどの利便性などの点から，包材の種類［多層フィルム（ラミネートフィルムともいう）の場合にはその構成］および厚さを選定する．SP，PTP に用いられる代表的フィルムの透湿性（防湿性の反対）を表 9.35 に示す．

PTP の包材はアルミニウムとポリ塩化ビニル（PVC）の組合せが主に用いられてきたが，防湿性の向上や環境汚染防止から廃棄物処理に問題が少ない新しい素材や多層フィルムが開発されている．表 9.35 においてアルミ箔（20 μm）は透湿度がゼロであるが，20 μm より薄い場合にはピンホールの発生の可能性があり，一般的にはゼロではない．

なお，フィルムの水蒸気透過度は次式で表される．

$$q = k \cdot A \cdot \Delta P \cdot t / L$$

q：水蒸気透過量　　　ΔP：フィルム両側の水蒸気圧差
k：フィルムの透湿係数　t：時間
A：フィルムの透湿面積　L：フィルムの厚さ

医薬品に使用するプラスチック容器については，日局 16 一般試験法〈7.02〉「プラスチック製医薬品容器試験法」および日局 16 参考情報 G 7「プラスチック製医薬品容器」があり，規定に適合したものを使用しなければならない．

(ii) 散剤および顆粒剤

これらの製剤の包装形態には，容器包装と分包包装に大別される．最近は，分包包装が主体で

表 9.35　SP 包装・PTP 包装に用いられるフィルムの透湿度

フィルム		透湿度
材料	厚さ（μm）	g/m²/24 hr
セロファン	23	800〜1000
硬質ポリ塩化ビニル	30	29〜34
低密度ポリエチレン	30	15〜20
高密度ポリエチレン	30	7〜8
アルミニウム箔	20	0

（前川秀行（1972）月刊薬事, **14**, 2045-2049 より）

あり，フィルムの加工技術および包装機械の進歩によりセロファン，プラスチック，あるいはアルミ箔などからなるすぐれた性能をもった多層フィルムを使用したものが主体である．

容器包装は錠剤やカプセル剤の場合と同じく，主に薬局での調剤用であるので，ある程度まとまった量の包装である．

b) 液体剤
(i) 注射剤

10 mL ぐらいまでの小容量注射剤は主にガラス製アンプルおよびバイアルが使われている．プラスチック製アンプルの登場もあるが，まだ多くはない．最近では，ガラス製またはプラスチック製の注射筒にあらかじめ注射液を充てんしたプレフィルド・シリンジ prefilled syringe も上市されている．

注射剤の容器は内容医薬品に対して吸着など物理化学的影響を与えず，生理的に有害物質が容器から溶出せず，また完全な密封性をもち，微生物による汚染を防ぐものでなければならない．この点，ガラス製アンプルが最も信頼性の高い容器と考えられ，用いられてきた．しかし，ガラス製アンプルには，アルカリ溶出の問題と開封時に発生する微小ガラス片の混入の可能性，流通や取り扱い時の破損が弱点である．

抗生物質などの凍結乾燥製剤（用時溶解型の固形注射剤）は小型バイアルが主に用いられる．無菌状態のもとゴム栓でバイアルに封をし，アルミニウムキャップで巻き締めて密封する．バイアル瓶包装ではガラス製アンプルの欠点はかなり解決されるが，ゴム栓の使用による問題がある．1つには，ゴム栓がガラスほど化学的に不活性ではないことにより，内容医薬品とゴム栓の構成物質との反応，ゴム栓への主剤の吸着，あるいはゴム栓からの溶出物の出現などの問題を生ずることがある．いま1つには，使用時に注射針の針刺しで，ゴム栓からの破片，異物の混入（コアリング coring という）にも注意しなければならない．これらの防止策として，新しい材質のゴム栓，不活性物質を使用した二重構造のゴム栓，あるいはコーティングを施したゴム栓などが開発されている．

大容量，例えば 500 mL の輸液注射剤の場合，かつてはガラス製の輸液バイアルが用いられていたが，現在では有用性のあるプラスチック材料の開発とプラスチックの成形技術の進歩によってプラスチックボトル，あるいはプラスチックバッグ入りの輸液剤に変わってきている．これらの包材としてポリ塩化ビニル（PVC），ポリエチレン（PE），ポリプロピレン（PP），その他新しいプラスチック材料などが使用されるが，内容医薬品との相互作用，包材からの異物の溶出などについて十分に検証したうえ，使用しなければならない．

日局 16 の注射剤の容器試験としては，「注射剤用ガラス容器試験法」〈7.01〉，「プラスチック製医薬品容器試験法」〈7.02〉の「プラスチック製水性注射剤容器」と「輸液用ゴム栓試験法」〈7.03〉が収載されている．

光に対する安定性が弱い薬剤に対して着色アンプルが用いられるが，これらに対しては「注射剤用ガラス容器試験」に「(4)着色容器の鉄溶出試験」と「(5)着色容器の遮光性試験」が規定さ

れている．しかし，光に対してきわめて不安定な薬剤の場合，着色アンプルだけでは遮光効果が不十分で，着色容器の外装により完全な二次遮光包装を必要とする．

(ii) 点眼剤

点眼剤は，通例5〜15 mLの容量のプラスチック容器で，多数回繰り返し使用されるものが主流である．しかし，長期にわたって繰り返し使用する容器では，1回量を取り出すごとに汚染の危険性があり，近年，1回使用を目的とした0.4 mL程度の容器が市販されるようになっている．これは，薬液に保存剤の配合が不要などの利点があること，および容器の成形，薬液の充てんから密封まで人手を介在させない，いわゆるblow-fill-seal-systemの技術の開発，改良により高品質，低コストの製造法が確立されたことによるものである．

容器材質については，注射剤と同じく「プラスチック製医薬品容器試験法」と薬発第336号「点眼剤用プラスチック容器の規格及び試験法」に適合するものでなければならない．

(iii) 一般液剤

内用液剤やシロップ剤，外用液剤の容器は，ガラス製あるいはプラスチック製の容器が使われる．

水虫薬等の外用剤は点眼剤と間違いやすい容器形状などであってはならないし，間違いのない，みやすい表示が義務付けられている．

c) 半固形製剤

(i) 軟膏剤

軟膏剤の容器は，多くは押し出しチューブ包装であり，容器（つぼ）包装もある．チューブは金属チューブもあるが，主流はプラスチックの多層フィルムチューブである．容器包装は，医薬部外品や化粧品に使用されるが，病院あるいは薬局向けの大容量にも使用される．かつてはガラス瓶が主流であったが，最近ではプラスチック製のものが多くなっている．

(ii) 坐 剤

最近の主流はプラスチック製コンテナ（容器）入りの坐剤である．坐剤は包材の成形・坐剤薬剤の充てん・冷却成形・シールの操作を1台の機械で連続して製造される．坐剤の成形と破損防止の点から，コンテナ自体ある程度剛性のある包材が選択される．

9.13.2 ▶▶ 医薬品包装と表示

医薬品包装において品質確保は重要な課題であるが，医薬品を間違いなく正しく，しかも使いやすい包装形態にすることも，これまた重要である．

医薬品包装の表示，情報提供について2つの面がある．1つは一般消費財と共通する商業上のデザインである．もう一点は医薬品としての表示・情報提供であり，医薬品の適正使用を図るために薬事法令で規定される．「直接の容器等の記載事項（法50条，51条）」において製造販売業者の氏名(名称)および住所，製品の名称，製造番号，内容量，その他の項目が定められている．

「添付文書等の記載事項（法52条，53条）」において用法，用量など必要な事項を規定しており，またこれらの表示における「記載禁止事項（54条）」が定められている．医療用医薬品，一般用医薬品それぞれの添付文書の記載事項要領について行政指導として詳細に規定している．これらの記載に関して誤りがないこと，必要なすべての事項がわかりやすく，簡潔に記載されていることは必須であるが，この他にみやすい，読みやすい工夫も必要である．

9.13.3 ▶▶ 医薬品包装の安全対策

医薬品包装における安全対策について主なものを紹介する．誤用防止のための表示や識別コード，アメリカで発生した店頭販売医薬品への毒物混入事件（タイレノール Tylenol 事件）を教訓にした改ざん防止包装 tamper resistant packaging（TRP；改ざんされていることが一目で判る包装），誤飲による小児の医薬品中毒を防止する小児安全容器 child resistant packaging（CRP；幼児・小児には開封が困難であるが，大人には開封，再封とも容易にできる），注射剤投与前の薬液調製の手間と時間をはぶき，間違いや調製時における細菌汚染防止に有効なプレフィルド・シリンジ（製造段階で注射筒に充てんされた注射剤）などがある．特に，凍結乾燥製剤では注射時に溶解液を加えて注射液として用いなければならないが，この操作での混同や間違い，細菌汚染，さらには調製時の注射針による怪我などの危険もある．あらかじめ注射筒に凍結乾燥粉末と薬液を2室に隔離して充てんし，使用時に注射筒ポンプを押すだけで容易に混合・溶解することができ，先の問題点の解消に有効な2室タイプのプレフィルド・シリンジがある．

また，環境保全のための廃棄物処理は，いまや重要な課題であり，「容器包装に係る分別収集及び再商品化の促進等に関する法律」（通称，容器リサイクル法）が平成7年度より実施されている．これらを配慮して省資源・廃棄物削減の観点から医薬品包装についても形態，使用包材の種類と量を選定しなければならない．

参 考 図 書

1) 日本薬局方解説書編集委員会（2011）第十六改正日本薬局方解説書，廣川書店
2) 日本公定書協会（2011）第十六改正日本薬局方，じほう
3) 杉原正泰（1984）医薬品の包装設計，南山堂

（三宅康夫）

9.14 演習問題

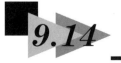

錠剤の製造に関する記述のうち，正しいものの組合せはどれか．

a 顆粒圧縮法は直接粉末圧縮法に比較して，製造工程を短縮できる利点がある．
b アスピリン錠は，一般に湿式顆粒圧縮法により製造される．
c キャッピングの発生原因として，結合剤の不足があげられる．
d 滑沢剤の添加量が多すぎると，錠剤硬度が低下する．

1 (a, b)　　2 (a, c)　　3 (a, d)
4 (b, c)　　5 (b, d)　　6 (c, d)

(90回国試)

問 9.2　固形製剤に用いられる添加剤（A～D）と用途（a～d）の関係について，正しい組合せはどれか．

添加剤
A　ヒドロキシプロピルメチルセルロースフタレート
B　ポビドン
C　エチルセルロース
D　カルメロースカルシウム

用　途
a　腸溶性コーティング剤
b　結合剤
c　崩壊剤
d　徐放性コーティング剤

	A	B	C	D
1	a	b	d	c
2	c	d	a	b
3	c	b	d	a
4	a	c	b	d
5	b	d	a	c

(89回国試)

問 9.3　日本薬局方収載のマクロゴール類及びマクロゴール軟膏に関する記述の正誤について，正しい組合せはどれか．

a　マクロゴール類はエチレンオキシドと水との付加重合体である．
b　マクロゴール400は，常温で粘稠性のある液である．
c　マクロゴール軟膏は，マクロゴール4000とマクロゴール6000の等量混合物である．
d　マクロゴール軟膏は，油脂性基剤として用いられる．

	a	b	c	d
1	誤	誤	正	正
2	誤	正	誤	正
3	正	正	誤	誤
4	正	誤	誤	正
5	誤	正	正	誤

(90回国試)

問 9.4　無菌製剤の製剤添加剤に関する記述のうち，正しいものはどれか．
1．日本薬局方インスリン注射液には，等張化剤として塩化ナトリウムが添加されている．

2．用時溶解して用いる注射剤には，賦形のみを目的とする添加剤を加えてはならない．
3．ブドウ糖輸液製剤には，通例保存剤を添加する．
4．点眼剤には，pHを調整する目的で無害の酸またはアルカリを加えてはならない．
5．塩化ベンザルコニウムは，点眼剤用保存剤としても用いられる．

(91回国試)

問 9.5 滅菌に関する記述のうち，正しいものの組合せはどれか．
a 最終滅菌を適用できる医薬品には，通例，10^{-6}以下の無菌性保証水準が得られる条件で滅菌を行う．
b 最終滅菌法では，生存菌数（生存率）を1/100に低下させるのに要する時間（または線量）を decimal reduction value（D値）という．
c 微生物殺滅法における方法の1つに照射法がある．
d 微生物殺滅法におけるガス法では，塩素ガスが広く用いられている．
e 微生物由来の発熱性物質は，高圧蒸気法やろ過法（孔径$0.22\mu m$フィルター）で破壊あるいは除去できる．

1 (a, b)　2 (a, c)　3 (b, c)
4 (b, e)　5 (c, d)　6 (d, e)

(91回国試)

問 9.6 硫酸亜鉛0.1gとホウ酸0.65gからなる点眼剤を50mL調製するとき，等張化のために必要な塩化ナトリウムの量（g）に最も近い値はどれか．ただし，硫酸亜鉛及びホウ酸の食塩価は，それぞれ，0.15および0.5とする．

1．0.1　2．0.3　3．0.5　4．0.7　5．1.1　6．1.4

(90回国試)

問 9.7 以下の各記述の正誤について記せ．
1．製剤均一性試験法は，個々の製剤の間での主薬の含量均一性の程度を示すための試験法である．したがって，単剤または配合剤に含まれる個々の有効成分に対して適用される．
2．製剤均一性試験法中の質量偏差試験は，有効成分濃度（有効成分質量を製剤質量で割ったもの）が均一であるという仮定で行われる試験であり，すべての製剤に適用できる．
3．溶出試験法は，経口製剤について溶出試験規格に適合しているかどうかを判定するために行うものであるが，併せて著しい生物学的非同等を防ぐことを目的として

いる．溶出試験法には，回転バスケット法，パドル法，フロースルーセル法の3法がある．

4．崩壊試験法は，製剤中の有効成分が完全に溶解するかどうかを確認することを目的としている．

5．崩壊試験法において，補助盤は医薬品各条で規定されている場合のみ，使用できる．

6．発熱性物質試験法は，発熱性物質の存在をカブトガニの血球抽出成分を用いて試験する方法である．

7．「注射用水」は，エンドトキシン試験法を行う必要はない．

8．浸透圧測定法は，試料のオスモル濃度を凝固点降下法により測定する方法である．

9．注射剤および輸液中の不溶性微粒子試験法は，混在してはならない不溶性微粒子を試験する法であり，第1法（光遮蔽粒子計数法）または第2法（顕微鏡粒子計数法）で試験する．

10．注射剤用ガラス容器試験法には，アルカリ溶出試験，着色容器の鉄溶出試験および着色容器の遮光性試験が規定されている．

問 9.8 日本薬局方に収載されている製剤に関連した試験法に関する記述の正誤について，正しい組合せはどれか．

a 溶出試験法には，回転バスケット法，パドル法，フロースルーセル法があり，試験に用いる方法は医薬品各条で規定されている．

b 崩壊試験法において，腸溶性の製剤に対しては第2液のみによる試験を行う．

c 含量均一性試験法において，個々の含量から判定値を計算し，その値と個々の含量との偏差(%)が限界値以内のときは適合とする．

	a	b	c
1	正	正	誤
2	誤	正	正
3	正	誤	誤
4	誤	誤	正
5	正	誤	正
6	誤	正	誤

(88回国試)

問 9.9 日本薬局方一般試験法に関する記述のうち，正しいものの組合せはどれか．

a 崩壊試験法は，内用固形製剤からの主成分の溶出を調べ，生物学的同等性を保証する方法である．

b 浸透圧測定法は，試料のオスモル濃度を凝固点降下法を用いて測定する方法である．

c 点眼剤の不溶性微粒子試験法は，点眼剤中の不溶性異物の溶解性を調べる方法である．

d 輸液用ゴム栓試験法は，輸液として用いる注射剤に使用する内容100 mL以上の

容器に用いるゴム栓を試験する方法である．

1　(a, b)　　2　(a, c)　　3　(a, d)
4　(b, c)　　5　(b, d)　　6　(c, d)

(89回国試)

問9.10 日本薬局方の試験法に関する記述のうち，正しいものはどれか．

1．直径20.0 mm以上の大きさの製剤，腸溶性の製剤，徐放性の製剤及び溶出試験の適用を受ける製剤には，崩壊試験法を適用しない．
2．軟カプセル剤の質量偏差試験法は，内容物が固形ではないため内容物を含むカプセル全質量について行う．
3．溶出試験法の1つに，フロースルーセル法がある．
4．プラスチック製医薬品容器試験法の透明性試験第1法は，容器表面に凹凸やエンボス加工がある容器の試験に適用できる．
5．輸液用ゴム栓は，溶血性試験を行う必要はない．

(91回国試)

問9.11 日本薬局方一般試験法に関する記述のうち，正しいものの組合せはどれか．

a　容器に10 mLを超えて充てんされた注射剤で，エンドトキシン試験法の適用が困難な場合は，発熱性物質試験法を用いることができる．
b　発熱性物質試験法はエンドトキシン以外の発熱性物質をも検出しうるため，注射用水には発熱性物質試験法が適用される．
c　熱質量測定法（TG）では，試料の温度上昇にともなって起こる融解や多形転移などの相変化を検出することができる．
d　溶出試験の適用を受ける製剤には，崩壊試験法を適用しない．

1　(a, b)　　2　(a, c)　　3　(a, d)
4　(b, c)　　5　(b, d)　　6　(c, d)

(90回国試)

演習問題の正解と解説

第1章 総論

問 1.1 正解 3

解説 a．誤．製造承認前に行われる臨床試験は，第Ⅰ相から第Ⅲ相までである．第Ⅰ相試験は，健康な男子成人を用いた小規模の試験，第Ⅱ相試験と第Ⅲ相試験は，適応対象となる疾患の患者を用いたもので，第Ⅱ相は小規模な試験，第Ⅲ相は二重盲検試験による大規模な臨床試験である．第Ⅳ相試験は副作用の市販後調査であり，医薬品の承認後に行われる臨床試験である．

b．正．GCP は「医薬品の臨床試験の実施に関する基準」であり，これにしたがって臨床試験を行う．

c．正．上記 a の解説に述べたように，第Ⅱ相と第Ⅲ相の臨床試験は，被験薬の適応対象となる疾患をもつ患者を用いて行われる．

d．誤．GMP は「医薬品の製造管理及び品質管理に関する基準」で，非臨床試験に関するものではない．

問 1.2 正解 4

解説 a．誤．サリドマイド事件がきっかけで認識されたもので向精神薬に限らず，C型肝炎治療薬，抗凝血薬，ホルモン系薬，抗てんかん薬など多数ある．

b．誤．被験者の同意が必要．

c．誤．活性プラセボとは，治験薬と同系統の効果を持ち，しかもすでに評価が確立されている薬のこと．

d．正．薬効を厳密に評価するための方法が二重盲検法である．

問 1.3 正解 1

解説 a．正．GCP（Good Clinical Practice）によって規制されている．委員5人以上で，そのうちの1人は医学・薬学以外の専門外の委員を加えることと，最近では当該医療機関以外からの委員を加えることになっている．

b．正．基本的にはヘルシンキ宣言に基づくもので，重要なことは被験者の人権・安全を最も重視するという点である．

c．誤．いわゆるインフォームドコンセントのことで，「説明と同意」は被験者に十分な説明をした上で「文書」で同意を得なければならない．

d．正．上記インフォームドコンセントを得るための説明の内容は次のような事項を含む必要がある．1) 治験の目的，2) 治験の方法，3) 予想される利益，4) 可能性のある危険，5) 治験への参加の同意の任意性，6) 同意撤回の任意性．すなわち，いったん治験への参加を同意したとしても被験者はそれを撤回することができる．当然同意を撤回されたら，その被験者の治験は中止しなければならない．

e．誤．まぎらわしいかもしれないが，これは上記の同意撤回の任意性とは異なる問題である．治験は当初設定したプロトコルに従って行われなければならないので，途中で投与量を変更することは許されない．これはむしろ統計学上の問題であって，プロトコルを途中で変更すると統計学的処理が不可能となるからである．

問 1.4 正解 7

解説 a．誤．治験コーディネーターの略語が CRC であることは正しいが，これは Clinical Research Coordinator の略である．英語そのものを理解していれば間違えることはないだろう．

b．誤．終末医療は，terminal care とでもいうべきである．EBM (Evidence-based Medicine) は「根拠に基づいた医療」のこと．

c．正．治験審査委員会とは，臨床試験（治験）の目的や実施計画書（プロトコル）が科学的・倫理的に問題がないかどうかを審査する委員会で，治験が実施される施設（病院）に設置される．医学関係の専門家でない委員と，利害関係を有しない院外者を含めることが要求されている．

d．正．臨床試験はこの GCP に準拠して行われるが，新しい GCP が 1999 年 4 月から完全実施された．

e．誤．製薬企業の医薬情報担当者を MR と呼ぶが，これは Medical Representative の略である．古くは，プロパーと呼ばれた．

第 2 章　基礎理論

問 2.1 正解 3

解説 a．正．問題文にもあるように，標準自由エネルギー変化 $\Delta G°$ と平衡定数 K との間には $\Delta G° = -RT \ln K$ なる関係がある．

b．正．反応の標準エンタルピー変化 $\Delta H°$ と平衡定数 K との間には次式の関係がある．

$$\ln K = -\frac{\Delta H°}{RT} + 定数$$

したがって，横軸に絶対温度 T の逆数，縦軸に $\ln K$ をとってプロットすると直線が得られ，その勾配（$-\Delta H°/R$）から反応の標準エンタルピー変化を求めることができる．

c．正．一般に，反応速度定数 k と絶対温度 T との関係は次式（アレニウス式）で示されるので，反応速度定数は $e^{-Ea/RT}$ に比例するという関係にある．

$$k = A \cdot e^{-Ea/RT}$$

d．誤．Gibbs 自由エネルギー G は，エンタルピー H，エントロピー S，および絶対温度 T の関数であり，$G = H - TS$ なる関係がある．

問 2.2 正解 5

解説 a．正．疎水結合は疎水部分の会合により生ずる自由水の増加に伴うエントロピーの増大が推進力となって起こる．

b．誤．水中におけるイオン間の結合力は，アルコールなどを添加して溶媒の誘電率を減少させ

ると増大する（イオン間の結合力は誘電率に反比例する）．

c．正．電荷移動型結合は電子を放出しやすい分子Dから電子を受け取りやすい分子Aへの部分的な電子の移動によって起こるが，このときD，Aいずれにもない新しい吸収帯が近紫外部に出現する．

d．正．電気陰性度の大きいフッ素，酸素あるいは窒素原子などに結合している水素原子を挟んで，他の電気陰性度の大きい原子などとの間に起こる静電的な結合を水素結合という．

問 2.3 [正解] 5

解説　a．正．溶質の種類に関係なく，溶液中の溶質分子あるいはイオンのモル数のみに依存する性質を束一性という．希薄溶液における蒸気圧降下，沸点上昇，凝固点降下，浸透圧は束一的性質を示す．

b．誤．モル凝固点降下定数は溶媒に固有の値であり，溶媒によって異なる．

c．誤．グルコースは非電解質，NaClは電解質である．電解質であるNaCl水溶液では解離によって分子とイオンの総数が多くなるため，同じモル濃度のグルコース水溶液に比べると凝固点は低くなる．

d．正．血液（血清）の浸透圧と等しい浸透圧をもつ溶液を等張溶液という．0.9％食塩水や5％グルコース水溶液は代表的な等張溶液である．

問 2.4 [正解] 3

解説　三塩基酸（H_3Y）は次式のように解離する．

$$H_3Y \underset{}{\overset{pK_{a1}}{\rightleftharpoons}} H_2Y^- \underset{}{\overset{pK_{a2}}{\rightleftharpoons}} HY^{2-} \underset{}{\overset{pK_{a3}}{\rightleftharpoons}} Y^{3-}$$

a．正．曲線の交点AのpHはpK_{a1}に相当するので，H_3YとH_2Y^-のモル比は1：1となる．

b．正．点DのpHでは第一解離の平衡がH_2Y^-側に，また点EのpHでは第二解離の平衡がHY^{2-}側にほとんど傾いている．

c．正．曲線の交点BのpHは第二解離のpK_aに相当する．

d．正．pH 14では，第三解離の平衡がほとんどY^{3-}側に傾いており，HY^{2-}は10％以下である．

e．誤．pH 7（pH 10以下）ではY^{3-}はほとんど存在していないし，三種の化学種，H_2Y^-，HY^{2-}，Y^{3-}が同量となるようなpHは存在しない．

問 2.5 [正解] 5

解説　a．正．曲線ABCの外側は一相領域，内側は二相領域である．極大点Bの温度を臨界溶解温度といい，この温度以上ではフェノールと水はいかなる割合でも完全に混和し，均一な溶液となる．

b．誤．高温で一相になる系では，一般的に混合熱は吸熱である．

c．誤．w_Fは，温度T_1におけるフェノールに対する水の飽和溶解度である．

d．誤．点Hでは，点Eと点Fの組成をもつ溶液の二相に分離するが，その重量比（点E組成をもつ溶液の重量／点F組成をもつ溶液の重量）はL_2/L_1である．

問 2.6 [正解] 5

解説　与えられたデータより，クロロホルム層中のAの濃度およびみかけの分配係数P_{obs}（C_o／

C_w) を求めると下表のようになる.

水層のpH	水層中のAの濃度 (mg/mL)	CHCl$_3$層中のAの濃度 (mg/mL)	P_{obs}
1	10.0	0	0
2	10.0	0	0
3	9.2	0.8	0.087
4	5.5	4.5	0.82
5	1.8	8.2	4.6
6	1.1	8.9	8.1
7	1.0	9.0	9.0
8	1.0	9.0	9.0

pHが高くなるに従ってP_{obs}が大となっているので,高pH域で非イオン形が多いことがわかる.よってAは弱塩基である.

また,pH7および8におけるP_{obs}は9.0と一定の値となっているので,この値はほぼ真の分配係数Pとみなして差し支えない.弱塩基ではPとP_{obs}との間には$P_{obs} = P/(1+10^{pKa-pH})$なる関係があり,pHが$pK_a$と等しくなる点では$P_{obs} = P/2 = 4.5$となる.上記の表より,pH5のとき4.6とこれに近い値になっているので,AのpK_aは約5と推定できる.

第3章 粉体の化学

問 3.1 正解 1

解説 沈降法による粒子径測定法に関する問題.実験結果をもとにストークスの式の理解を問う出題.

粒子径測定法の1つに沈降法がある.沈降法は,粒子が媒質中を沈降するときの終末沈降速度が一定で,かつ粒子径の大きさに関係するというストークスの式を利用して粒子径を求めるものである.

設問はアンドレアゼンピペットを用いた分散沈降法により,一定の深さでの分散粒子濃度(懸濁液濃度)は測定開始後ある時間まで変化しないが,沈降速度が大きい大粒子が沈み,沈降速度が小さい小粒子が分散しているようになると懸濁液濃度は減少する.さらに時間が経過すると小粒子もすべて沈降完了し,懸濁液濃度は0(ゼロ)となる.時間経過に伴う懸濁液濃度推移から粒子径の違いが判別できる.

問 3.2 正解 2

解説 集合体としての粉体の性質を考える場合に重要な,充てん性の特性値に関する計算問題.

$$空隙率(\varepsilon) = 1 - \frac{見かけの密度(\rho)}{真密度(\rho_0)}$$

$\rho = (1-\varepsilon) \times \rho_0 = (1-0.20) \times 1.6 = 1.28\,\mathrm{g/cm^3}$

一方,$\rho = \dfrac{粉体重量(W)}{かさ体積(V)}$ より

$$V = \frac{1280\,(\text{g})}{1.28\,(\text{g/cm}^3)} = 1.0 \times 10^3\,\text{cm}^3$$

粉体の見かけの体積（かさ体積）の10％増を容器内容積として見込むと，

$1.0 \times 10^3 \times 1.1\,\text{cm}^3$．

すなわち，$1.1 \times 10^3\,\text{cm}^3$が必要最小限度の容器の内容積となる．

問 3.3　[正解] 1

解説　固体表面に対するぬれに関する出題．直接法による接触角を取り扱った基本的問題．

a．角度Aを接触角 contact angle という．ぬれの程度を示す特性値で，接触角が小さいものほどぬれやすい．

b．aと矛盾するので誤り．

c．上記のぬれの分類で明らかなように正しい．

d．付着ぬれではなく浸漬ぬれである．

e．浸漬ぬれではなく付着ぬれである．

問 3.4　[正解] 5

解説　粉体の特性（比表面積，充てん性，安息角，粒子径など）．

a．粉砕により，一般的には，粒子の細分化による粒子径の減少，表面積の増大がみられる．

b．かさ密度は，粉体を容器に充てんして，単位体積当たりの質量を求める．この場合，体積は粒子間の空間や粒子内の空間を全部含んだ値であるので，真密度より小さい．

c．粉砕により，微粒子化すると付着性を生じ，流動しにくくなり，安息角は大きくなる．

d．個数平均径の場合，小さい粒子も大きい粒子も1個は1個としての重みをもつが，重量平均径の場合，大きい粒子の寄与が相対的に大きくなる．

問 3.5　[正解] 3

解説　a．平均粒子径には，面積平均径や体積平均径など，いくつかの定義があり，質量平均径 $\Sigma n_i d_i^4 / \Sigma n_i d_i^3$ は長さ平均径 $\Sigma n_i d_i^2 / \Sigma n_i d_i$ よりも大きい．

b．拡張ぬれは，気相中で固体面の一方から液体が薄膜状に拡散するぬれ方で，接触角 $\theta = 0°$ である．付着ぬれは，気相中で固体表面上に液体が接触付着するぬれ方で $90 < \theta \leq 180°$ である．したがって，拡張ぬれの接触角は付着ぬれの接触角よりも小さい．

c．エルダーの仮説が成立する場合，成分AおよびBのCRHを各々CRH(A)，CRH(B)とすると，混合物ABのCRHは，CRH(AB) = CRH(A) × CRH(B)で表される．CRHの値は ≤ 1 なので，混合物のCRHは個々のCRHより小さくなる．

d．安息角 δ の小さい粉体ほど流動性が大きい．

問 3.6　[正解] 2

解説　粉体の流動性，充てん性を問う問題．

1．粒子径が小さくなるにつれて粒子間相互作用が大きくなり，流動性は急激に悪くなる．

2．正しい．

3．滑沢剤には至適添加量が存在し，多すぎてもかえって流動性が悪くなる．

4．同じ組成の粉体であれば粒子径が小さいほど空隙率が大きくなり，粒子径が大きい範囲では

空隙率の変化はわずかで，ほぼ一定となる．
5. 同じ真密度をもつ粉体では，みかけ密度（かさ密度）が大きいほど充てん性がよく，流動性がよい．したがってオリフィスからの流出速度も大きくなる．

問 3.7 正解 5

解説 固体粒子・粉体の性質に関する問題．
a．無晶形は分子配列に規則性を欠いたもので，結晶に比べて低いエネルギー状態にある．
b．正しい．
c．粒子のぬれやすさは，Young の式からもわかるように固-液界面張力に依存する．
d．正しい．

粉体の性質については毎回出題されている．ガス吸着法や空気透過法では平均粒子径が求められるが，粒度分布は得られない．Young の式は覚えておきたい．粉体層がせん断によってすべりはじめるとき，せん断面にかかる垂直応力 $\sigma\gamma$ とせん断応力 $\tau\gamma$ 間にはクーロンの摩擦法則が成立する．

$$\tau\gamma = \sigma\gamma \tan\phi + C$$

ここで ϕ は有効内部摩擦角，$\tan\phi$ は有効内部摩擦係数，C はせん断付着力である．内部摩擦係数と付着力が小さいほど流動性は大きい．

問 3.8 正解 2

解説 エルダーの仮説と，仮説が成り立つ条件を問う問題．
エルダーの仮説によれば，水溶性粉体 A と B を混合した粉体の CRH は，混合比に依存せず，各々の粉体の CRH の積になる．
すなわち

$$\mathrm{CRH(AB)} = \mathrm{CRH(A)} \times \mathrm{CRH(B)}$$

したがって

$$\mathrm{CRH} = 0.7 \times 0.845 = 0.591 \quad \mathrm{CRH(\%)} = 59$$

第 4 章　溶解度と溶解速度

問 4.1 正解 1

解説 みかけの溶解速度定数（k）の単位（$\mathrm{cm^{-2} \cdot min^{-1}}$）より，Noyes-Whitney 式を用いる．
〈基本式〉

$$\frac{dC}{dt} = k \cdot S(C_\mathrm{s} - C)$$

t：時間
C：時間 t における薬物濃度
S：薬物の表面積
k：みかけの溶解速度定数
C_s：薬物の溶解度

本文より，$C_\mathrm{s} = 2.0\,\mathrm{mg/mL}$，$S = 1\,\mathrm{cm^2}$ である．5 分後のデータを代入して，

$$\frac{0.100\,\mathrm{mg/mL}}{5\,\mathrm{min}} = k \cdot 1\,\mathrm{cm^2} \times (2.0\,\mathrm{mg/mL} - 0.100\,\mathrm{mg/mL})$$

問題文中のシンク条件より $C_\mathrm{s} \gg C$ とすると，$C_\mathrm{s} - C = C_\mathrm{s}$ とおくことができるので，

$$\frac{0.100 \text{ mg/mL}}{5 \text{ min}} = k \cdot 1 \text{ cm}^2 \times 2.0 \text{ mg/mL}$$

$$k = 0.01 \text{ cm}^{-2} \cdot \text{min}^{-1}$$

問 4.2 正解 5

解説 Noyes-Whitney の式を用いて考える．この式の定義は，拡散律速において，溶解速度 dC/dt は溶質分子の溶解度 C_s と時間 t のときの溶液中の濃度 C との差（$C_s - C$）に比例する．

$$\frac{dC}{dt} = kS(C_s - C) \qquad k：溶解速度定数 \\ S：溶液に接する固体の表面積$$

変形して

$$\frac{dC}{C_s - C} = kS dt$$

両辺を積分して， $\quad -\ln(C_s - C) = kSt + $ 積分定数

$t = 0$ のとき，$C = C_0$ として，積分定数 $= -\ln(C_s - C_0)$ となる．
したがって，

$$-\ln(C_s - C) = kSt - \ln(C_s - C_0)$$

$C_s - C_0 \fallingdotseq C_s$ として変形すると，

$$\ln(C_s - C) = -kSt + \ln C_s$$

吸熱過程では，温度の上昇とともに溶解度は増大する．したがって，溶解度 C_s は温度が高いほど大きいので，T_1 より T_2 の C_s が大きい．すなわち，$t = 0$ のとき，y 軸との接点は T_2 のほうが高い値となる．

　グラフの傾きは，S が一定と考えて k に比例する．温度の高いほうが溶解速度が大きいので k の値は高くなる．したがって，T_2 の k の値が T_1 のそれより大きくなり，グラフの傾きは T_2 のほうが大きいことになる．

問 4.3 正解 3

解説 a．正．
b．誤．D は粘度に反比例するため，溶媒の粘度が増加すると，溶解速度は小となる．
c．誤．溶解速度は増大する．
d．正．

問 4.4 正解 4

解説
$$\frac{dC}{dt} = kS(C_s - C)$$

$$\frac{dC}{C_s - C} = kS dt$$

表面積 S が一定であるとして，積分すると，

$$\int \frac{dC}{C_s - C} = kS \int dt$$

$$-\ln(C_s - C) = kSt + 積分定数$$

初期条件である $t = 0$ のとき，$C = C_s/4$ を代入して，

$-\ln 3/4\, C_s = $ 積分定数

上式の積分定数に代入して，

$-\ln(C_s - C) = kSt - \ln 3/4\, C_s$

$C = 1/2\, C_s$ を代入すると，

$-\ln(C_s - 1/2\, C_s) = kSt - \ln 3/4\, C_s$

$kSt = \ln 3/4\, C_s - \ln 1/2\, C_s = \ln 3/2$

よって，$t = \dfrac{\ln 3/2}{kS}$

問 4.5 正解 3

解説　a．正．(1)式は Higuchi 式である．初期において $A \gg C_s$ なので，

$Q = (2DAC_s)^{1/2} \cdot t^{1/2} = kt^{1/2}$ と示すことができる．

b．誤．$A \gg C_s$ のときの式を微分すると，

$\dfrac{dQ}{dt} = \sqrt{\dfrac{DAC_s}{2t}}$

よって，薬物放出速度は時間の平方根の逆数に比例する．

c．誤．$Q = (2A \cdot D \cdot C_s \cdot t)^{1/2}$ となる．C_s を無視することはできない．

d．正．

第5章　界面現象

問 5.1 正解　解説

1．正．
2．誤．一般に温度が上昇すると，溶液の表面張力は減少する．
3．正．
4．正．
5．正．
6．正．
7．誤．HLB 値の大きい乳化剤は o/w 型の乳剤を安定させる．
8．正．

問 5.2 正解 5

解説　Gibbs の吸着式の $-C/RT$ の C，R，T の値は常に正の値を示すので，全体としては負の値となる．$d\gamma/dC$ は微少な濃度変化に対する表面張力の変化率であり，曲線 II，III では $d\gamma/dC < 0$ であり，$\Gamma > 0$ となる．曲線 I では $d\gamma/dC > 0$ であり，$\Gamma < 0$ となる．

a．誤．I 型の溶液は，$d\gamma/dC > 0$ より，$\Gamma < 0$ となり，負の吸着といわれる．

b．誤．II・III 型の溶液は，$d\gamma/dC < 0$ より，$\Gamma > 0$ となり，正の吸着といわれる．

c．正．

d．正．

e．誤．II 型の溶液は，界面活性物質（脂肪酸，アルコールなど）である．界面活性剤は III 型の

表面張力の変化を示す．

問 5.3　正解　2
解説
a．正．
b．誤．cmc 以上の濃度では界面活性剤の溶解した単分子状態分子とミセルが存在する．
c．正．Tween 系の非イオン性界面活性剤ではクラフト点は観察されない．
d．正．クラフト点は界面活性剤の融点との相関性が大きいと考えられ，アルキル鎖の長いイオン性界面活性剤では，クラフト点の温度は高くなる．

問 5.4　正解　5
解説
a．誤．①は表面張力，②は浸透圧を示している．
b．誤．屈曲点は，界面活性剤の cmc であり，それ以上の濃度で分子会合しミセルが形成される．
c．正．
d．誤．ミセル形成は非イオン性界面活性剤でも起こる．
e．誤．水溶液中では界面活性剤分子の親水基を外側に向け，非極性溶媒中では親油基を外側に向けたミセルが形成される．

問 5.5　正解　5
解説
a．誤．イオン性界面活性剤の水に対する溶解度はクラフト点以上の温度でミセルを形成し急激に上昇する．
b．正．
c．誤．HLB 値が大きい界面活性剤ほど親水性が高い．
d．正．ポリオキシエチレンソルビタン脂肪酸エステルは非イオン界面活性剤に分類され，ポリソルベート類（Tween 系）に分類される．

問 5.6　正解　5
解説　界面活性剤の混合物の HLB 値は式 5.10 で算出される．

$$\text{HLB} = \frac{W_a \text{HLB}_a + W_b \text{HLB}_b + \cdots\cdots}{W_a + W_b + \cdots\cdots} \tag{5.10}$$

$$\frac{3.7 \times (10-x) + 15.0 \times x}{10} = 11.6 \qquad x = 約 7.0$$

問 5.7　正解　5
解説
a．正．
b．誤．コロイド粒子のブラウン運動は，コロイド粒子と溶媒の無秩序な運動によって起こり，コロイド粒子は，一般にろ紙を通過するが，半透膜を通過しない．
c．誤．疎水性コロイドに少量の電解質を添加すると，凝集し沈降するのは，添加された電解質の中和作用により，コロイド粒子の電気二重層が破壊され，静電的反発が低下するためである．
d．誤．タンパク質などの親水コロイドは，アルコールなどの脱水剤と少量の電解質を添加すると凝集し沈降する．これをコアセルベーションという．

e．正．

問 5.8 正解 3
解説　a．誤．乳化剤の種類や濃度によって，w/o型エマルションの水滴の粒子径は変化する．
　　b．正．疎水性の懸濁粒子の表面では，イオンが吸着したり，水和層が形成されない．
　　c．正．電気二重層の存在で粒子は安定化している．
　　d．正．エタノールを添加すると，水の極性が下がり，コロイドに富む液相と，乏しい液相の2つに分離する．これをコアセルベーションという．

問 5.9 正解 5
解説　a．誤．コロイド分散では粒子はブラウン運動をする．Stokesの式が適用できるには，乳剤や懸濁剤など粗大分散である．
　　b．誤．親水コロイドは安定であるが，多量の塩類を加えると電解質イオンにより水和相の水が奪われ凝結する．
　　c．誤．クリーム分離（クリーミング）とは，分散媒と分散相の比重の差により分散相粒子が浮上したり沈降する現象である．
　　d．正．

問 5.10 正解 5
解説　a．誤．クリーミングを起こしたエマルションは振り混ぜると容易に再分散されもとのエマルションに戻るが，クリーミングがある段階をすぎると合一が起こりエマルションの型が決まる．
　　b．誤．内相と外相の容積率が等しいとき，用いる乳化剤のHLB値によりo/wかw/oかの最も安定なエマルションを生成し，25％以下，75％以上では安定性はよくないといわれている．
　　c．正．o/w型エマルションの生成には親水性の高い界面活性剤を用いる．
　　d．正．

第6章　レオロジー

問 6.1 正解 4
解説　a．誤．原点を通る場合がニュートン流動．
　　b．正．$[\eta] = KM^a$ 極限粘度 $[\eta]$ と高分子の分子量（M）の間には比例関係が成立する．
　　c．誤．チキソトロピーには下降曲線が上昇曲線の左側に位置してヒステリシスループを描く．
　　d．正．ダイラタント流動はせん断速度の増大とともに流動に対する抵抗が増大する．

問 6.2 正解 3
解説　a．正．流動が始まるせん断応力の大きさを降伏値という．
　　b．正．原点を通らない直線関係で示されるレオグラムを塑性流動という．
　　c．誤．温度が上昇すると粘性は小さくなり，傾き（$1/\eta'$）は大きくなる．
　　d．誤．降伏値以上の力により三次元構造が破壊されて流動性を生じる．

問 6.3 正解 1
解説　a．正．ニュートン流動．傾きは $1/\eta$ で温度が高くなると粘性が低下し傾きは大きくなる．
　　　b．誤．降伏値より小さいせん断応力では流動しない．
　　　c．正．ダイラタント流動．

問 6.4 正解 5
解説　a．誤．ニュートン流動の粘度は一定．
　　　b．正．降伏値があり，動き出すと粘度は一定値を示す．
　　　c．誤．ダイラタント流動ではせん断速度とともに粘度が増加する．
　　　d．正．チキソトロピーのヒステリシスループでは下降曲線は上昇曲線の左側に位置する．

問 6.5 正解 5
解説　a．誤．$S = \eta \cdot D$ または $D = 1/\eta \cdot S$ で表される．
　　　b．正．粘度の単位はパスカル秒（Pa・s）で表される．
　　　c．正．高分子の極限粘度 $[\eta]$，高分子の分子量 M には比例関係が成立する．
　　　　　$[\eta] = KM^{\alpha}$
　　　d．誤．密度が同じであるときは2倍といえるが，密度が異なる場合はいえない．
　　　e．正．回転粘度計にクエット型，ストーマー型がある．その他，ブルックフィールド型，コーンプレート型がある．

問 6.6 正解 1
解説　a．正．動粘度（ν）は粘度（η）を同温度の密度（ρ）で割ったものであり，単位は mm^2/s である．
　　　b．正．毛細管粘度計で算出できるのは動粘度である．液体の密度は動粘度の算出には直接は必要としない．
　　　c．正．チキソトロピーは非ニュートン流動体が示す．
　　　d．誤．ニュートン流動体の流動曲線も温度の影響を受ける．

問 6.7 正解 1
解説　a．正．毛細管粘度計を使用した場合，動粘度が求められる．
　　　b．正．回転粘度計はニュートン流動または非ニュートン流動に対して適用できる．
　　　c．誤．ペネトロメーターは軟膏の硬さの測定．
　　　d．誤．マックスウェルモデルはバネとダッシュポットが直列結合しており，フォークトモデルではこれらが並列結合している．

問 6.8 正解 4
解説　a．流動曲線は準粘性流動で約1％の鎖状高分子水溶液において見られる．
　　　b．塑性流動であり，軟膏剤に見られる．
　　　c．ダイラタント流動．

問 6.9 正解 問1－1，問2－2

解説 a．カードテンションメーター
b．ペネトロメーター
c．グリーン型二重円筒粘度計（回転粘度計）
d．スプレッドメーター
e．ストーマー型粘度計

第7章　医薬品の安定性と安定化

問 7.1 正解　3

解説　1次反応速度式 $\ln C = -kt + \ln C_0$ を用いて算出する．

30％が分解するということは70％が残存していることから $C = 0.7C_0$ である．また，半減期の式 $t_{1/2} = \ln2/k$ より，$k = \ln2/231 = 0.693/231 = 0.003\,\mathrm{h}^{-1}$ である．

求める t は，$C_0 = 1$ として，1次反応速度式を変形すると，

$t = (\ln C_0 - \ln C)/k = (\ln1 - \ln0.7)/0.003 = 0.357/0.003 = 119\,\mathrm{h}$ と求まる．

問 7.2 正解　2

解説　1次反応速度式 $\ln C = -kt + \ln C_0$ を用いて算出する．

残存量が95％まで低下するということは $C = 0.95C_0$ である．また，半減期の式 $t_{1/2} = \ln2/k$ より，$k = \ln2/500 = 0.693/500 = 0.001386\,\mathrm{day}^{-1}$ である．

求める t は，$C_0 = 100$ として，1次反応速度式を変形すると，

$t = (\ln C_0 - \ln C)/k = (\ln100 - \ln95)/0.001386 = 37.5\,\mathrm{day}$ と求まる．

問 7.3 正解　3，5

解説　1．正．本文の式（7.45）より，記載のとおりである．
2．正．酵素反応など反応速度において至適温度が存在する場合が当てはまる．
3．誤．通常の化学反応速度に対する温度の影響よりも大きい．
4．正．絶対温度 T において，反応前の系と反応後の系が平衡にあるとき，その平衡定数 K は，両状態の標準自由エネルギーの差 ΔG^0 で決まる．式では

$\Delta G^0 = \Delta H^0 - T\Delta S^0 = -RT\ln K$

この式を変形して　$\ln K = -\Delta H^0/RT + \Delta S^0/R$

この式を van't Hoff 式という．
5．傾斜が正であるとき，ΔH^0 が負であり，発熱反応であることを意味する．逆に ΔH^0 が正では吸熱反応を意味する．

ΔH^0 が正（吸熱反応）のとき，化学反応式における左から右への進行は反応温度が上昇すると平衡定数は増加し，生成物への移行がより進みやすくなる．

問 7.4 正解　2

解説　本文の式（7.8），式（7.33），および図7.7より，pHが1つ左側にずれること（pH3からpH2へ）は，図7.7において，$\log K_{\mathrm{obs}}$ が1大きくなることを意味する．すなわち，K_{obs} は10倍大きくなる．$t_{1/2} = \ln2/k$（$k = K_{\mathrm{obs}}$ とみなす）より pH2での $t_{1/2}$ は pH3での $t_{1/2}$ の1/

10 に相当する．すなわち，2 h である．

問 7.5　正解　4

解説　a．誤．イオンのモル濃度とイオン価数の 2 乗の積を加えあわせたものの 1/2 をイオン強度 I という．以下の式で示される．

$$I = \frac{1}{2}\Sigma C_i Z_i^2$$

C_i：i 種のイオン濃度　Z_i：i 種のイオン価

b．正．c．誤．d．誤．e．正．a の解説のとおり．

問 7.6　正解　4

解説　調製された薬物の A の 60 % がフリー体として存在し，残りの 40 % が分解しない複合体として存在する．すなわち，A の分解速度定数の 60 % に相当することから，求める k は，$k = 0.01 \times 0.6 = 0.006\,h^{-1}$ となる．

問 7.7　正解　2

解説　本文の図 7.1 および表 7.3 より，0 次反応速度式に従い分解する薬物 B は，半減期の 2 倍で消失する．すなわち，2 年後である．一方，1 次反応速度式に従い分解する薬物 A は 2 年後に初期濃度の 1/4 になる．本文の式（7.9）からも求めることができる．

問 7.8　正解　4

解説　a．誤．初期含量に無関係ということは，分解速度定数 k が薬物濃度に無関係であることを意味する．すなわち，k の単位が時間のみで示されるのは，1 次反応速度式である．

b．正．c．正．d．誤．n 次反応速度における k の単位は，濃度$^{1-n}$ × 時間$^{-1}$ として表せる．初期含量は初期濃度と見なしてよい．

問 7.9　正解　9

解説　a．誤．アレニウス式が成り立つと考えたとき，本文の図 7.11 より，グラフの傾きが等しいときに速度定数 k の比は温度に関わらず一定となる．しかしながら，3 つの異なる薬物 X, Y, Z の活性化エネルギー E_a が等しいとは限らないことから，3 つの薬物のアレニウスプロットの傾きが等しいとはいえない．したがって，40℃ のときに半減期の比が 25℃ のときのそれと同じであるとはいえない．

b．正．1 次反応速度式における分解速度定数 k は薬物濃度に依存しない．したがって，記載のとおりである．

c．正．本文の式（7.9）より，8 時間後のそれぞれの濃度は以下のようになる．

$[X] = (1/2)^4\,C_0 = 1/16\,C_0$

$[Y] = (1/2)^2\,C_0 = 1/4\,C_0$

$[Z] = (1/2)^1\,C_0 = 1/2\,C_0$

したがって，$[X]:[Y]:[Z] = 1:4:8$ になる．

問 7.10　正解　4

解説 a．誤．A 地点までは，グラフが直線であることから 0 次速度式に従っている．これは，固体アスピリンの溶解速度が溶液中のアスピリンの分解速度よりも速いために，溶液中のアスピリン濃度が飽和状態を維持しているために生じる現象である．
b．正．記載のとおり．
c．誤．a の解説のとおり．
d．誤．A 点以降では固体のアスピリンは存在しない．
e．正．a の解説のとおり．

問 7.11 [正解] 5

解説 a．誤．アスピリンの水溶液中における pH プロファイルである．本文の図 7.8 およびその説明を参照のこと．
b．正．記載のとおり．
c．誤．pH 2 以下では，分子形のアスピリンが水素イオン触媒により分解を受ける．
d．誤．アスピリンの pK_a は 3.5 付近である．したがって，pH 10 以上ではほぼ 100% がイオン形になっている．加水分解速度定数が増大するのは，水酸イオンが触媒となり，グラフの傾き $+1$ で示される．

問 7.12 [正解] 2

解説 水素イオンが触媒のときのグラフの傾きは -1，水酸化物イオンが触媒のときのグラフの傾きは $+1$ である．

$k_{\mathrm{pH1.0}} = 0.001$ より，$\log k_{\mathrm{pH1.0}} = -3$

$k_{\mathrm{pH11}} = 0.1$ より，$\log k_{\mathrm{pH11}} = -1$

この 2 点が通過する直線の交点がこの薬物の加水分解速度が最小となる pH に相当する．
グラフより，pH 5.0 において交差することから，正解は pH 5.0 である．

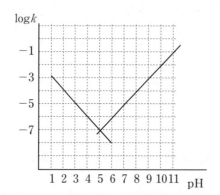

第 8 章　製剤化のための医薬品修飾

問 8.1 [正解] 5

解説 ここに示した薬物は未変化体としても活性を有しており，厳密にはプロドラッグとは呼ばない．

a．誤．フェノバルビタールがプリミドンの活性代謝物．ただしフェニトインと作用は類似している．

プリミドン　　フェノバルビタール　　フェニトイン

b．正．
c．正．
d．誤．ジアゼパムを活性代謝物とする親化合物はメダゼパムである．

メダゼパム　　ジアゼパム　　ニトラゼパム

e．正．

問 8.2　正解　d

解説　a．誤．カルモフールはフルオロウラシル（5-FU）の作用持続性を改善したプロドラッグであり，組織ターゲティングを目的として開発されたプロドラッグはドキシフルリジンである．
b．誤．スルタミシリントシル酸塩水和物は，抗菌性抗生物質のアンピシリンとその分解を抑えるために β-ラクタマーゼ阻害剤スルバクタムをエステル結合させたものである．
c．誤．カルボキシルエステラーゼ（CES）は気質特異性が異なる数種のアイソザイムが存在し，その発現には種差や臓器特異性が認められる．
d．正．
e．誤．酪酸プロピオン酸ヒドロコルチゾンは皮膚において抗炎症作用を発現した後，循環系に入ると加水分解されて活性の弱いヒドロコルチゾンに変換されることから，全身的副作用が少ない．プロドラッグとは対照的に，アンテドラッグと呼ばれている．

第 9 章　各種剤形と物理薬剤学

問 9.1　正解　6

解説　a：直接粉末圧縮法のほうが顆粒圧縮法に比較して製造工程は短縮できる．
b．アスピリンは，水分や熱による分解を防ぐため，乾式造粒法で用いて製錠する．
c．正しい．

d．正しい．

問 9.2 正解 1

解説 A．代表的な腸溶性コーティング剤．
B．ポビドンは，ポリビニルピロリドン（PVP）の別名であり，結合剤に用いる．
C．エチルセルロースは，不溶性フィルム基剤であり，徐放性コーティング剤に用いる．
D．カルメロースカルシウムは，カルボキシメチルセルロースカルシウム（CMC-Ca）の別名であり，崩壊剤に用いる．

問 9.3 正解 3

解説 a．正．マクロゴールの構造式は，$HOCH_2(CH_2OCH_2)_nCH_2OH$ で表される．マクロゴール 400 は n = 7～9，マクロゴール 4000 は n = 59～84 である．
b．正．マクロゴールの後の数値が大きいほど平均分子量が大きくなる．この値が大きくなるにつれて常温での性状は液体から固体になる．
c．誤．組成は，100 g 中に，マクロゴール 4000 が 50 g およびマクロゴール 400 が 50 g 含有する．性状は，本品は白色で，わずかに特異なにおいがある．
d．誤．マクロゴール軟膏は，水溶性基剤である．
　油脂性基剤として，油脂類，ろう類，炭化水素類などがあり，ウイテプゾールが汎用されている．乳剤性基剤として，クリーム，水中油型あるいは油中水型の乳剤性基剤，親水ワセリンなど，水を含まない乳剤基剤などがある．

問 9.4 正解 5

解説 1．誤．日本薬局方インスリン注射液の等張化剤としては，塩化ナトリウムではなく，濃グリセリンが添加される．
2．誤．賦形剤は加えてよい．
3．誤．保存剤はブドウ糖輸液製剤など，大量に投与するものには使用されない．
4．誤．点眼剤には，刺激を最小限に留めたり，溶解性，安定性を確保するために至適 pH に調整するために，酸またはアルカリは加えてよい．
5．正．点眼剤の保存剤としては，ベンザルコニウム塩化物，パラオキシ安息香酸エステル類，クロロブタノールおよびベンジルアルコールなどが用いられる．

問 9.5 正解 2

解説 1．正．
2．誤．D値は，微生物の死滅率を表す指標で，生菌数を 1/10 に低下させるのに要する時間または線量をいう．
3．正．
4．誤．ガス法では塩素ガスは用いられない．酸化エチレンガス，ホルムアルデヒドガス，二酸化塩素ガスが用いられる．
5．誤．微生物由来の発熱性物質は，主にエンドトキシンであり，これは，ろ過法や高圧蒸気法では破壊されず，乾熱法（少なくとも 250℃で 30 分）または超ろ過法を用いなければ，破壊または除去できない．

問 9.6　正解　1

解説　処方としては以下のようになる．

硫酸亜鉛	0.1 g
ホウ酸	0.65 g
塩化ナトリウム	y g
滅菌精製水	50 mL

硫酸亜鉛 0.1 g は，$cx = 0.15 \times 0.1 = 0.015$ g の塩化ナトリウムに相当．
ホウ酸 0.65 g は，$cx = 0.50 \times 0.65 = 0.325$ g の塩化ナトリウムに相当．
等張塩化ナトリウム溶液（生理食塩液）100 mL 中には，塩化ナトリウムが 0.9 g 溶解しているので，50 mL では，$0.9 \text{ g} \times 50 \text{ mL}/100 \text{ mL} = 0.45$ g となる．
したがって，等張化のために必要な塩化ナトリウム（y）は，
$$y = 0.45 - cx = 0.45 - (0.015 + 0.325) = 0.11 \text{ g}$$

問 9.7　正解　解説

1．正．
2．誤．製剤すべてに適用できるのは含量均一性試験法であり，質量偏差試験は，限られた製剤に適用される．
3．正．
4．誤．崩壊試験法は，製剤中の有効成分が完全に溶解するかどうかを確認することを目的としていない．
5．正．崩壊試験法において，補助盤は医薬品各条で規定されている場合のみ，使用できる．
6．誤．発熱性物質試験法は，発熱性物質の存在をウサギを用いて試験する方法である．問題文中の記述にあるカブトガニの血球抽出成分を用いて試験を行うのはエンドトキシン試験法である．
7．誤．「注射用水」には，エンドトキシン試験法を適用する規定がある．
8．正．
9．正．
10．正．

問 9.8　正解　3

解説　a．正．
b．誤．腸溶性製剤においては，第 1 液と第 2 液による試験を行う．
c．誤．第十五改正日本薬局方から，含量均一性試験は製剤均一性試験に名称が変更になっている．

問 9.9　正解　5

解説　a．誤．崩壊試験法は，定められた条件で規定時間内に崩壊するかを確認する方法で，生物学的同等性を保証することはできない．
b．正．
c．誤．点眼剤中の不溶性微粒子の大きさおよび数を試験する方法である．
d．正．

問 9.10 　正　解　3
解説　1．誤．腸溶性製剤は崩壊試験法の適用となる．
　　　2．誤．軟カプセルの質量偏差試験は，カプセル全質量について試験を行い，適合しないとき内容物の質量を測定し試験する．
　　　3．正．点眼剤中の不溶性微粒子の大きさおよび数を試験する方法である．
　　　4．誤．プラスチック製医薬品容器試験法の透明性試験第1法は，容器表面に凹凸やエムボス加工などがなく，比較的湾曲の少ない容器の試験に適用できる．
　　　5．誤．輸液用ゴム栓試験法には，鉛，カドミウム，スズ，塩化ビニル，微粒子，強熱残分，溶出物，細胞毒性試験が含まれる．

問 9.11 　正　解　3
解説　a．正．
　　　b．誤．注射用水にはエンドトキシン試験法が規定されている．エンドトキシン試験法が困難な場合には発熱性物質試験法が適用される．
　　　c．誤．示差熱分析法（DTA）または示差走査熱量測定法（DSC）の記述である．熱質量測定法（TG）は，試料の温度変化に伴う，吸水，吸着，または脱離，酸化などによる質量変化を観測する方法であり，この方法では融解や多形転移などの相変化を検出できない．
　　　d．正．（ただし，第十六改正日本薬局方にはこの記載はない．）

日本語索引

ア

アシクロビル 271
  バラシクロビル 163
  プロドラッグ 163
0.3％アシクロビル眼軟膏 234
アシロイロメチルエステル 163
アスコルビン酸
  臨界相対湿度 62
アスピリン
  イオン形および非イオン形分率 25
  pH プロファイル 146
アセトアミノフェン 165, 166
アセトアルデヒド 168
アセトン
  クロロホルム 20
  分子間親和力 20
  流動 115
アセメタシン
  プロドラッグ 176
アデホビルピボキシル
  プロドラッグ 174
1％アトロピン硫酸塩眼軟膏 234
1％アトロピン硫酸塩点眼液 231
アニオン性界面活性剤 90
アパチャー 40
アフタッチ 265, 266
アボガドロ数 22
アミノフィリン
  臨界相対湿度 62
網目構造 117
アラセプリル 163, 164
アラビアゴム 127
アルキルベンゼンスルホン酸 90
アルギン酸ナトリウム
  準塑性流動 115
  準粘性流動 115
アルコール
  流動 115
アレニウス式 149
アレニウスプロット 149
安全性 2
安全性試験ガイドライン 136

安息角
  測定 57
安息角法 57
安息香酸
  分子間水素結合 45
  ベンゼン 32
安息香酸エストラジオール
  酢酸コルチゾン 173
  酢酸プレドニゾロン 173
  プロドラッグ 173
安息香酸ナトリウム
  カフェインとの複合体 77
  溶解補助剤 77
  臨界相対湿度 62
安息香酸ナトリウムカフェイン 74
  臨界相対湿度 62
安定度定数 153
アンドレード式 114
アンピシリン 164
  水和物 46
  プロドラッグ 172
アンピシリン水和物
  プロドラッグ 172
アンピロキシカム
  プロドラッグ 177
アンモニア
  分子形分率 148
アンモニア・ウイキョウ精 249
α-ヘリックスポリペプチド 126
Antonoff の規則 86
Einstein の粘度式 127
ICH ガイドライン 136
IR スペクトル
  インドメタシン 53
  結晶多形 53
  非晶質 53

イ

イオウ・カンフルローション 246
イオン強度 23
イオン形, 非イオン形分率 25
イオン形溶解度 69
イオン結合 15
イオン結晶 44

イオン交換 256
イオン性界面活性剤 88
  分類 89
イオン-双極子間相互作用 15
イオントフォレシス 275
イオン平衡 23
位相差顕微鏡 38
イソソルビト硝酸エステル 259, 260, 261, 263, 265, 266
イソプレナリン塩酸塩 259
イソプロパノール 31, 168
一次ターゲティング 269
一次反応速度式 138
一次粒子 37, 104
一般酸塩基触媒反応 144
一般試験法 39
一般用医薬品 3
遺伝子導入技術 276
胃内浮遊システム（HBS） 257
イノシトールニコチン酸エステル
  プロドラッグ 175
イミダプリラート 171
イミダプリル塩酸塩
  プロドラッグ 171
医薬品 1, 5
  安定化 150
  品質保証 6
医薬品医療機器総合機構 135
医薬品修飾 161
医薬品包装 302, 303
  安全対策 311
  表示 310
胃溶性コーティング基剤 200
イリノテカン塩酸塩水和物
  プロドラッグ 177
医療用医薬品 2, 3
陰イオン性界面活性剤 90
インスリン製剤 222
インテバン 259
インテバン SP 261
インドメタシン 164
  非晶質固体 48
  プロドラッグ 176
  粉末 X 線回折図 50
  DSC 曲線 52
  IR スペクトル 53
インドメタシンファルネシル

プロドラッグ　176
引力　18
EPR効果　272

ウ

打ち抜き法　187
ウベローデ型粘度計　121
埋め込み注射剤　224
Washburnの式　60

エ

エアゾール剤　236
永久双極子能率　15
液-液界面　86
エキス剤　248
液相-液相平衡　28
液相-固相平衡　29
液滴法　60
エクステンタブ　258
エステル型プロドラッグ　166, 167
エストラジオール　263, 264
エストラジオール安息香酸エステル
　プロドラッグ　185
ユストラダームM　263, 264
エストラーナ　263, 264
エチルアルコール
　分子間親和力　20
　ベンゼン　20
エチルセルロース　127
エチレンジアミンテトラ酢酸イオン　152
エチレントリアミン　152
エナラプリルマレイン酸塩
　プロドラッグ　171
エノシタビン
　安定性　170
　プロドラッグ　170
エマルション　102
エリキシル剤　200
エリスロマイシン　166
　プロドラッグ　170
エリスロマイシンエチルコハク酸エステル
　プロドラッグ　170
エリスロマイシンステアリン酸塩　165
エルダーの仮説　62
エレクトロポレーション　275

塩化カリウム　260, 261
塩化カリウム-臭化カリウム系　29
塩化カルシウム-水系　30
塩化ナトリウム
　臨界相対湿度　62
塩化ナトリウム-水系　30
円環法　87, 88
塩基解離定数　24
塩酸イリノテカン
　プロドラッグ　176
塩酸リモナーデ　201
遠心分級機　193
円錐-平板粘度計　121
エンタルピー　12, 47
エンドトキシン試験法　290
エンドポイント-比色法　291
エントロピー　12
A形結晶　26
5-FU
　組織ターゲティング　173
　プロドラッグ　173
HLB値　92, 101
HMG-CoA還元酵素阻害剤　168
MSコンチン錠　259, 261
X線回折図
　セファレキシン　48
　パルミチン酸クロラムフェニコール　45

オ

オイレン酸　92
応力　120
押出し造粒法　189
オストワルド型粘度計　121
オスモル濃度測定法　22, 294
オセルタミビルリン酸塩
　プロドラッグ　174
オリフィス　57
オルメサルタンメドキソミル　168
　プロドラッグ　172
オレイン酸カリウム　92
温度　150
　溶解度　68
o/w型乳剤　101

カ

会合　98
会合コロイド　98

解砕造粒法　189
改ざん防止包装　311
外相　101
回転円盤法
　装置　74
回転粘度計　120, 121, 122
回転バスケット法　283
外筒回転型粘度計　121
カイネティック-比色法　291
界面　83
界面活性剤　85
　可溶化　78
　作用　96
　性質　91
　分類　88
　用途　96
界面現象　83
界面張力　84
　接触角　60
　測定　83
界面動電位　99
外用エアゾール剤　246
外用液剤　244
外用散剤　247
化学ポテンシャル　13
可逆反応　12
拡散　254
拡張係数　86
拡張ぬれ　60
撹拌造粒法　191
かさ密度　58
加水分解反応
　カルボキシルエステラーゼ（CES）　166
ガス吸着法　42
ガス法　214
カチオン性界面活性剤　91
活性代謝物
　概念　161
活性本体　161
滑沢剤　200
活量　23, 86
活量係数　23
果糖
　臨界相対湿度　62
カードテンションメーター　120, 122, 123
加熱法　213
カピステンカプセル　260, 261
カフェイン
　溶解度　77
カプセル剤　154, 186

カブトガニ 290
カブトプリル 163, 164
カプトリル R 260, 261
カペシタビン 163, 271
　　組織ターゲティング 173
ガム剤 203
可溶化 95, 96
　　界面活性剤 78
ガラス状態 48
ガラス製アンプル 309
顆粒圧縮法 194
顆粒剤 188
　　製造工程例 189
カルバマゼピン
　　水和物 46
カルビスケン 259
カルビスケン R 錠 258
カルボキシルエステラーゼ
　　(CES) 166
　　哺乳動物 167
カルメロース
　　準塑性流動 115
　　準粘性流動 115
カルメロースナトリウム 104
カルモフール 162
　　プロドラッグ 173
カロリー (cal) 14
還元粘度 127
丸剤 248
乾式造粒法 189, 194
緩衝液 205
緩衝能 206
関節腔内注射 216
乾燥エキス剤 248
含漱剤 204
カンデサルタンシレキセチル
　　168
　　プロドラッグ 172
寒天ゲル 105
眼内治療システム 265
眼軟膏剤 233
眼軟膏剤の金属性異物試験法
　　299
乾熱法 213
がんミサイル療法 270
含量均一性試験法 280
緩和時間 118

キ

キセロゲル 105, 128
擬 0 次反応速度 140

気相-液相平衡 27
規定度 23
キナプリラート 171
キナプリル塩酸塩
　　プロドラッグ 171
擬プロドラッグ 165, 166
起泡作用 96
気密容器 303
逆ミセル 94
キャッピング 196
球形整粒装置 248
吸湿曲線 61
吸湿性
　　粉体 61
吸収 4
吸収促進剤 275
球状ミセル 94
吸水軟膏 242
吸着等温線 42
吸入エアゾール剤 228
吸入液剤 228
吸入剤 227
吸入粉末剤 227
極限粘度 127, 128
凝固曲線 29
凝固点降下 21
凝固点降下法 208
凝固点降下法浸透圧計 295
凝集 99, 102
凝集沈降 105
凝集力 15, 37
共晶 30
強電解質溶液 23
矯味 177
共有結合結晶 44
共融混合物 30
共融混合物生成系 29
共融点 30
局所埋め込み型コントロールドリリース製剤 268
極性分子 15
曲路率 76
希ヨードチンキ 249
極めて溶けにくい 68
極めて溶けやすい 68
金属結晶 44, 45
金属錯体 152
筋肉内注射 216
Gibbs の自由エネルギー 12, 48
　　結晶多形 49
Gibbs の等温吸着式 85
Keesom 力 15

ク

空間配座 125
空隙比 58
空隙率 57, 58
クエット型粘度計 121
クエン酸
　　吸湿曲線 61
　　臨界相対湿度 62
クエン酸ナトリウム 104
苦味の改善
　　プロドラッグ 177
クラスター 16
クラフト点 94
グラフ法 209
グリセオフルビン
　　粒子径 79
グリセリン 104
　　流動 115
クリープ 120
クリーミング 102, 103
クリーム剤 241
クリンダマイシンリン酸エステル
　　プロドラッグ 169
クレアチニン
　　水和物 46
クロスポビドン
　　固体分散体 79
クロニジン 263, 265
クロフィブラート
　　プロドラッグ 177
クロラムフェニコール
　　苦味の改良 177
　　溶媒和物 46
クロラムフェニコールパルミチン酸エステル
　　プロドラッグ 177
クロロホルム
　　アセトン 20
　　分子間親和力 20
クーロン力 15
Green 型粘度計 121

ケ

経口液剤 200
経口徐放化製剤 258
経口ゼリー剤 202
経口投与製剤 186
経皮吸収型製剤 243
ケーキング 105

血液透析用剤　226
血液脳関門（BBB）　176, 178
結合剤　199
結晶　44
　　結合力　44
　　分類　44
結晶状態　44
結晶多形　26, 45
　　Gibbs の自由エネルギー　49
　　IR スペクトル　53
血中濃度曲線下面積　45
ケトプロフェン　260, 261
ゲムシタビン
　　プロドラッグ　178
ゲル　105, 117, 128
ゲル剤　241
懸濁剤　104, 140, 201
　　安定性　104
　　医薬品濃度の時間推移　140
懸濁性注射剤　217
顕微鏡法　38

コ

コアセルベーション　100, 126
コアセルベート　100, 126
コアリング　309
高圧蒸気法　213
合一　103
効果的放出技術　268
硬カプセル剤　186
合金　29
口腔内崩壊錠　198
口腔用錠剤　202
口腔用スプレー剤　203
口腔用半固形剤　204
光散乱・回折法　41
高周波法　214
合成高分子　125
剛性率　112
酵素
　　代謝活性化　166
構造粘性　117
高張溶液　207
降伏値　115
高分子
　　結合様式　125
　　分類　124, 125
　　平均分子量　125
　　溶液の性質　127
高分子電解質　128
高分子プロドラッグ　179

高分子分散系ゾル　105
高分子溶液　124
鉱油試験法　265
3％コカイン塩酸塩点眼液　232
固形製剤用添加剤　199
固相-液相平衡
　　状態図　29
固体
　　溶解度　67
固体分散体　79
コーティング　197
コーティング剤　200
コーティングパン　198
固溶体　29
固溶体生成系　29
コールターカウンター法　40
コルチゾン酢酸エステル
　　プロドラッグ　175
コロイド
　　種類　98
コロイド粒子　40
混合性
　　粉体　59
コンタクトレンズ用液　232
コントロールドリリース　254, 258
Kozeny-Carman の式　42

サ

剤形　1, 5, 181
細孔　40
最小有効濃度　254
細粒
　　粒度　40
酢酸
　　水素結合　16
　　分子形分率　147
酢酸コルチゾン
　　安息香酸エストラジオール　173
酢酸トコフェロール
　　プロドラッグ　170
酢酸プレドニゾロン
　　安息香酸エストラジオール　173
酢酸リュープロレリン　267
坐剤　238
坐剤基剤　237
サスペンション　104
殺菌作用　96
サニルブジン

プロドラッグ　176
サラゾスルファピリジン　271
　　組織ターゲティング　173
　　プロドラッグ　176
サリチル酸
　　水素結合　16
サリチル酸ナトリウム
　　臨界相対湿度　62
1％サリチル酸フィゾスチグミン点眼液　231
サルタン系降圧薬　171, 172
酸解離定数　24, 146
三角座標　30, 31
三角図　30, 31
散剤　191
　　試験法　193
　　製造工程例　192
　　粒度　40
三次ターゲティング　269
3 重点　26
3 成分系　30, 31
3 成分系固体分散体粉末　79
酸素　151

シ

ジエチレントリアミン　152
ジェット気流式　39
ジェットミル　192
紫外線　214
紫外線法　214
色素法　102
子宮内挿入型避妊器具　265
シクロデキストリン　152
ジゴキシン
　　粒子径　79
示差走査熱量分析（DSC）　51
示差熱重量分析（TG）　51
示差熱分析（IAT）　51
　　構成例　51
持続性注射剤　224
シタラビン
　　プロドラッグ　170
シタラビンオクホスファート水和物
　　プロドラッグ　174
シチジンデアミラーゼ　170
湿式造粒法　189, 194
湿潤作用　96
湿度　150
実用性　2
質量オスモル濃度　22, 211

質量比 29
質量百分率 19
質量分率
　フェノール 28
質量偏差試験法 280, 281
質量モル濃度 19
質量-容量百分率 19
ジドブジン
　プロドラッグ 176, 178
ジピベフリン塩酸塩
　プロドラッグ 177
ジフェンヒドラミン塩酸塩
　臨界相対湿度 62
シメチジン
　水和物 46
　非晶質固体 48
遮光 303
弱電解質
　解離平衡 146
自由エネルギー 12
臭化カリウム (KBr) 錠剤法 53
修飾基 161
自由水 18
自由沈降 104
酒精剤 249
酒石酸
　吸湿曲線 61
充てん性 58
　粉体 58
充てん率 58
自由度 26
重量平均径 54
重量平均分子量 126
酒石酸
　臨界相対湿度 62
受動的ターゲティング 271
受動的標的化技術 271
ジュール (J) 14
準安定形 26
準塑性流動 114, 115
準粘性流動 114, 115
消化管内粘膜付着性細粒剤システム 257
蒸気圧降下 20
蒸気圧状態図 19
錠剤 194
　試験法 197
　製造工程例 194
　打錠障害 197
錠剤の摩損度試験法 301
照射法 214
状態図 25

1成分系 26
気相-液相平衡 27
固相-液相平衡 29, 31
水 26
ヨウ化カリウム-水系 30
消毒用エタノール 211
鞘内（脳・脊髄腔内）注射 216
小児安全容器 311
消泡作用 96
静脈内注射 216
生薬関連製剤 247
食塩価法 208
食塩当量法 208
ショ糖 104
徐放化製剤 258
徐放性顆粒 262
徐放性コーティング剤 200
シロップ剤 201
シロップ用剤 202
新医薬品
　研究開発プロセス 2
親液性コロイド 98
親化合物 161
人工涙液 232
浸剤・煎剤 249
親水基 88
親水性コロイド 98
親水性-親油性のバランス 91
親水軟膏 242
浸漬ぬれ 60
浸透 21
浸透圧 19, 21
　計算法 211
　説明図 22
　薬物放出システム 256
浸透圧測定法 22, 294
浸透圧比 295
針入度計 120, 122, 123
シンバスタチン 168
真密度 56
親油基 88
KBr 錠剤法 53

ス

水性溶剤 219
水素イオン濃度 69
水素結合 16
　分子結晶 44
　様式 16
水素結合エネルギー 17
水中油型乳剤 101

水溶性医薬品
　臨界相対湿度 62
水溶性コーティング剤 200
水力学平衡システム 257
水和 15
水和物 46
スコポラミン 263, 265
ズダンⅢ 102
スティッキング 197
ステルスリポソーム 273
ステロイドホルモン
　プロドラッグ 173
ストークスの式 40, 102, 103
ストレートスクリュー 188
スパスタブ 258
スパンスル 261
スパンタブ 258
スプリングの弾力率 118
スプレー剤 154, 246
スプレードメーター 120, 122, 123
スプレードライ法 48
スマンクス 272
ずり応力 113
ずり速度 113
ずり変形図 112
ずり面 99
スリンダク
　プロドラッグ 174
スルタミシリントシル酸塩水和物 164
　プロドラッグ 170
スルバクタム 164
スルピリン 164
　親化合物 165
　プロドラッグ 170
　臨界相対湿度 62
スルファチアゾール
　溶媒和物 46
スルファピリジン 175
スルファミン-スルファチアゾール系 30
1％スルベニシリンナトリウム 235
スルホン酸塩 90
スローケー 259
スローフィー 259
Span 類 91
Stokes の沈降法則 40
Stokes 法 41
Stomer 型粘度計 121

セ

生活の質 5
正吸着 86
成型パップ剤 244
製剤 1, 181
　包装 307
製剤学 7
製剤均一性試験法 278
製剤工学 7
製剤総則 181
製剤の粒度の試験法 39, 278
　顆粒剤 189
生体高分子 124
　平均分子量 125
静電引力 44
生物学的利用能
　プロドラッグ化 162
生物薬剤学 7
赤外分光法（IR）
　原理 52
積算分布曲線 55
積算粒度分布 54
斥力 18
ゼータζ電位 99
舌下錠 203
石けん 90
接触角 60, 87
　界面張力 60
絶対温度 12, 68
切度 39
セパミットRカプセル 261
セファレキシン
　水和物 46
　非晶質固体の溶解性 49
セフォチアムヘキセチル 168
セフカペン 167
セフジトレン 167
セフテラム 167
セフポドキシムプロキセチル 168
セミ直打法 194, 196
ゼラチン 127
ゼラチンゲル 105
0次反応速度式 137
洗浄作用 96
せん断応力 113, 114, 115, 116
せん断速度 113, 114, 115
全内部反射法（ATR） 53

ソ

相 83
双極子-誘起双極子間相互作用 15
走査型電子顕微鏡 38
層状ミセル 94
相図 25
双節曲線 31
相対湿度 61
相対粘度 127
相転移 48
相転移温度 47
相分離 126
相平衡 25
相律 25
疎液性コロイド 98
束一性 19
組織ターゲティング 163
　プロドラッグ 176
　プロドラッグ化 162
疎水基 88
疎水結合 18
組成（モル分率）-蒸気圧状態図 19
塑性流動 114, 115
ゾル 105, 117
ソルビタンセスキオレイン酸エステル 92
ソルビタントリオレート 92
ソルビタントリステアレート 92
ソルビタンモノオレート 92
ソルビタンモノパルミテート 92
ソルビタンモノラウレート 92

タ

代謝 4
代謝活性化
　酵素 166
体積長さ平均径 54
体積分率 127
体積平均径 54
体内動態 15
体面積平均径 54
ダイヤモンド 44
ダイラタンシー 115
ダイラタント流動 114, 115
多形 26, 45
　転移点 27
　融点 27

多結晶体一次粒子 37
ターゲティング
　技術 269
　プロドラッグ 270
タザノラスト
　プロドラッグ 174
打錠機 196
打錠障害 196
多層フィルム 308
タッピング
　試験装置 59
脱離基 161
ダブルヘリックスDNA 126
タランピシリン塩酸塩
　プロドラッグ 172
炭酸水素ナトリウム
　臨界相対湿度 62
単純コアセルベーション法 101
弾性係数 112
弾性ゲル 105
弾性限界 113
弾性変形 111
弾性率 112
単発打錠機 196
W型混合機 193
w/o型乳剤 101
w/o/w型多相乳剤 101

チ

チアミン
　プロドラッグ 170
チアミン塩化物塩酸塩
　臨界相対湿度 62
遅延現象 120
遅延時間 120
チキソトロピー 117
逐次反応 141
腟錠 239
腟用坐剤 239
チモール-サリチル酸フェニル系 30
茶剤 250
チュアブル錠 198
注射剤 215
　安定化剤 219
　貯法 221
　適用部位 216
　添加剤 219
　配合変化 221
　保存剤 220
　溶解補助剤 220

容器 222
注射剤の採取容量試験法 297
注射剤の不溶性異物検査法 296
注射剤の不溶性微粒子試験法 296
注射剤用ガラス容器試験法 299
注射用コントロールドリリース製剤 267
注腸剤 239
チューブ包装 310
超音波式 39
調剤学 7
貼付剤 243
腸溶性コーティング剤 200
超ろ過法 212, 215
直接圧縮法 194, 196
直接粉末圧縮法 194, 196
直打法 194, 196
直腸用半固形剤 238
チンキ剤 250
　性流動 115
沈降 104
沈降速度 105
沈降法 40

ツ

ツロブテロール塩酸塩 263, 265

テ

低張溶液 207
定方向最大径 38
定方向直線間距離法 38
定方向面積2等分法 38
デオキシコール酸 153
テオドール錠 258
テオフィリン水和物 46
テオロング錠 258
テガフール 162
　プロドラッグ 173
デカン酸ハロペリドール
　プロドラッグ 174
滴下法 187
デキサメタゾン
　プロドラッグ 169
デキサメタゾンパルミチン酸エステル 267, 272
　プロドラッグ 175
滴重法 87, 88
デキストラン 125
テストステロン 263, 265

プロドラッグ 173
テストステロンエナント酸エステル
　プロドラッグ 175
テストステロンプロピオン酸エステル
　プロドラッグ 175
デタントールR錠 258, 259
鉄-炭素系 29
0.3％テトラサイクリン塩酸塩点眼液 232
デバイ-ヒュッケルの極限式 23
デパケンR錠 259
テープ剤 243
テモカプリラート 171
テモカプリル塩酸塩
　プロドラッグ 171
デュロテップパッチ 261, 264
デラプリル塩酸塩
　プロドラッグ 171
転移点 26
　多形 27
電解質濃度
　計算 211
電解質溶液 23
電荷移動型結合 17
電荷移動錯体 17
点眼剤 229
点眼剤の不溶性微粒子試験法 298
点眼剤用溶解液 231
電気伝導度法 101
電気動電現象 99
電気二重層 99
電子供与体 17
点耳剤 234
電磁式 39
電子受容体 17
転相 102
　乳剤 103
転相温度 102
転動造粒法 189
天然高分子 125
点鼻液剤 235
点鼻剤 235
点鼻粉末剤 235
デンプン 152
D値 213
Debye力 15
DLVO理論 99
DSC曲線
　インドメタシン 52

DTA-TG曲線 53
DTA-TG熱分析曲線
　ニトロフラントイン 52
Du Noüyの表面張力計 87

ト

糖衣 197
投影面積相当径 38
透過型電子顕微鏡 38
透過法 42
凍結乾燥注射剤 154
透析用剤 225
等速沈降速度相当径 40
等張化剤 207
　注射剤 221
等張溶液 207
等張容積法 209
銅-ニッケル系 29
動粘度 114
動脈内注射 216
投与剤形 4
ドカルパミン
　プロドラッグ 174
ドキシフルリジン 163, 271
　組織ターゲティング 173
ドキソルビシン 273
特殊酸塩基触媒反応 144
溶けにくい 68
溶けやすい 68
トコフェロール
　プロドラッグ 170
ドパミン 176
ドライシロップ 202
トラウベの滴数計 87
トラガント
　準塑性流動 115
　準粘性流動 115
ドラッグデリバリーシステム
　概念 251, 252
トランドラプリル
　プロドラッグ 171
トリアムシノロンアセトニド 265, 266
トリエチルアミン-水系 28
トリミオン 259
トルブタミド
　粒子径 79
ドロキシドパ
　プロドラッグ 176
トローチ剤 203
曇点 94, 95

Tween 類　91

ナ

内筒回転型粘度計　121
内部エネルギー　12
内服薬　186
長さ平均径　54
ナフタリン
　　分子結晶　45
ナフメトン
　　プロドラッグ　177
軟エキス剤　248
軟カプセル剤　187
軟膏
　　塑性流動　115
軟膏基剤　240
軟膏剤　240
　　測定装置　123

ニ

ニカルジピン塩酸塩　261
ニコチネル TTS　263, 264
ニコチン　263, 264, 266, 267
ニコチン酸アミド
　　臨界相対湿度　62
ニコチン-水系　29
ニコレット　266, 267
二次ターゲティング　269
2 次反応速度式　138
2 重円錐型混合機　193
二次粒子　37, 105
2 成分系　27
日米 EU 医薬品規制調和国際会議　136
ニトログリセリン　263, 264, 265, 266
ニトロダーム TTS　263
ニトロフラントイン
　　溶解特性　47
　　DTA-TG 熱分析曲線　52
ニトロフラントイン無水物
　　水和物　46
ニトロール R カプセル　260, 261
ニフェジピン
　　固体分散体　79
日本薬局方　39
　　規定試験法　279
乳化剤　101
乳化作用　96
乳剤　101, 154, 201
　　安定性　102
　　型の判別法　101
　　転相　103
　　物理化学的性質の変化　103
乳濁性注射剤　217
乳糖
　　臨界相対湿度　62
ニュートンの粘性の法則　113
ニュートン流動　114
尿素　152
　　吸湿曲線　61
　　臨界相対湿度　62
ニルバジピン
　　固体分散体　79
Newton の粘性の法則　118

ヌ

ヌジョール法　53
ぬれ　86
　　粉体　60
ぬれの評価
　　毛管法　61

ネ

ネオカルチノスタチン　271
熱質量測定法　51
熱分析法　51
熱力学　12
捏和　193
粘性　116
粘性点眼液　232
粘性の法則　113
粘性流動　113, 114, 115
粘弾性　118
粘度
　　高分子　127
粘度平均分子量　126
粘膜適用型コントロールドリリース製剤　265, 266
Nernst-Noyes-Whitney 式　72

ノ

能動的標的化技術　270
能動輸送　176
ノルエピネフリン　176
Noyes-Whitney 式　71

ハ

配位数　58
バイアル　309
バイオロジカルインジケータ　214
配向効果　15
排泄　4
破壊　103
　　プロドラッグ　172
白色軟膏　242
白糖
　　臨界相対湿度　62
パーコレーション法　248
パスナトリウム
　　吸湿曲線　61
ハッカ水　250
バッカル錠　203
発熱性物質試験法　291
パップ剤　244
発泡顆粒剤　191
発泡錠　198
パドル法　283
バラシクロビル　171
　　アシクロビル　163
　　組織ターゲティング　173
バラシクロビル塩酸塩　163
バルガンシクロビル　171
バルガンシクロビル塩酸塩
　　プロドラッグ　174
パルミチン酸クロラムフェニコール
　　溶解性　26
半乾式顆粒圧縮法　194, 196
バンクロフトの経験則　101
半合成高分子　125
半固形油性マトリックス型製剤 (OSSM)　260, 261
反応熱
　　平衡定数　14
反発力　18
ハンマーミル　192
Hagen-Poiseuille の法則　121

ヒ

非イオン性界面活性剤　91, 94
　　分類　90
皮下注射　216
光　151
鼻腔内徐放システム　267

ピコスルファートナトリウム 175, 271
ピコスルファートナトリウム水和物
　プロドラッグ 176
非晶質 47, 49
　IRスペクトル 53
非晶質固体 47
非晶質状態 44
非水性溶剤 219
非水溶性化合物
　吸湿曲線 62
ヒステリシスループ 117
ひずみ 111
ビタミン B_1
　プロドラッグ 170
ビタミン E
　プロドラッグ 170
非弾性ゲル 105
引っ張り試験 58
ヒドロキシプロピルセルロース (HPC) 267
ヒドロキノン 153
ヒドロコルチゾン
　アンテドラッグ 179
　プロドラッグ 169
非ニュートン流動 114
ビニルピロリドン 125
比粘度 127
ビノダール 31
比表面積 37
比表面積測定法 42
皮膚適用型コントロールドリリース製剤 262, 263
ピブメシリナム塩酸塩
　プロドラッグ 174
ヒポカ 261
ピボキシルエステル 167
病院薬学 7
標準自由エネルギー変化 13
氷点降下定数 21
氷点降下度法 208
表面 83
表面吸着 85
表面張力 84
　測定法 83, 87, 88
ピリミジンヌクレオチドホスホリラーゼ (PyNPase) 163
ピロカルピン 265, 266
ピロカルピン塩酸塩
　臨界相対湿度 62
ビンガム流動 115

頻度因子 149
頻度分布曲線 55
頻度粒子分布 54
貧溶媒 126
B形結晶 26
Higuchi式 76
Hind-Goyan緩衝液 230
Hixson-Crowell式 74

フ

不安定形 26
ファン・デル・ワールス力 15, 44
ファントホッフ係数 22
フィルムコーティング 197
フィルムコーティング錠 154
フェナセチン 165, 166
フェノフィブラート
　プロドラッグ 177
フェノール
　質量分率 28
フェノール・亜鉛華リニメント 245
フェライト 29
フェレー径 38
フェログラデュメット錠 260, 261
フェンタニル 263, 264
負吸着 86
不均一相 83
複合コアセルベーション法 101
複合体 151
　安定度定数 153
副作用
　アンテドラッグ 179
副作用の軽減
　プロドラッグ 176, 177
副腎皮質ホルモン
　プロドラッグ 169
腹膜透析用剤 225
賦形剤 199
付着凝集力 57
付着錠 203
付着ぬれ 60
付着力 15
フッ化水素
　水素結合 16
沸点上昇 21
物理薬剤学 7
ブドウ糖
　臨界相対湿度 62

ブドウ糖注射剤 223
ブドララジン
　プロドラッグ 175
フマル酸テノホビルジソプロキシル
　プロドラッグ 174
ブラウン運動 98
プラスチック製医薬品容器試験法 300
ブラッグの反射条件の式 50
2-プラドキシム
　プロドラッグ 178
フランドル 259
フランドルテープ 263, 265
ブリスター包装 307
プリル系降圧薬 171
ふるい 39
ふるい振とう機 193
ふるい番号 39
ふるい分け法 39
フルオロウラシル (5-FU) 162
　プロドラッグ 163
フルスルチアミン 275
　プロドラッグ 170
フルフェナジンデカン酸エステル
　プロドラッグ 175
プルリフロキサシン 168
　プロドラッグ 174
フルルビプロフェンアキセチル
　プロドラッグ 175
プレドニゾロン
　プロドラッグ 169
プレドニゾロン酢酸エステル
　プロドラッグ 177
プレフィルド・シリンジ 309, 311
プロカインペニシリン油性懸濁注射液 117
プロキセチルエステル 167
プログルミド 164
プログルメタシン
　プロドラッグ 176
プログルメタシンマレイン酸塩 164
プロゲステロン 265, 266
プロスタグランジン E_1 267, 272
フロセミド
　非晶質固体 48
プロタノール 259
プロドラッグ 161
　経皮吸収性の改善 175
　作用の持続化 173

組織ターゲティング 173, 176
ターゲティング 270
苦味の改善 177
副作用の軽減 176, 177
副腎皮質ホルモン 169
フルオロウラシル 163
溶解性の改善 169
プロドラッグ化
　目的 162
　QOLの向上 162
プロトン供与体 16
プロトン受容体 16
分圧 20
分級 192
粉砕 192
粉砕法 48
分散系
　分類 96
分散コロイド 98
分散作用 96
分散錠 198
分散相 101
分散媒 96
分散力 15
分子化合物生成系 31
分子間水素結合 44
　安息香酸 45
分子間相互作用 15
分子間力 15
分子形分率 147
分子結晶 44
　水素結合 44
　ナフタリン 45
分子コロイド 98
分子配列
　粒子 44
粉体
　吸湿性 61
　混合性 59
　性質 54
　ぬれ 60
　粒度 54
　流動性 56
粉体付着力 58
分配係数 32
分配平衡
　溶質 32
分布 4
粉末拡散反射法 53
粉末度 39
粉末X線回折法 49
　原理 50

噴霧造流法 191
Brockfield型粘度計 121
Fraunhofer回折式 41
Hookeの法則 112
V型混合機 193
van't Hoff式 68
Voigtモデル 119

ヘ

ヘイウッド径 38
平均分子量
　測定 126
平均粒子径 39
　定義 54
平衡定数 13
　温度変化 13, 14
　標準自由エネルギー変化 13
併発反応 142
ヘキサメタリン酸カルシウム 104
ベクロメタゾンプロピオン酸エステル 266, 267
ベタメタゾン
　プロドラッグ 169, 172
ベタメタゾン吉草酸エステル
　プロドラッグ 175
ベナゼプリル塩酸塩
　プロドラッグ 171
ベナプリラート 171
ペネトロメーター 120, 122, 123
ペルジピンLA 261
ヘルベッサー錠 259
ヘルベッサーRカプセル 261
変形 111
ベンザルコニウム塩化物 91
ベンジルペニシリン 166
ベンジルペニシリンベンザチン水和物 165
ベンゼトニウム塩化物 91
ベンゼン 31
　安息香酸 32
　エチルアルコール 20
　分子間親和力 20
　ベンゼン/水間 32
ベンゾフェノン-ジフェニルアミン系 30
ペンタサ 271
ヘンダーソン-ハッセルバルヒの式 24
ベントナイト 117
ペンレス 263, 265

BETの式 43
BETプロット 44
Henderson-Hasselbalchの式 206
HEPAフィルター 215

ホ

ポアズ 114
崩壊剤 199
崩壊試験法 288
　測定法 289
芳香水剤 250
放射線法 214
放出制御 254
放出制御製剤 9
棒状ミセル 94
包接化合物 152
飽和溶液 67
飽和溶解度 140
フォークトモデル 118
ホクナリンテープ 263, 265
ホスアンプレナビルカルシウム水和物
　プロドラッグ 174
ホスフルコナゾール
　プロドラッグ 170
ポテンシャルエネルギー
　分子間 18
ほとんど溶けない 68
ポピンドロールマロン酸塩
　プロドラッグ 174
ポララミン復効錠 259, 261
ポリエチレングリコール（PEG） 125
ポリオキシエチレンソルビタンモノオレート 92
ポリオキシエチレンモノラウレート 92
ポリビニルアルコール 127
ポリビニルピロリドン（PVP） 126
　固体分散体 79
ボールミル 192
ポンプスプレー剤 247

マ

マイクロカプセル 101, 126, 127
マイクロカプセル化学塞栓療法 274
マイクロプロジェクションアレイ

276
マイトマイシン C（MMC）
　高分子プロドラッグ　179
マイトマイシン C-デキストラン
　複合体　267, 268
マクスウェルモデル　118
膜透過制御型経口製剤　261
膜透過制御型製剤　263
膜透過制御型 TTS 製剤　264
膜透過制御システム　255, 256
膜透過制御方式　243
マクロゴール軟膏　242
マーチン径　38
マトリックス拡散制御方式　243
マトリックス制御型経口製剤
　261
マトリックス制御型製剤　263
マトリックス制御型 TTS 製剤
　265
マトリックス制御システム　254
マルメライザー　248

ミ

見かけ比容積　58
見かけ密度　56
ミクロンセパレーター　193
ミコフェノール酸モフェチル
　プロドラッグ　174
ミサイル療法　270
水
　水素結合　16
　流動　115
水-トリエチルアミン系　28
水-ニコチン系　28
水の状態図　26
水-フェノール系　28
ミセル　78, 92
　形状　94
ミセルコロイド　98
密度
　粒子　56
密封容器　303
密閉容器　303
ミドドリン　171
ミドドリン塩酸塩
　プロドラッグ　174
Mie 散乱式　41

ム

無極性分子　15

無菌試験法　293
無菌操作法　212, 215
無晶性インスリン亜鉛水溶性懸濁
　注射液　48
ムーチャルプロドラッグ　164

メ

メサラジン　271
メジアン径　55
メチルオレンジ　102
メチルセルロース　104
　固体分散体　79
　準塑性流動　115
　準粘性流動　115
メチルプレドニゾロン
　プロドラッグ　169
メチレンブルー　102
滅菌法　212
メドキソミルエステル　167
目開き
　ふるい　39
面積長さ平均径　54
面積平均径　54
メンブランフィルター法　293

モ

毛管上昇法　60
毛管法
　ぬれの評価　61
毛細管上昇法　87, 88
毛細管粘度計　120, 121
モースの式　21
モード径　55
モノクローナル抗体　270
モノステアリン酸アルミニウム
　117
モノステアリン酸グリセリン　92
モル凝固点（氷点）降下定数　21
モル濃度　19
モル百分率　19
モル分率　19
モル分率-蒸気圧状態図　19
モル融解熱　19

ヤ

薬剤学　2
薬物
　投与経路　4
薬物吸収制御技術　274

薬物送達システム　5, 251
薬物速度論　136
薬物標的化
　技術　269
薬物放出技術　254
やや溶けにくい　68
やや溶けやすい　68
ヤング率　112
Young の式　60

ユ

融解曲線　29
誘起効果　15
有効性　2
融点
　多形　27
融点図　29
誘電率
　水　17
有用性　2
遊離基　161
輸液　216
輸液剤　213
輸液用ゴム栓試験法　301
油性点眼液　232
油中水型乳剤　101

ヨ

陽イオン性界面活性剤　91
溶液の束一性　19
溶解錠　200
溶解性を示す用語　68
溶解速度　67, 71
溶解度　67
　粒子径　79
溶解熱　68
溶解補助剤　77, 153
ヨウ化カリウム-水系
　状態図　30
容器　303
溶質
　分配平衡　32
溶質の活量　86
溶質のモル数　86
溶出曲線
　回転円盤法　74
溶出試験法　283
容積価法　209
溶媒和物　46, 49
容量オスモル濃度　211

容量百分率　19

ラ

ライセート試薬　290
ラウリル硫酸ナトリウム　88, 90
ラウールの法則　19
酪酸プロピオン酸ヒドロコルチゾン
　アンテドラッグ　179
落球粘度計　120, 122
ラミネーション　196
ラミネートフィルム　308
ラングミュアプロット　44
ランダムコイル酵素　124
Langmuir式　43

リ

理想溶液　19
律速段階　142
リドカイン　263, 265
リニメント剤　245
リノコート　266, 267
リピタブ　258
リピッドマイクロスフェアー
　267, 268, 272
リファンピシン　166
リプル　267, 272
リポソーム　272
リメタゾン　267, 272
リモナーデ剤　201
流エキス剤　251
硫酸エステル塩　90
粒子　96
　形状　56
　構成要素　44
　分子配列　44

密度　56
粒子間足場構造　105
粒子径　37, 38, 57
　測定方法　38
　溶解度　79
粒子径評価法　38
粒度
　顆粒剤　40
　細粒　40
　散剤　40
流動　111
流動曲線　112
流動性　56
流動層造粒法　189
粒度分布　39, 54
　測定例　55
　評価　41
粒度分布曲線　54
リュープリン　267, 268
リュープロレリン徐放性注射剤
　224
両親媒性化合物　88
両性界面活性剤　91
良溶媒　126
臨界相対湿度（CRH）　61
臨界ミセル濃度　92
臨界溶解温度　126
リン酸フルダラビン
　プロドラッグ　176
臨床薬学　7
臨床薬剤学　7

レ

レオグラム　114
レオペクシー　117
レオロジー　111
　測定装置　120, 123

レシチン　91
レセルピン
　粒子径　79
レナンピシリン　168
レナンピシリン塩酸塩
　プロドラッグ　172
レピリナスト
　プロドラッグ　174
レフルノミド　164
　親化合物　165
レペタブ　259
レボドパ　271
　プロドラッグ　166
練合　193
連続相　101

ロ

ろ過法　114
ロキソフェン
　親化合物　165
ロキソプロフェンナトリウム水和物　164
ロサルタンカリウム
　プロドラッグ　172
ローション剤　246
ロータップ式　39
ロータリー打錠機　195
ロフラゼプ酸エチルエステル
　プロドラッグ　174
ロンタブ　258
London力　15

ワ

ワックスマトリックス　259

外国語索引

A

ABS　90
acid dissociation constant　24
active metabolite　161
activity　23
activity coefficient　23
adhesion　15
AdMMS　257, 258
adsorption　85
aerosols for cutaneous application　246
agglomerate　37
air permeability method　42
Alzet Osmotic minipump　268, 269
amorphous　44
amphiphilic compound　88
antedrug　179
apparent specific volume　58
Arrhenius equation　149
aromatic waters　250
association　98

B

base dissociation constant　24
BBB　178
binders　199
Bingham's flow　115
biological indicator　114
biopolymer　124
Biovail delivery　260
boiling point elevation　21
breaking　103
Brownian movement　98
buccal tablets　203
buffer capacity　206
buffer solutions　205
bulk density　58

C

caking　105
capillary rise method　87
capping　196
cataplasms/gel patches　244
Catapres-TTS　263, 265
CES　166, 167
charge transfer complex　17
chemical potential　13
chewable tablets　198
cloud point　95
cluster　16
cmc　92
CMC　198
CMC-Na　104
coacervate　100, 126
coacervation　100, 126
coagulation　99, 102
coalescence　103
coating　197
cohesion　15
colligative property　19
Concerta　262
conformation　125
contact angle　87
Contin　261
Contin system　259
continuous phase　101
coordination number　58
Coulomb's force　15
Coulter counter　40
creaming　102
creams　241
CRH　61
critical micelle concentration (cmc)　92
crystal　44
curd tension meter　120, 122

D

DDS　6, 252
decimal reduction value　213
deformation　111
degree of freedom　26
Deponit　263, 265
dialysis agents　225
dielectric constant　17
differential scanning calorimetry　51
differential thermal analysis
　51
dilatancy　115
dilatant flow　115
diluents　199
disintegrants　199
dispersed medium　96
dispersed particle　97
disperse system　96
dispersible tablets　198
dispersion force　15
dispersion phase　101
dosage form　2
DOXIL　273
drop weight method　87
drug delivery system　5, 251
drugs　1
dry powder inhalers　227
DSC　51
DTA　51
D-TRANS　264, 265
Duros　256
DUROS Implant system　268, 269

E

ear preparations　234
effervescent tablets　198
efficacy　2
elastic limit　113
electric double layer　99
electrokinetic potential　99
electron accepter　17
electron donor　17
electroporation　275
elixirs　200
emulsifying agent　101
emulsions　101
enemas for rectal application　239
enhanced permeability and retention effect　272
enthalpy　12
entropy　12
ethical drugs　2
E-TRANS　256, 276
eutectic mixture　30

eutectic point 30
Extentabs 258
external phase 101
extracts 248

F

film coating 197
flow 111
fluc 37
flucculation 102
fluidextracts 251
freezing point depression 21
5-FU 162

G

gas absorption method 42
GCP 7
gel 105
gel patches 244
gels 241
Gibbs' free energy 12
GLP 7
GMP 7
good clinical practice 7
good laboratory practice 7
good manufacturing practice 7
good quality practice 7
good post-marketing study practice 7
good solvent 126
good supplying practice 7
good using practice 7
good vigilance practice 7
GQP 7
GPSP 7
Gradumets 260
granules 188
GSP 7
GUP 7
GVP 7

H

HBS 257
hemodialysis agents 226
heterogeneous phase 83
high molecule 124
HLB 89, 91
HPC 267

hydrodynamically balanced system (HBS) 257
hydrophile-lipophile balance (HLB) 91
hydrophilic group 88
hydrophobic bond 18
hypertonic solution 207
hypotonic solution 207

I

ICH 136
ideal solution 19
implants 224
induction effect 15
infusions and decoctions 249
inhalations 227
inhalation solutions 228
injections 225
interface 83
interfacial electrokinetic phenomena 99
interfacial tension 84
intermolecular force 15
intermolecular interaction 15
intraarterial injection (I. A.) 216
intraarticular injection 216, 265
intracutaneous inejection 216
intramuscular injection (I. M.) 216
intrathecal injection 216
intravenous hyperalimentation 217
intravenous injection (I. V.) 216
intrinsic viscosity 127
ionic strength 23
Iontocaine 276
iontophoresis 275
isotonic agents 207
isotonic solution 207
IUD 265
I. V. 223
IVH 217

J

jellies for oral administration 202

K

kinematic viscosity 114
Krafft point (Kt) 94

L

lamination 196
LDL 274
lemonades 201
light scattering and diffraction methods 41
liniments 245
lipophilic group 88
liquids and solutions for cutaneous applications 244
Lontab 258, 259
lotions 246
lubricants 200
lozenges 203

M

MC 104
MEC 254
medicated chewing gums 203
medicine 1
metered-dose inhalers 228
micelle 92
micelle coloid 98
microcapsule 101, 125
Microflux transdermal technology 276
Micro-K Extencaps 260
microprojection array 276
milling 192
minimum effective concentration (MEC) 254
Minitran 263, 265
MMC 179
molality 19
molarity 19
mole fraction 19
mucoadhesive tablets 203
multiple emulsion 101
mutual prodrug 164

N

nasal dry powder inhalers 235
nasal preparations 235

nasal solutions 235
NCS 271
negative adsorption 86
neocarzinostatin (NCS) 271
network structure 117
Newtonian flow 114
Nirofix 265, 266
Nitrodisc 263, 265
Nitro-Dur 263, 265
Nitrogard 265, 266
non-Newtonian flow 114
nonpolar molecule 15
nonprescription drug 3
normality 19

O

Ocusert 252, 265, 266
ointments 240
ophthalmic ointments 233
ophthalmic solutions 229
orally disintegrating tablets 198
orientation effect 15
orodispersible tablets 198
OROS 252, 256
OROS Tri-Layer 262
osmolality 211
osmolarity 211
osmosis 21
osmotic pressure 21
OSSM 260
OTC 3
over the counter drugs 3

P

particle 44
partition coefficient 32
patches 243
PEG 125, 273
pegylation 273
pellets 224
penetrometer 120, 122
peritoneal dialysis agents 226
permanent dipole moment 15
pH 145, 205
pharmaceutical preparation 1
Pharmaceuticals and Medical Devices Agency 135
pharmaceutics 1, 2

pharmacy 2
phase 83
phase diagram 25
phase inversion 102
phase inversion temperature (PIT) 102
phase rule 25
pills 248
PIT 102
plasters 243
plastic flow 115
PMDA 135
poise 114
polar molecule 15
polymorph 26, 45
polymorphism 26, 45
poor solvent 126
porosity 58
positive adsorption 86
powders 191
powders for cutaneous application 247
practicability 2
preparations for gargles 204
preparations for syrups 202
primary particle 104
prodrug 161
Progestasert 265, 266
prolonged release injections 224
proton accepter 16
proton donor 16
pump sprays for cutaneous application 247
PVP 125, 126
PyNPase 163

Q

QOL 5
quasi plastic flow 115
quasi viscous flow 115
quality of life 5

R

Raoult's law 19
rate of shear 113
reduced viscosity 127
relaxation time 118
Repetabs 258, 259

Resinate 256, 257
retardation time 120
rheogram 114
rheology 111
rheopexy 117
rigidity 112
ring method 87

S

safety 2
scaffold structure 105
secondary particle 105
sedimentation 104
sedimentation method 40
semi-solid preparations for oro-mucosal application 204
semi-solid preparations for rectal application 238
shearing stress 113
sieving method 39
slipping plane 99
SLS 90
SMANCS 272
soap 90
sol 105
solubilization 95
soluble tablets 198
solvate 46
Spacetabs 258, 259
Span 60 210
Spansules 259
Spantabs 258, 259
specific viscosity 127
spirits 249
sprays for cutaneous application 246
sprays for oro-mucosal application 203
spreading coefficient 86
spread meter 120, 122
STEALTH liposomal technology 273
sticking 195
strain 111
structural viscosity 117
subcutaneous injection (S. C.) 216
sublingual tablets 203
sugar coating 197
suppositories for rectal application 238

suppositories for vaginal use 239
surface 83
surface active agent 85
surface tension 84
surfactant 85
suspending agents 104
suspension 104
sustained release 258
syrups 201

T

tablets 194
tablets for oro-mucosal application 202
tablets for vaginal use 239
tapes 243
teabags 250

Testoderm 263
TG 51
thermogravimetry 51
tinctures 250
tixotropy 117
total parenteral nutrition 216
TPN 217
Transderm 252
Transderm-V 252
transdermal therapeutic system 262
Transderm Scōp 263, 265
transition point 26
triple point 26
troches 203
TRP 311
TTS 262

U・V

usefulness 2

van der Waals' forces 15
van't Hoff's i-factor 22
vapor pressure lowering 20
viscoelasticity 118
viscous flow 115

W・Y・Z

wetting 86

yield value 115
Young modulus 112

zeta potential 99